如何提高辅助生殖技术的成功率

细节决定成败

How to improve your ART success rates
An evidence-based review of adjuncts to IVF

主　编　Gab Kovacs

主　译　鹿　群

副主译　李　蓉　赵君利

译　者（以姓氏汉语拼音为序）

陈　曦（北京大学人民医院）　　　　王　健（宁夏自治区人民医院）

成　洁（宁夏医科大学总医院）　　　徐　阳（北京大学第一医院）

李　蓉（北京大学第三医院）　　　　薛　晴（北京大学第一医院）

李　阳（山东省立医院西院）　　　　杨　蕊（北京大学第三医院）

梁　蓉（北京大学人民医院）　　　　杨　硕（北京大学第三医院）

刘春兰（北京大学人民医院）　　　　袁莹莹（宁夏医科大学总医院）

刘　丹（宁夏医科大学总医院）　　　曾　诚（北京大学第一医院）

刘　丽（宁夏医科大学总医院）　　　张　果（北京大学人民医院）

鹿　群（北京大学人民医院）　　　　张　蕾（北京清华长庚医院）

庞天舒（北京大学第三医院）　　　　张阳阳（北京大学第一医院）

时　晓（北京朝阳医院）　　　　　　赵君利（宁夏医科大学总医院）

王利红（上海市第六人民医院）　　　郑兴邦（北京大学人民医院）

人民卫生出版社

图书在版编目（CIP）数据

如何提高辅助生殖技术的成功率：细节决定成败/科瓦奇（GAB Kovacs）主编；鹿群译. —北京：人民卫生出版社，2015

　ISBN 978-7-117-20744-7

　Ⅰ．①如… Ⅱ．①科…②鹿… Ⅲ．①试管婴儿－技术 Ⅳ．①R321

中国版本图书馆 CIP 数据核字（2015）第 092143 号

人卫社官网　**www.pmph.com**	出版物查询，在线购书
人卫医学网　**www.ipmph.com**	医学考试辅导，医学数据库服务，医学教育资源，大众健康资讯

版权所有，侵权必究！

图字：01-2015-3633

如何提高辅助生殖技术的成功率
细节决定成败

主　　译：鹿　群
出版发行：人民卫生出版社（中继线 010-59780011）
地　　址：北京市朝阳区潘家园南里 19 号
邮　　编：100021
E - mail：pmph @ pmph.com
购书热线：010-59787592　010-59787584　010-65264830
印　　刷：北京京华虎彩印刷有限公司
经　　销：新华书店
开　　本：787×1092　1/16　印张：15
字　　数：356 千字
版　　次：2015 年 7 月第 1 版　2019 年 1 月第 1 版第 3 次印刷
标准书号：ISBN 978-7-117-20744-7/R·20745
定　　价：58.00 元
打击盗版举报电话：010-59787491　E-mail：WQ @ pmph.com
（凡属印装质量问题请与本社市场营销中心联系退换）

编　者

Mohamed Aboulghar, MD
Professor of Obstetrics and Gynecology,
Faculty of Medicine, Cairo University,
Egypt; Clinical Director, The Egyptian IVF
Center, Maadi, Cairo, Egypt

Ahmed Abou-Setta, MD, PhD
Alberta Research Centre for Health
Evidence, University of Alberta, Edmonton,
Alberta, Canada

Mary E. Abusief, MD
Reproductive Endocrinology and Infertility
Specialist, Fertility Physicians of Northern
California, Palo Alto and San Jose,
California, USA

G. David Adamson, MD
Director, Fertility Physicians of Northern
California, Palo Alto and San Jose,
California, USA

R. J. Aitken, PhD, ScD, FRSE
Discipline of Biological Sciences, ARC
Centre of Excellence in Biotechnology and
Development and Hunter Medical Research
Institute, University of Newcastle,
Callaghan, Australia

Hesham Al-Inany, MD, PhD
Department of Obstetrics & Gynecology,
Cairo University, Cairo, Egypt

Baris Ata, MD, MCT
Clinical and Research Fellow, Division of
Reproductive Endocrinology and Infertility,
Department of Obstetrics and Gynecology,
McGill University, Montreal, Canada

Hamdy Azab, MD
Department of Obstetrics & Gynecology,
Cairo University, Cairo, Egypt

Adam Balen, MD, DSc, FRCOG
Professor of Reproductive Medicine and
Surgery, Leeds Centre for Reproductive
Medicine, Leeds, UK

David H. Barad, MD, MS
Clinical Director, ART Program and CHR
Research, Center for Human Reproduction
(CHR) New York, USA; Assoc. Clin.
Professor, Departments of Epidemiology
and Social Medicine and Obstetrics,
Gynecology and Women's Health, Albert
Einstein College of Medicine, Bronx,
New York, USA

Pedro N. Barri, MD, PhD
Service of Reproductive Medicine,
Department of Obstetrics and Gynecology,
Catedra de Investigacion en Obstetricia y
Ginecología, Institut Universitari Dexeus,
Barcelona, Spain

C. Blockeel, MD
UZ Brussels, Belgium

Giuseppe Botta, PhD, MD
Clinica Ruesch, Napoli, Italy

Mark Bowman, MBBS, PhD, FRANZCOG, CREI
Medical Director, Sydney IVF and Clinical
Associate Professor, University of Sydney,
Australia

Chris Brewer, BMedSc, MB ChB
Research Registrar, Leeds Centre for
Reproductive Medicine, Leeds, UK

Dominique M. Butawan, MD
Department of Obstetrics and Gynecology,
Division of Reproductive Endocrinology,
University of Tennessee Health Science
Center, Memphis, Tennessee, USA

Sandra A. Carson, MD
Professor of Obstetrics and Gynecology and Director, Division of Reproductive Endocrinology and Infertility, The Warren Alpert Medical School at Brown University, Women & Infants Hospital of Rhode Island, Providence, Rhode Island, USA

Hai Ying Chen, MD, MSc
McGill Reproductive Centre, McGill University Health Centre, Montreal, Canada

Anne Clark, MPS, MBChB, FRCOG, FRANZCOG, APP, CREI
Fertility First, 50–52 Gloucester Road, Hurstville, NSW 2220, Australia

Buenaventura Coroleu, B, MD, PhD
Head of the Service of Reproductive Medicine Department of Obstetrics, Gynecology and Reproduction Institut Universitari Dexeus, Barcelona, Spain

S. Das, MD, MRCOG, DFSRH
Consultant Gynaecologist, Bolton Hospital NHS Foundation Trust, Bolton, Greater Manchester, UK

C. Dechanet, MD
Médecine de la Reproduction, Département de Gynécologie-Obstétrique, Pôle Naissances et Pathologies de la Femme, Academic hospital A. de Villeneuve (CHU Montpellier), Faculté de Médecine, Université Montpellier, France

H. Déchaud, MD, PhD
Médecine de la Reproduction, Département de Gynécologie-Obstétrique, Pôle Naissances et Pathologies de la Femme, Academic hospital A. de Villeneuve (CHU Montpellier), Faculté de Médecine, Université Montpellier, France

Cora de Klerk, MSc
Senior Researcher, Erasmus MC, The Netherlands

Sheryl de Lacey, RN, BAppSci(Nurs), MA, PhD
Associate Professor, School of Nursing & Midwifery, Flinders University, Adelaide, Australia

S. Deutsch-Bringer, MD
Médecine de la Reproduction, Département de Gynécologie-Obstétrique, Pôle Naissances et Pathologies de la Femme, Academic hospital A. de Villeneuve (CHU Montpellier), Faculté de Médecine, Université Montpellier, France

P. Devroey, MD, PhD
Global Fertility Academy, Germany

Didier Dewailly, MD
Department of Endocrine Gynaecology and Reproductive Medicine, Hôpital Jeanne de Flandre, and Faculty of Medicine of Lille, Université de Lille II, France

Hakan E. Duran, MD
University of Iowa Carver College of Medicine, Iowa City, Iowa, USA

Walid El Sherbiny, MD
Department of Obstetrics & Gynecology, Cairo University, Cairo, Egypt

Tarek El-Toukhy, MRCOG
Assisted Conception Unit, Guy's and St Thomas' Hospital NHS Foundation Trust, London, UK

Johannes L. H. Evers, MD, PhD, FRCOG
Centre for Reproductive Medicine and Biology, Research School for Oncology and Developmental Biology GROW, Maastricht University Medical Centre, Maastricht, The Netherlands

Cynthia Farquhar, MB ChB, MSCOG, FRANZCOG, MD
Postgraduate Professor of Obstetrics and Gynaecology and Co-ordinating Editor of the Cochrane Menstrual Disorders and Subfertility Group, Department of

Obstetrics and Gynaecology, University of Auckland, New Zealand

Rodney D. Franklin, PharmD
Department of Pharmacy Practice, School of Pharmacy, University of Mississippi, Jackson, Mississippi, USA

Juan A. Garcia-Velasco, MD, PhD
Director and Associate Professor of Obstetrics and Gynecology, IVI-Madrid, Rey Juan Carlos University, Madrid, Spain

David K. Gardner, DPhil
Department of Zoology, University of Melbourne, Parkville, Victoria, Australia

Norbert Gleicher, MD
President and Medical Director, Center for Human Reproduction (CHR), New York, USA; President, Foundation for Reproductive Medicine, New York, USA; and Visiting Professor, Department of Obstetrics, Gynecology and Reproductive Sciences, Yale University School of Medicine, New Haven, Connecticut, USA

Gedis Grudzinskas, BSc, MD, FRACOG, FRCOG
Harley Street, London, UK

Roger Hart, MD FRANZCOG, MRCOG, CREI
Professor of Reproductive Medicine, School of Women's and Infant's Health, The University of Western Australia, King Edward Memorial Hospital, Perth, Australia

B. Hédon, MD
Professor, Médecine de la Reproduction, Département de Gynécologie-Obstétrique, Pôle Naissances et Pathologies de la Femme, Academic hospital A. de Villeneuve (CHU Montpellier), Faculté de Médecine, Université Montpellier, France

Colin M. Howles, PhD, CBIol, MSB, FRSM
Vice President of Regional Medical Affairs, Fertility and Endocrinology Global Business Unit, Merck Serono S.A., Geneva, Switzerland

Jack Yu Jen Huang, MD, PhD
The Ronald O. Perelman and Claudia Cohen Center for Reproductive Medicine, Weill Cornell Medical College of Cornell University, New York, USA

N. P. Johnson, MD, CREI, FRCOG, FRANZCOG
Department of Obstetrics and Gynaecology, University of Auckland, New Zealand

Hey-Joo Kang, MD
The Ronald O. Perelman and Claudia Cohen Center for Reproductive Medicine, Weill Cornell Medical College of Cornell University, New York, USA

Gab Kovacs, MD, FRCOG, FRANZCOG, CREI
International Medical Director, Monash IVF, and Professor of Obstetrics and Gynaecology, Monash University, Toorak, Victoria, Australia

Ben Kroon, BHB, MBChB, FRANZCOG
Queensland Fertility Group, Brisbane, Australia

Anver Kuliev, MD, PhD
Director of Research, Reproductive Genetics Institute, Chicago, Illinois, USA

William H. Kutteh, MD, PhD
Department of Obstetrics and Gynecology, Division of Reproductive Endocrinology, University of Tennessee Health Science Center, Memphis, Tennessee, USA

Nick Macklon, MD, PhD, FRCOG
Chair in Obstetrics and Gynaecology at the University of Southampton, and Consultant Gynaecologist and Director of Complete Fertility Centre Southampton, UK

Ragaa Mansour, MD, PhD
Director, The Egyptian IVF-ET Center, Cairo, Egypt

Lamiya Mohiyiddeen, MBBS, MRCOG, MD
Department of Reproductive Medicine, St Mary's Hospital, CMFT University Hospitals NHS Trust, Manchester, UK

Lisa J. Moran, BSc (Hons), BND, PhD
Research Fellow, The Robinson Institute, Discipline of Obstetrics and Gynaecology, The University of Adelaide, Australia

David Mortimer, PhD
Oozoa Biomedical Inc, Caulfeild Village, West Vancouver, BC, Canada

Sharon T. Mortimer, PhD
Oozoa Biomedical Inc, Caulfeild Village, West Vancouver, BC, Canada

Luciano G. Nardo, MD, MRCOG
Consultant, Department of Reproductive Medicine, St Mary's Hospital, CMFT University Hospitals NHS Trust, Manchester; North West Fertility, GyneHealth, Manchester, UK

Robert J. Norman, BSc, MB ChB, MD, FRANZCOG, FRCOG, FRCPA, CREI
Professor in Obstetrics and Gynaecology The University of Adelaide, Australia

Willem Ombelet, MD, PhD
Genk Institute for Fertility Technology, Department of Obstetrics and Gynaecology, Genk, Belgium

Luk Rombauts, MD, PhD, FRANZCOG, CREI
Clinical Research Director, Monash IVF, and Senior Clinical Lecturer, Department of Obstetrics and Gynaecology, Monash University, Toorak, Victoria, Australia

Zev Rosenwaks, MD
The Ronald O. Perelman and Claudia Cohen Center for Reproductive Medicine, Weill Cornell Medical College of Cornell University, New York, USA

Francisco J. Ruiz Flores, MD
Clinical Fellow, IVI-Madrid, Rey Juan Carlos University, Madrid, Spain

Anthony J. Rutherford, MBBS, FRCOG
Leeds NHS Teaching Hospitals, Leeds, UK

Gavin Sacks, MA, BM, BCh, DPhil, MRCOG, FRANZCOG
Clinical Director, IVFAustralia, A Conjoint Senior Lecturer, University of New South Wales, Sydney, Australia

Denny Sakkas, Phd
Molecular Biometrics®, Inc., Research and Development, New Haven, Connecticut and Department of Obstetrics, Gynecology, and Reproductive Sciences, Yale University School of Medicine, New Haven, Connecticut, USA

M. W. Seif, PhD, FRCOG
Academic Unit of Obstetrics, Gynaecology & Reproductive Health, University of Manchester at St Mary's Hospital, Manchester, UK

Ayse Seyhan, MD
Clinical and Research Fellow, Department of Obstetrics and Gynecology, McGill University, Montreal, Canada

Caroline Smith, PhD, MSc, BSc (Hons), LicAc
Associate Professor of Complementary Medicine, Centre for Complementary Medicine Research, University of Western Sydney, Penrith South DC, NSW, Australia

Kate Stern, MBBS, FRANZCOG, FRCOG, CREI
Endocrine and Metabolic Service, Royal Women's Hospital, Melbourne and Melbourne IVF, Melbourne, Australia

Elizabeth A. Sullivan, MD, MBBS, MPH, MMed (Sexual Health), FAFPHM
Associate Professor, Perinatal and Reproductive Epidemiology and Research Unit, the University of New South Wales, Australia

Sesh Kamal Sunkara, MBBCh, MRCOG
Assisted Conception Unit, Guy's and St. Thomas' Hospital NHS Foundation Trust, London, UK

Seang Lin Tan, MD, MBBS, FRCOG, FRCSC, FACOG, MMed(O&G), MBA
MUHC Reproductive Centre, Department of Obstetrics and Gynecology, McGill University, Montreal, Quebec, Canada and Montreal Reproductive Centre, Montreal Canada

Mohamed Taranissi, FRCOG
Assisted Reproduction and Gynaecology Centre, London, UK

Kelton P. Tremellen, MBBS (Hons), PhD, FRANZCOG, CREI
Deputy Medical Director, Repromed, and Associate Professor, School of Pharmacy and Medical Sciences, University of South Australia, Australia

Wendy S. Vitek, MD
Fellow, Reproductive Endocrinology and Infertility, The Warren Alpert Medical School at Brown University, Women & Infants Hospital of Rhode Island, Providence, Rhode Island, USA

V. Vloeberghs, MD
Leuven University Fertility Center, Department Obstetrics and Gynecology, UZ Gasthuisberg, Leuven, Belgium

Bradley J. Van Voorhis, MD
The F. K. "Ted" Chapler Professor of Reproductive Medicine, University of Iowa Carver College of Medicine, Iowa City, Iowa, USA

S. F. van Voorst, MSc
Department of Obstetrics and Gynaecology, Erasmus Medical Centre Rotterdam, The Netherlands

Amr Wahba, MD
Department of Obstetrics & Gynecology, Cairo University, Cairo, Egypt

Yueping A. Wang, BMed, MPH
Biostatistician, Perinatal and Reproductive Epidemiology and Research Unit, The University of New South Wales, Australia

Klaus E. Wiemer, PhD
KEW Technology, Woodinville, WA, USA

序 一

生殖医学主要是传统大妇产科的一门亚学科，并融入了男科学、胚胎学等多学科内容。自1987年第一例"试管婴儿"诞生，辅助生殖技术作为生殖医学最具代表性的技术，经过30多年的发展，已成为不孕不育症治疗十分有效和近乎不可替代的临床治疗手段。近年来，辅助生殖技术的亮眼表现博得了医学界的广泛关注，成为社会瞩目的热点，甚至激发了普通大众对这个"小众"学科的浓厚兴趣。今日之生殖医学已然处在了有史以来的最好发展时期，这令我们这些曾经多年孤独跋涉于这条艰难路途上医务工作者们倍感欣慰。

一个临床学科发展的主要推动力是什么？我想，它主要源于临床上尚无法解决的疑难病症、患者对医生的无限期待、医务科学工作者的使命感和追求真理的执著以及他们探讨科学永无止境的好奇心！一个优秀的生殖医学医生必须志存高远，以宽广的视野在最具挑战性的问题点上寻求创新和突破，再将重大创新成果应用于临床实践并在实践中完善细节、优化流程；期间不断发现新问题再研究再创新，循环往复不断提高。一个优秀的生殖医学医生更要于细微之处见精神，于平凡之处见匠心，在技术细节上务求精进。倘能如此，则何愁生殖医学不能发展壮大、叶茂根深！

近日，北大人民医院鹿群医生送来《如何提高辅助生殖技术的成功率：细节决定成败》一书译稿。该书由我多年好友澳大利亚的Gab Kovacs教授等合著，出自著名学者之手，代表了辅助生殖技术发展的前沿。本书以循证医学为依据，详述了辅助生殖技术的各个环节；从细节处入手，着力在提高IVF技术成功率上做文章，是近年来生殖医学领域一本难得的好书。该书兼顾理论和实践，可为临床医生、实验室人员的学习、决策、操作提供颇有价值的指导意见；也可作为生殖医学工作者案头的常用参考书。基于此，我乐于向大家推荐《如何提高辅助生殖技术的成功率：细节决定成败》一书。

陈子江

山东大学附属生殖医院

上海交通大学医学院附属仁济医院

2015年3月 于上海

序　二

　　不孕不育是妇产科常见疾病，严重影响妇女患者的身心健康，也直接影响家庭和谐。辅助生殖技术的广泛应用，帮助国内外千千万万个不孕不育妇女实现了人生梦想，收获了幸福美满。2010 年第一例体外受精 - 胚胎移植（IVF-ET）创始者 Robert G. Edwards 获得诺贝尔生理学奖，意味着对辅助生殖技术先行者们充分的学术肯定。辅助生殖技术尽管只有短短 40 多年的发展历程，但进展之快，已经远远超出了人们的期望。在此期间，学者们一方面在技术创新上皓首穷经、孜孜以求，先后发明了 ICSI 等技术手段并应用于临床；另一方面临床工作中，不断总结经验，分析不足，为更完善的治疗方案、更高的成功率而不懈努力。但是，辅助生殖技术在不孕不育诊治过程中，仍然存在一些尚需解决的问题。澳大利亚的 Gab Kovacs 教授主编的《如何提高辅助生殖技术的成功率：细节决定成败》是生殖医学领域专家们的经验总结，值得细细研读、认真体悟。

　　该书从循证医学的角度出发，详细梳理分析了辅助生殖技术的各个环节对成功率的影响。视域宽广，分析入微。尤其是作者对细节的关注和重视，更是值得广大妇产科医师们学习借鉴。常言说"魔鬼藏在细节里"。古人云："泰山不让土壤，故能成其大；河海不择细流，故能就其深"。临床医学作为攸关人类生命健康的学科，更是将技术细节视作生命。对青年医生们来说，既要抬头紧盯"高大上"的学科前沿和理论进展，也要低头关注繁琐枯燥的临床操作，从点滴入手、抠细节，练技术。在技术细节的进步上，没有任何捷径和诀窍，必须秉持恒心、狠下工夫、关注细节、打磨技术，这正是我向年轻学者们郑重推荐此书的目的之所在。

　　本书系北京大学医学部临床学院的一批年轻学者联合兄弟院校同仁，在繁忙的医、教、研工作之余，共同翻译完成。据了解，该书翻译历时颇久，主要是各位译者为了准确把握原著内涵，高质量的翻译，重"细节"、出细活。我相信，该书的翻译出版，将对培养年轻医师的临床技能、提高辅助生殖技术的质量具有重要作用。

王建六

北京大学人民医院

2015 年 3 月　于北京

目　录

第1章 IVF 前激素检查有助于获得理想的结局

Kelton P. Tremellen

前言

在体外受精（in vitro fertilization，IVF）治疗前，患者应进行哪些激素检查一直有争议，并且各生殖医学中心间差异很大。对于可疑排卵障碍患者（月经周期不规律），有必要进行多种激素检查，例如黄体生成激素（luteinizing hormone，LH）、卵泡刺激素（follicle stimulating hormone，FSH）、甾体激素（睾酮、17 羟孕酮）、催乳激素、甲状腺功能［促甲状腺激素（thyroid stimulating hormone，TSH）、甲状腺素（thyroxine，FT4）］；但对于排卵正常，因男方或输卵管因素拟进行 IVF 助孕的患者，没有必要进行如此多的激素检查。鉴于当今医疗费用急剧上升，进行有临床价值的检查是十分重要的。此外，异常的检查结果会导致患者焦虑，对于已经有一定程度心理压力的患者，可能会影响治疗结局。本章主要根据已有证据，探讨初次接受 IVF 治疗的患者，哪些激素检查是必需的。

评估卵巢储备功能的激素检查

众所周知，即使患者年龄相近，在 IVF 治疗中卵巢对控制性促超排卵（controlled ovarian hyperstimulation，COH）的反应也差异很大。这无疑反映了不同患者间卵巢储备功能差异很大，而它主要是由始基卵泡池的大小决定的。遗憾的是，病史及体格检查对预测卵巢对 COH 反应的敏感性很差。因此，对于初次接受 IVF 治疗的患者，进入周期前应进行激素检查评估卵巢储备功能。首先，这些检查能够更准确地预测患者对 COH 的反应，决定促性腺激素的启动剂量。其次，鉴于卵巢储备功能下降者进行 IVF 治疗的妊娠率低已成为共识，与患者年龄的预测价值相比，评估卵巢储备功能的激素检查为患者夫妇提供了更多的治疗利益 / 成功的信息。

用于评估卵巢储备功能的传统激素检查包括早卵泡期 FSH/ 雌二醇、血清抑制素 B（inhibin B）及抗苗勒激素（anti-mullerian hormone，AMH）[1]。最近一项纳入了 20 多个研究机构、超过 2000 个 IVF 周期的综述表明，与患者年龄、月经第 3 天血 FSH、雌二醇及抑制素 B 相比，AMH 能够更好地预测卵巢对 COH 的反应[2]。现有的数据表明，接受促排卵治疗的患者的血清基础 AMH 水平与获卵量呈高度的正相关[2]。发现这一现象并不意外，这是由于 AMH 由小窦卵泡的颗粒细胞产生，已有许多研究报道血清 AMH 水平与超声评估的窦卵泡数间有很强的相关性。在 IVF 治疗中，就是这些小窦卵泡（2～10mm）对促性腺激素的刺激反应，被募集并发育为成熟卵母细胞。AMH 不仅能够更准确地预测卵巢对 COH 的反应，而且与其他评估卵巢储备功能的激素（FSH、抑制素 B 及雌二醇）不同的是，它的血清浓度在月经周期的不同时期无显著的变化[2]。无论何时患者就诊，均可采血进行 AMH 检查，而不像 FSH、雌二醇或抑制素 B 仅在早卵泡期才能准确反映卵巢储备功能，因此它在临床上更实用[1]。

虽然 AMH 能够准确的反映卵巢储备功能，但其不能准确评估卵母细胞质量。血清 AMH 水平也不能预测胚胎形态或胚胎非整倍体率[2]。而且，最近一项关于自然受孕者的研究表明，血清 AMH 水平与流产率或胚胎基因异常率之间无相关性[3, 4]。类似研究亦未发现 FSH 水平与胚胎非整倍体间有相关性[5]。因此，用于评估卵巢储备功能的激素仅能预测卵巢储备功能，不能用于判断卵母细胞质量。

正确预测卵巢低反应的发生，将避免对 COH 无反应的患者实施治疗，以减少取消周期带来的经济损失及精神创伤，是非常有意义的。月经第 3 天 FSH 水平高于 15IU/L 即通常预示着治疗结局不佳，许多中心以此作为不进行 IVF 治疗的标准[1]。许多学者研究了 AMH 预测卵巢对 FSH 低反应的可行性。文献报道的其预测低反应的敏感性及特异性分别为 44%～97% 及 41%～100%，取决于各研究中采用的血清 AMH"截断"值不同[2]。我们中心研究表明，当血清 AMH 值低于 14pmol/L（1.96ng/ml），其预测卵巢对促排卵低反应（≤4 个卵母细胞）的敏感性及特异性均为 73%[6]。对于初次接受 IVF 治疗的年轻女性，当血清 AMH 水平提示卵巢储备下降时，我们中心的做法是将促性腺激素的启动剂量由 150IU/d 提高至 300IU/d。虽然这一做法理应提高获卵数，但尚无随机对照研究证实这一观点。一项小样本的回顾性研究表明，对于预测低反应的年轻患者，增加促性腺激素的启动剂量并未显著地提高获卵数或妊娠率，亦未发生严重的卵巢过度刺激[7]。因此，依据 AMH 水平预测卵巢储备功能下降的临床意义仅有助于预测初次接受 IVF 治疗的患者出现卵巢低反应的可能。

多囊卵巢综合征（polycystic ovarian syndrome，PCOS）患者的血清 AMH 水平是正常排卵女性的 3～4 倍，AMH 预测 B 超提示卵巢多囊样改变有较高的敏感性及特异性（分别为 92% 及 67%）[2]。由于 PCOS 或多囊样卵巢是发生卵巢过度刺激综合征（ovarian hyperstimulation syndrome，OHSS）的高危因素，AMH 能够预测 IVF 治疗中 OHSS 的发生。我们中心首先报道了高血清 AMH 水平与发生 OHSS 有相关性[8]。随后有 4 个前瞻性研究就此发表文章，均报道 AMH 对预测卵巢高反应及 OHSS 有一定的价值[2]。上述研究结果表明，当血清 AMH 超过大约 30pmol/L（4.2ng/ml），或是同龄患者 AMH 的上四分之一水平，患者发生 OHSS 的风险高。遗憾的是，尚无随机对照研究探讨是否降低促性腺激素的启动用量既能降低 OHSS 发病率又保证满意的妊娠率。对于血清 AMH 超过 30pmol/L 的年轻女性（小于 36 岁），我们中心的常规是将促性腺激素的启动剂量自 150IU/d 降为 100～125IU/d。但是，实际情况是 PCOS 患者理想的"治疗窗"的范围非常窄，采用 150IU 可能发生高反应，而 100～112IU 往往导致卵巢反应不良。因此，目前我们中心常规为，对于所有高 AMH（高于 30pmol/L）年轻女性，促性腺激素释放激素（gonadotropin-releasing hormone，GnRH）拮抗剂方案中 FSH 的启动剂量为 125IU。GnRH 拮抗剂的应用将发生需住院治疗的重度 OHSS 的风险降低了一半；即使是降低启动促性腺激素用量后，仍然会观察到促排卵发生了过度反应，此时医生有机会采用 GnRH 激动剂激发排卵，将重度 OHSS 发生率降到最低[9]。

绝大多数研究表明，血清 AMH 对 IVF 促排卵周期的妊娠结局预测作用不佳[2]。仅有一项前瞻性研究报道，当血清 AMH 水平低于 7.8pmol/L（1.1ng/ml）时，新鲜移植周期及随后的冻融胚胎移植周期的妊娠率均下降[10]。另有一项回顾性研究也得出了类似结果，当血清 AMH 水平低于 14pmol/L，累计妊娠率（新鲜及冻融胚胎移植）显著下降[6]。上述观察结果反映了 AMH 水平与 COH 治疗获卵数间的关系。IVF 治疗中，AMH 水平较高的患者获得的卵母细胞数目更多，因此得到的可冻存的优质胚胎数亦较多。但是，根据 AMH 水平预测患者卵巢低反应、不宜接受 IVF 治疗时需要特别谨慎，因为已有血清 AMH 水平无法测得的患者活产病例报道。

甲状腺功能失调的检查

在所有拟接受 IVF 助孕的患者中进行甲状腺功能的检查有几个原因。首先，不孕症患者中未诊断的甲状腺功能减退相对常见，在原发不孕或无排卵性不孕女性中约占 5%～6%，在输卵管因素或男方因素不孕女性中约占 2%[11]。甲状腺功能亢进并不常见，生育年龄女性中发病率为 0.1%～1%[12]。使用甲状腺素替代治疗既往未诊断甲状腺功能减退的患者，能使其自然受孕，而无需进行 IVF 治疗。并且，未诊断甲状腺功能减退患者即使使用高质量精子授精也会发生受精失败，从而影响 IVF 结局[13]。最后，未治疗的甲状腺功能减退可能导致妊娠期并发症的发生，如自然流产、胎儿生长受限、早产，还可能导致助孕获得后代的神经精神运动发育迟滞[12]。建议不孕症患者进行甲状腺功能检查，最好包括 TSH 及 FT4，这是由于报道妊娠女性单纯低 FT4 血症（TSH 正常）发病率高达 2%，且可能影响后代的神经系统发育[12]。

与自然妊娠相比，IVF 治疗本身即可能加重甲状腺功能减退，由于 COH 治疗过程中超生理水平的雌二醇会导致甲状腺素结合球蛋白的合成增加，因此造成有生物活性的游离甲状腺激素水平降低。谨慎起见，应对所有拟进行 IVF 治疗的患者进行 TSH 及 FT4 的筛查[12]。

其他激素的检查

已有 2 项研究对排卵正常、拟 IVF 治疗女性进行激素检查的实用性进行分析，如催乳素、LH、FSH、雌二醇、孕酮、睾酮、硫酸脱氢表雄酮（dehydroepiandrosterone，DHEAS）、17 羟孕酮及雄烯二酮[14, 15]。与生育力正常的对照人群相比，拟接受 IVF 治疗的女性中催乳素水平轻度升高很常见；且 IVF 治疗后妊娠与未妊娠的患者的催乳素水平无显著差异。排卵正常的患者血清催乳素水平的轻度升高可能反映了与"应激反应"相关的焦虑状态，这在不孕症患者中十分常见。而且，另有研究表明，用 IVF 治疗前应用多巴胺激动剂治疗轻度升高的高催乳素血症可能对胚胎造成不良影响[16]，因此，对排卵正常的女性，IVF 治疗前无需常规检查催乳素或其他生殖相关的固醇类激素或促性腺激素。

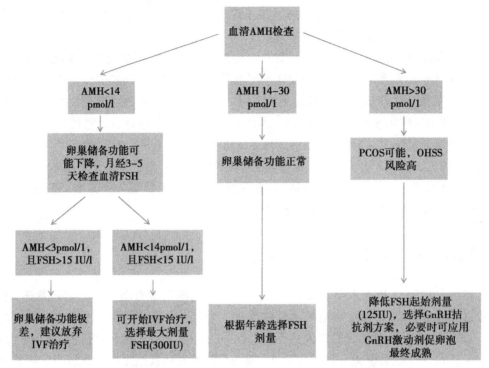

图1.1 应用血清抗苗勒激素（AMH）指导初次 IVF 治疗患者的控制性促超排卵方案。采用免疫检测方法描述血清 AMH 的阈值。转换单位：1ng/ml AMH＝7.14pmol/L

结论

对于初次接受 IVF 治疗的女性，文献认为血清 AMH 及 TSH/FT4 应是不孕症检查中不可缺少的一部分。血清 AMH 是预测卵巢对 COH 反应的最佳指标，且具有可在月经周期的任何时间采血的优势。AMH 水平较低的患者，应进一步检查月经 3～5 天的 FSH 水平，以识别妊娠率极低的患者（FSH＞15IU/L）。血清 AMH 检查有助于预测初次接受 IVF 治疗患者的卵巢对 COH 的反应，从而制定如图 1.1 所示的个体化治疗方案。甲状腺功能异常的患者应在接受 IVF 治疗前先纠正甲状腺功能，以改善 IVF 胚胎质量及妊娠结局。

（杨硕 译，李蓉 校）

参考文献

1. Broekmans FJ, Kwee J, Hendriks DJ, Mol BW, Lambalk CB. A systematic review of tests predicting ovarian reserve and IVF outcome. *Hum Reprod Update* 2006;**12**:685–718.

2. La Marca A, Sighinolfi G, Radi D, Argento C, Baraldi E, Artenisio AC, *et al.* Anti-Mullerian hormone (AMH) as a predictive marker in assisted reproductive technology (ART). *Hum Reprod Update* 2010;**16**:113–30.

3. Plante BJ, Beamon C, Schmitt CL, Moldenhauer JS, Steiner AZ. Maternal antimullerian hormone levels do not predict fetal aneuploidy. *J Assist Reprod Genet* 2010;**27**:409–14.

4. Tremellen K, Kolo M. Serum anti-Mullerian hormone is a useful measure of quantitative ovarian reserve but does not predict the chances of live-birth pregnancy. *Aust N Z J Obstet Gynaecol* 2010;**50**:568–72.

5. Massie JA, Burney RO, Milki AA, Westphal LM, Lathi RB. Basal follicle-stimulating hormone as a predictor of fetal aneuploidy. *Fertil Steril* 2008;**90**:2351–5.

6. Lekamge DN, Barry M, Kolo M, Lane M, Gilchrist RB, Tremellen KP. Anti-Müllerian hormone as a predictor of IVF outcome. *Reprod Biomed Online* 2007;**14**:602–10.

7. Lekamge DN, Lane M, Gilchrist RB, Tremellen KP. Increased gonadotrophin stimulation does not improve IVF outcomes in patients with predicted poor ovarian reserve. *J Assist Reprod Genet* 2008;**25**(11–12):515–21.

8. Tremellen KP, Kolo M, Gilmore A, Lekamge DN. Anti-mullerian hormone as a marker of ovarian reserve. *Aust N Z J Obstet Gynaecol* 2005;**45**:20–24.

9. Devroey P, Aboulghar M, Garcia-Velasco J, Griesinger G, Humaidan P, Kolibianakis E, *et al.* Improving the patient's experience of IVF/ICSI: a proposal for an ovarian stimulation protocol with GnRH antagonist co-treatment. *Hum Reprod* 2009;**24**: 764–74.

10. Nelson SM, Yates RW, Fleming R. Serum anti-Müllerian hormone and FSH: prediction of live birth and extremes of response in stimulated cycles – implications for individualization of therapy. *Hum Reprod* 2007;**22**:2414–21.

11. Arojoki M, Jokimaa V, Juuti A, Koskinen P, Irjala K, Anttila L. Hypothyroidism among infertile women in Finland. *Gynecol Endocrinol* 2000;**14**:127–31.

12. Krassas GE, Poppe K, Glinoer D. Thyroid function and human reproductive health. *Endocr Rev* 2010;**31**:702–55.

13. Cramer DW, Sluss PM, Powers RD, McShane P, Ginsburgs ES, Hornstein MD, *et al.* Serum prolactin and TSH in an in vitro fertilization population: is there a link between fertilization and thyroid function? *J Assist Reprod Genet* 2003;**20**:210–5.

14. Laufer MR, Floor AE, Parsons KE, Kuntz KM, Barbieri RL, Friedman AJ. Evaluation of hormonal testing in the screening for in vitro fertilization (IVF) of women with tubal factor infertility. *J Assist Reprod Genet* 1995;**12**:93–6.

15. Zollner U, Lanig K, Steck T, Dietl J. Assessment of endocrine status in patients undergoing in-vitro fertilization treatment. Is it necessary? *Arch Gynecol Obstet* 2001;**265**:16–20.

16. Doldi N, Papaleo E, De Santis L, Ferrari A. Treatment versus no treatment of transient hyperprolactinemia in patients undergoing intracytoplasmic sperm injection programs. *Gynecol Endocrinol* 2000;**14**:437–41.

第 2 章

盆腔超声检查在 IVF 患者选择和术前准备中的作用

Didier Dewailly

IVF 术前中进行超声检查的主要目的是了解卵巢储备的情况。超声检查还有助于评估子宫情况，并检查是否存在子宫内膜异位症。但目前超声尚不能评估胚胎着床几率。除了选择患者和术前准备外，超声主要用于监测和超声引导下手术操作。这些将在其他章节详述。

评估卵巢储备功能

根据一系列临床、生化检查及超声指标来评估卵巢储备功能（ovarian reserve，OR）。超声指标包括窦卵泡数（antral follicle count，AFC）、卵巢体积及多普勒测量卵巢血流。卵巢储备功能能够有效地预测 COH 治疗中发生低反应（poor response，PR）或高反应的风险。这在患者的咨询及制定 COH 方案中有非常重要的作用。

对 COH 低反应的预测

低反应的定义是在 COH 治疗过程中取消周期或成熟卵泡数小于 3 个，和（或）雌激素水平升高不足（<500pg/ml），和（或）获卵数小于 4 枚。

窦卵泡数：新进展及争议

近年来，窦卵泡数成为评价卵巢储备功能的关键指标，但随着 AMH 的出现，窦卵泡数的这一地位受到威胁（详见第 1 章）。AMH 的优势在于其反映的是不超过 5mm 的所有生长卵泡；而超声检查仅计数直径大于 1mm 的卵泡，但目前认为这样的小卵泡数能够很好地反映始基卵泡储备。众所周知，AFC 随年龄增长而下降。在月经的第 2~5 天超声可见的卵泡中，直径 2~6mm 的卵泡与 AMH 及获卵数呈高度相关性，比直径 7~10mm 的卵泡能更好地预测卵巢反应。

近期一篇荟萃分析重新评估了 AFC 的预测价值[1]。当以每侧卵巢大于或等于 4 个卵泡为标准时，预测周期取消的敏感性及特异性分别为 66.7% 及 94.7%。当 AFC 小于 4 个时，周期取消风险将增加 37 倍。

标准是多少？

绝大多数研究均以每侧卵巢的卵泡数小于 3 个或 4 个为标准[1]。随着超声图像分辨率的不断提高，可以检查并计数直径小于 2mm 的卵泡。因此，应用新设备时应重新制定标准。另外，由于不同检查者间存在差异，因此各中心都应制定各自的标准。最后，重要的是不同周期 AFC 可能变化很大，特别是在年轻的不孕症患者中。当年轻患者（小于 25岁）AFC 很少时，应特别留心观察并应复查。

3D 超声如何？

"多层面法"在获取超声图像后仍需要人工计数。3D 超声（U/S）计数时间明显缩短，仅需要一秒钟的手动跟踪。这是根据储存的卵巢体积三个平面再次合成 AFC 图像，在超声与临床 / 生化检查不符的情况下有意义。有些软件能在获得卵巢体积后自动进行卵泡计数，但目前对于直径小于 10mm 的卵泡计数尚不够准确。理论上，3D 超声在评估 AFC方面优于 2D 超声，但尚缺乏研究证实。3D 超声在不同检查者间是否重复性较好也有待证实。3D 超声得出的 AFC 似乎略少于 2D 超声。

AFC 或 AMH 或全部检查？

窦卵泡数与 AMH 间有很好的相关性。因此，AMH 及 AFC 均能准确预测 PR 及获卵数 [1]。最近一项研究中 [2] 受试者工作特征曲线（receiving operator characteristic，ROC）表明二者预测 PR 的准确性均很高（AMH 及 AFC 的曲线下面积分别为 0.905 及 0.935）。二者联合并不能增加预测 PR 的准确性。与 AFC 相比，AMH 的主要优势在于不同周期变异较小。事实上，有一项研究表明 [3]，AFC 在月经周期不同时期有一定的变化，2～5mm 卵泡变异为 34%，2～10mm 为 31%，而同一周期 AMH 的变异仅为 13%，明显较小（72% 复查样本的 AMH 值的变异在五分之一水平内，而 AFC 却为 41%），并且此研究的 AFC 均是由同一位检查者实施检查的。因此，若为不同检查者检查，可能出现更大的变化。

所有预测 OR 的指标，包括 AMH、AFC 均不能预测是否将获得妊娠。

卵巢体积

即使应用 3D 超声，IVF 前卵巢体积的检查亦不能准确地预测 OR。ROC 曲线表明 AFC 预测 PR 的准确性显著的优于卵巢体积 [1]。

超声多普勒

与卵巢或间质的体积等指标相比，目前认为卵巢间质血流能够更好地预测卵巢对促排卵治疗的反应，但缺乏有效的证据 [1]。

卵巢过度刺激综合征的预测

超声同样有助于预测 OHSS 的风险。通过识别高风险的患者，适当调整方案并加强监测，以降低本病的发病率甚至病死率。患者无论是否是 PCOS，只要卵泡生长多，就有 OHSS 风险。需再次提出，AFC 是预测 OHSS 风险最佳的超声指标 [4]。但与前文提到的预测 PR 的原因相似，目前尚缺乏统一的标准。早期提出的 AFC 预测 OHSS 风险标准为 14 个 [4]，在应用新设备后，无疑应重新修订这一标准。高水平的血清 AMH 亦能预测 OHSS 风险，目前尚无证据表明 AFC 是否优于 AMH[4]。

有研究表明，在促性腺激素治疗过程中，超声多普勒检查卵巢血流在预测 OHSS 风险上有一定价值，但目前尚未被证实。

预测着床

已有研究探讨了超声对子宫内膜容受性的预测。子宫内膜厚度及声像特点对着床预测价值较低。3D 超声测量子宫体积亦未显示有更好的预测作用。在 hCG 注射日或移植日，超声多普勒检查子宫动脉的血流亦未能显示有更好的预测作用。最后，近期的研究表明，联合 3D 超声测量子宫内膜及内膜下血流，亦未能得出满意结果[5]。

超声的辅助应用

超声下输卵管造影术

与子宫输卵管造影术相比，超声下输卵管造影术的优势在于无需接受射线照射，在提供宫腔及输卵管形态的同时，能了解子宫及卵巢形态。然而，对于输卵管梗阻的患者，此检查无法描述输卵管内部形态，亦不能显示梗阻部位。目前，在临床常规检查中，其尚不能替代子宫输卵管造影术。

诊断卵巢疾病

目前，超声是排卵障碍的患者必查的项目，同时也需结合临床检查及激素水平来分析。结合临床 / 生化资料，AFC 对诊断 PCOS 及卵巢早衰（primary ovarian failure，POF）有举足轻重的作用。

检查子宫及输卵管 - 腹膜病变

超声对于诊断因卵子、胚胎和（或）精子运行障碍如子宫肌瘤、子宫内膜息肉、宫腔粘连或畸形而导致的不孕敏感性很高。但对于诊断轻度的盆腔粘连或腹膜型子宫内膜异位症，其敏感性不如腹腔镜检查。此方面将在其他章节详述。

结论

目前，盆腔超声检查是 IVF 前患者的筛选及术前准备的必查项目。但是，尚不确定是否必须检查 AFC。AFC 是否能用于补充（或替代）AMH 检查需依赖于超声技术的进步，尤其是能否对小卵泡（小于 10mm）进行准确的及可重复的自动计数。

（杨硕 译，李蓉 校）

参考文献

1. Gibreel A, Maheshwari A, Bhattacharya S, Johnson NP. Ultrasound tests of ovarian reserve; a systematic review of accuracy in predicting fertility outcomes. *Hum Fertil* (Camb) 2009;**12**:95–106.

2. Jayaprakasan K, Deb S, Batcha M, Hopkisson J, Johnson I, Campbell B, et al. The cohort of antral follicles

measuring 2–6 mm reflects the quantitative status of ovarian reserve as assessed by serum levels of anti-Mullerian hormone and response to controlled ovarian stimulation. *Fertil Steril* 2010;**94**:1775–81.

3. van Disseldorp J, Lambalk CB, Kwee J, Looman CW, Eijkemans MJ, Fauser BC, *et al.* Comparison of inter- and intra-cycle variability of anti-Mullerian hormone and antral follicle counts. *Hum Reprod* 2010;**25**:221–7.

4. Humaidan P, Quartarolo J, Papanikolaou EG. Preventing ovarian hyperstimulation syndrome: guidance for the clinician. *Fertil Steril* 2010;**94**:389–400.

5. Ng EH, Chan CC, Tang OS, Yeung WS, Ho PC. Changes in endometrial and subendometrial blood flow in IVF. *Reprod Biomed Online* 2009;**18**:269–75.

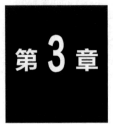

第 3 章

IVF 前是否需进行腹腔镜 / 宫腔镜手术

B. Hédon, C. Dechanet, S. Deutsch-Bringer 和 H. Déchaud

前言

采取 IVF 或其他辅助生殖技术治疗不孕症前,需要考虑是否进行一些临床治疗。患者助孕前的准备是整个助孕过程中质量控制的一部分,并对整个治疗效率有举足轻重的作用。IVF 是一项有创的且花费较大治疗措施,必须尽量提高成功率。

此外,由于 IVF 不是一线治疗方法,通常是在其他"传统"方法失败时方可使用。即使 IVF 是唯一可选的治疗方法,也应向患者夫妇充分说明选择 IVF 原因。为了做到这一点,医生需要对患者进行准确的评估。在这种情况下,应考虑有行腹腔镜 / 宫腔镜手术的可能。然而,值得注意的是不同中心的常规差异很大。

在一些生殖中心,只有在彻底的检查后方能开始 IVF 助孕,包括对子宫腔(宫腔镜)及盆腔(腹腔镜)的系统评估。

但是,患者常常认为上述检查是有创的,甚至比 IVF 助孕本身的创伤更大,因此不愿接受上述检查,特别是那些不孕治疗初始阶段已经有手术史的患者。

显然,由于临床上的个体差异,很难有统一的治疗方案;因此对于每个患者都应制定个体化的治疗方案,并充分权衡利弊。

本文通过对文献回顾,就上述问题提供一些建议。

宫腔镜

诊断

门诊宫腔镜手术日益普及 [1, 2]。宫腔镜对宫腔情况的诊断价值是无可争议的。宫腔镜能够准确地评估宫腔的体积及形态,同时能够观察子宫内膜情况,包括子宫内膜的表面形态及厚度。其他的宫腔检查包括子宫造影术、2D 超声和 3D 超声,其中 3D 的超声会好些,这些检查在有造影剂的情况下显影更佳。

众多文献比较了宫腔镜与子宫输卵管造影术的诊断准确性,均推崇宫腔镜。与使用造影剂的超声检查相比,无显著性差异,但作者认为后者面临的主要问题为实用性及检查者个人经验。

与进行哪种宫腔检查相比,更需要解决的问题是:

—IVF 助孕前是否所有患者均需进行宫腔检查?若需要,应采取哪种检查?

—如果不是常规检查,何时应进行宫腔镜检查?

—宫腔镜治疗宫腔内异常能改善 ART 妊娠结局?

先天或后天的宫腔疾病无疑会显著地降低辅助生殖技术的成功率[3]。患者子宫内膜及宫腔疾病的发病率可高达 38%[4, 5],尤其是既往有 ART 助孕失败史的患者发病率更高[6, 7]。

治疗

在治疗方面,有报道宫腔镜治疗宫腔疾病后,能显著地改善患者生育结局[8],但也有例外的情况[9]。

综合上述结果,结合门诊手术的简单易行性,强烈推荐在接受 ART 治疗前常规进行宫腔镜检查以评估子宫腔情况。

但是,许多中心并不同意上述观点。他们认为,由于患亚临床宫腔异常的高危因素不同,发生率差异很大,且许多人们认为是那些称为"异常"的情况并不影响胚胎着床。此外,即使对可疑子宫腔异常者拟行宫腔镜检查时,子宫输卵管造影术或超声检查能满足初步筛查的要求。

在目前缺乏设计合理的随机对照研究(randomized controlled trials,RCTs)的情况下,无法给出明确建议。现未将宫腔镜列为常规检查项目,而仅用于诊断可疑疾病并需进行相关治疗的情况(ESHRE 2000,RCOG 2004)。

IVF 前行宫腔镜的指征

1. 进行不孕症检查时,应常规评估患者宫腔情况。对于无临床症状的患者(月经正常、无突破性出血、查体子宫正常),应根据医生的个人经验及中心的常规决定进行哪种检查(超声、子宫造影术或宫腔镜检查)。仅有极少数患者无需进行此检查,即明确为男方因素不孕,家族史中无子宫的疾病病史,且患者年龄小于 35 岁。

2. 下列所有情况:

—年龄大于 35 岁

—异常子宫出血

—临床发现异常或可疑异常,宫腔镜检查是评估宫腔情况的金标准,并应在进行 ART 治疗前对所有异常进行治疗。

3. 对既往有两次 ART 失败史的患者,均应行宫腔镜检查。

4. IVF 前宫腔镜的治疗指征与检查指征相同。应切除子宫内膜息肉。应切除明显凸向宫腔、直径不超过 4cm 的子宫黏膜下肌瘤(详见第 4 章)。应切除将宫腔完全分为两部分的子宫纵隔。宫腔粘连者,若分离后有可能恢复正常宫腔形态,则应行粘连分解术。诊断为子宫内膜炎者,需延长抗生素治疗时间,建议再次行宫腔镜以确认治愈。

若存在上述疾病,均应在初次 IVF 治疗前治疗。若既往有助孕失败史,则更有证据说明应先进行宫腔镜检查。

腹腔镜

诊断

腹腔镜手术无法在门诊完成。绝大多数病人需全身麻醉。并发症的发病率为 2%～3%，有些甚至可能危及患者生命。

检查女性盆腔还有经阴道腹腔镜。尽管它的创伤较经典腹腔镜手术小，但它的诊断价值不如经典腹腔镜，且发现异常时的治疗作用有限，因此不推荐作为常规检查方法广泛开展。

在不孕症的检查中，不应将腹腔镜手术作为一线方法。在可疑存在盆腔疾病或输卵管因素不孕时（慢性盆腔痛、盆腔炎性疾病史或性传播疾病史、既往输卵管妊娠史、盆腔手术史，尤其是涉及诸如子宫、输卵管、卵巢等生殖器官的手术史）或不孕症的基本检查发现异常时（超声异常、血清学衣原体阳性、子宫输卵管造影异常），应行腹腔镜手术。

"不明原因性不孕症"则有更多不确定性。许多学者认为，只有在进行了包括腹腔镜检查在内彻底的检查后，方能诊断不明原因性不孕症。即使是按标准筛选出的不明原因性不孕症患者，发现子宫内膜异位病灶的几率高达 40%，还有 10% 的患者发现有其他盆腔疾病（盆腔炎性疾病、输卵管粘连）。但问题不是能发现什么而是诊断后如何处理。试图采用辅助治疗来改善患者自然受孕的能力往往效果不佳，除非使用 ART 助孕能有显著地改善妊娠结局，否则只是浪费时间。不幸的是，大多数诊断为不明原因不孕的患者并非有如此认识。

治疗

一些疾病需要在接受 IVF 前进行腹腔镜手术治疗。越来越多的 RCT 研究证明，IVF 前的手术治疗可以改善患者助孕结局。输卵管积水即是如此。根据输卵管积水的类型及其他因素，可能会建议 IVF 前行输卵管切除术（详见第 11 章）[10]。

对于子宫内膜异位症，手术指征更为复杂。术后能否改善 IVF 结局取决于病变类型和严重程度 [11, 12]（详见第 10 章）。

对于子宫肌瘤，大多数研究报道子宫肌瘤剔除术不能显著地改善治疗结局 [13, 14]。子宫肌瘤的手术指征不受患者要进行 ART 这一情况的影响。

IVF 前进行系统的腹腔镜检查不可能发现上述所有问题。而临床症状、异常的超声检查或子宫造影术或因特定的高危因素而行腹腔镜检查，均能够发现所有异常。腹腔镜治疗的指征并不会因是否将接受 IVF 助孕而改变。

IVF 前行腹腔镜手术的指征

1. 已有明确的不孕原因（尤其是男方因素不孕），且无明显临床症状、盆腔影像学检查正常的患者，无需行腹腔镜手术。

2. 若存在高危因素、既往相关病史、盆腔检查或影像学检查异常，提示盆腔疾病者，应行腹腔镜手术。

3. IVF 助孕前，需行腹腔镜手术治疗的疾病包括：输卵管积水、严重的子宫内膜异位症、卵巢巧克力囊肿。若患者既往有 ART 失败史，则更应进行手术治疗。

结论

宫腔镜及腹腔镜手术都是患者整个治疗过程中的一部分，但并不属于常规检查。然而，鉴于宫、腹腔镜良好的诊断及治疗价值，ART 助孕中适时的使用宫腹腔镜的治疗是明智的。

尽管尚无 RCT 研究给出循证医学的建议，但应根据临床情况提出个体化建议。个体化的治疗方案能够获得理想的 ART 结局，不仅能改善每个 ART 周期的效率，还能够提高累计妊娠率 [15]。

（杨硕 译，李蓉 校）

参考文献

1. Nawroth F, Foth D, Schmidt T. Minihysteroscopy as routine diagnostic procedure in women with primary infertility. *J Am Assoc Gynecol Laparosc* 2003;**10**:396–98.

2. Lorusso F, Ceci O, Bettocchi S, *et al.* Office hysteroscopy in an in vitro fertilization program. *Gynecol Endocrinol* 2008;**24**:465–9.

3. Doldi N, Persico P, Di Sebastiano F *et al.* Pathologic findings in hysteroscopy before in vitro fertilization-embryo transfer. *Gynecol Endocrinol* 2005; **21**:235–7.

4. Karayalcin R, Ozcan S, Moraloglu O, Ozyer S, Mollamahmutoglu L, Batioglu S. Results of 2500 office-based diagnostic hysteroscopies before IVF. *Reprod BioMed Online* 2010;**20**:689–93.

5. Hinckley M, Milki A. 1000 office-based hysteroscopies prior to in vitro fertilization: feasibility and findings. *JSLS* 2004;**8**: 103–7.

6. Hatemi FM, Kasius JC, Timmermasn A. Prevalence of unsuspected uterine cavity abnormalities diagnosed by office hysteroscopy prior to in vitro fertilization. *Hum Reprod* 2010;**25**:1959–65.

7. El-Mazny A, Abou-Salem N, El-Sherbiny W, Saber W. Outpatient hysteroscopy: a routine investigation before assisted reproductive techniques? *Fertil Steril* 2011; **95**: 272–6.

8. Perez-Medina T, Bajo-Arenas J, Salazar F, *et al.* Endometrial polyps and their implication in the pregnancy rates of patients undergoing intrauterine insemination: a prospective, randomized study. *Hum Reprod* 2005;**20**:1632–5.

9. Bosteels J, Weyers S, Puttemans P, *et al.* The effectiveness of hysteroscopy in improving pregnancy rates in subfertile women without other gynaecological syptoms: a systematic review. *Hum Reprod Update* 2010;**16**: 1–11.

10. Déchaud H, Daurès JP, Arnal F, Humeau C, Hédon B. Does previous salpingectomy improve implantation and pregnancy rates in patients with severe tubal factor infertility who are undergoing in vitro fertilization? A pilot prospective randomized study. *Fertil Steril* 1998;**69**:1020–5.

11. Surrey E, Schoolcraft W. Does surgical management of endometriosis within 6 months of an IVF-ET cycle improve outcome? *J Assist Reprod Gen* 2003;**20**:365–70.

12. Littman E, Giudice L, Lathi R, *et al.* Role of laparoscopic treatment of endometriosis in patients with failed in vitro fertilization cycles. *Fertil Steril* 2005;**84**: 1574–8.

13. Surrey E, Minjarez D, Stevens J, Schoolcraft W. Effect of myomectomy on the outcome of assisted reproductive technologies *Fertil Steril* 2005;**83**:1473–9.

14. Klatsky P, Lane D, Ryan I, Fujimoto V. The effect of fibroids without cavity involvment on ART outcomes independent of ovarian age. *Hum Reprod* 2007;**22**: 521–6.

15. Audibert F, Hedon B, Arnal F, *et al.* Therapeutic strategies in tubal infertility with distal pathology. *Hum Reprod* 1991;**6**: 1439–42.

第4章 子宫肌瘤及内膜息肉的处理

Ben Kroon 和 Roger Hart

前言

有证据表明，影响宫腔形态的疾病可能会影响胚胎着床及不孕症治疗的成功率。其中最常见、最受关注的影响宫腔形态的疾病为子宫肌瘤和子宫内膜息肉。虽然已有大量的研究，但子宫肌瘤、子宫内膜息肉与不孕症的关系仍不清楚。对它们的治疗是否能提高生育力、改善 IVF 结局仍然存在争议。理论上去除上述病灶会有所帮助，但术后并发症如子宫内膜瘢痕及对肌层的损伤，事实上都有可能影响生育力。下文总结了目前关于子宫肌瘤及子宫内膜息肉对生育力影响的证据，以及各种治疗对生育结局的影响，还为辅助生殖医学专家提供了一套决定治疗方案的方法。

子宫肌瘤

子宫肌瘤（子宫平滑肌瘤）是生育年龄女性最常见的子宫肿瘤。典型的临床表现包括月经过多，和（或）盆腔压迫症状，但也可能仅表现为生育延迟。由于缺乏能得出结论的高质量证据，子宫肌瘤是否会影响生育力仍有很大争议。不幸的是，由于肌瘤本身的异质性以及各研究的特性不同，对文献进行分析十分困难。大多数文献均为小样本回顾性研究，且对照组各不相同。此外，各研究缺乏对子宫肌瘤进行准确分型，导致对宫腔形态的评价常常是不恰当的，甚至是前后矛盾的。虽然面临上述种种困难，Pritts[1] 及 Sunkara[2] 等近期分别发表了综述，分析了子宫肌瘤及肌瘤剔除术对生育力的影响，及子宫肌瘤对 IVF 的影响。Pritts 等综述了各部位子宫肌瘤对自然妊娠或助孕治疗效果影响，而 Sunkara 等的分析则仅关注肌壁间肌瘤对 IVF 助孕的影响。

为了对子宫肌瘤进行研究，必须有统一的术语。目前尚无统一的定义，最常用的是欧洲宫腔镜协会提出的定义 [3]。黏膜下子宫肌瘤（submucosal fibroid, SM）定义为影响宫腔形态的肌瘤。黏膜下肌瘤又进一步分为以下几型：0 型（带蒂的），1 型（大于 50% 凸向宫腔）及 2 型（≤50% 凸向宫腔）。肌壁间子宫肌瘤（intramural, IM）是指不影响宫腔形态且突出肌层部分小于 50%，而浆膜下子宫肌瘤（subserosal, SS）为突出肌层部分大于 50%。显然，此分类未考虑肌瘤所在的位置（输卵管开口周围的肌瘤或宫颈肌瘤），或子宫肌瘤距内膜近，这些因素均可能影响患者生育力。未来的分类系统将有望解决上述问题。子宫肌瘤可能通过以下机制影响生育结局：

- 改变宫颈、宫腔或输卵管开口解剖结构，可能影响精子运行和（或）干扰输卵管拾卵及运送受精卵的功能
  - 增加子宫的异常收缩
  - 改变子宫肌瘤所在部位的子宫内膜血供
  - 子宫内膜局部的炎症
  - 释放血管活性物质

子宫肌瘤对生育力及 IVF 结局的影响

浆膜下肌瘤

有限的证据表明浆膜下子宫肌瘤对生育力无显著影响[1]。

肌壁间子宫肌瘤

大多数探讨肌壁间子宫肌瘤对生育力或 IVF 结局影响的研究均未充分评价宫腔形态，甚至评价标准不一致，因此难以进行分析。如果采用不恰当的评价标准，可能将肌壁间肌瘤误认为黏膜下肌瘤，导致错误的理解这类肌瘤的真实作用。

Pritts 等发现患肌壁间子宫肌瘤女性的临床妊娠率（clinical pregnancy rate，CPR）（RR 0.81，95% CI 0.70～0.94）、着床率（implantation rate，IR）（RR 0.68，95% CI 0.59～0.80）及活产率 / 持续妊娠率（live birth rate/ongoing pregnancy rate，LBR/OPR）（RR 0.70，95% CI 0.58～0.85）均下降，同时流产率（miscarriage rate，MR）升高（RR 1.75，95% CI 1.23～2.49）。但是，在充分评估宫腔形态的研究中，患者 CPR、LBR 及 MR 无显著性差异，这给上述的临床结论带来了质疑。

Sunkara 等认同以上结论，接受 IVF 治疗合并肌壁间子宫肌瘤的患者，有较低的 CPR（RR 0.85，95% CI 0.77～0.94）及 LBP（RR 0.79，95% CI 0.70～0.88）。Sunkara 等报道上述人群中 IR 无显著降低（RR 0.87，95% CI 0.73～1.03），但 MR 却有增高趋势（RR 1.24，95% CI 0.99～1.57）。

根据上述结果可以推测，有肌壁间子宫肌瘤女性的 CPR、LBR 及 LBR/OPR 可能下降，而 MR 升高；然而，由于受现有文献质量的影响，此结论仍有一定的不确定性。

黏膜下子宫肌瘤

由于黏膜下子宫肌瘤凸向宫腔，凭直觉就会认为它对生育力可能有影响，也已有文献证实。

Pritts 等报道患黏膜下子宫肌瘤的女性的 CPR（RR 0.36，95% CI 0.18～0.74）、IR（RR 0.28，95% CI 0.12～0.65）及 LBR/OPR（RR 0.32，95% CI 0.12～0.85）均显著的下降，而 MR 相对升高（RR 1.68，95% CI 1.3～2.05）。Pritts 的综述未限定妊娠方式，研究组包括了接受 IVF 治疗的女性。

Pritts 等的综述中，许多文章均评估了子宫肌瘤大小对生育结局的影响。虽然资料有

限，但提示子宫肌瘤大小与生育结局无显著相关性。尚未阐明子宫肌瘤数量对生育结局的影响。

子宫肌瘤的处理

当不明原因性不孕症患者合并子宫肌瘤时，处理方案主要根据相关的临床症状。当月经量多、有压迫症状或可疑肉瘤变性者，必须进行治疗。对于无症状的患者，可根据肌瘤的位置、现有的证据进行治疗。需要注意的是应准确评估子宫肌瘤位置，经阴道超声对检测黏膜下子宫肌瘤缺乏敏感性。黏膜下子宫肌瘤及肌壁间子宫肌瘤的鉴别诊断是非常重要的，超声子宫造影及宫腔镜诊断的准确性更高。MRI 可重复性好，对子宫肌瘤位置的评估可能优于超声子宫造影、经阴道超声及宫腔镜。

如果决定治疗子宫肌瘤，处理方式如下。

药物治疗

促性腺激素释放激素激动剂类似物（Gonadotropin-releasing hormone analogues，GnRHa）能够诱导低雌激素状态，使子宫肌瘤体积缩小。术前使用 GnRHa 有助于患者提高血色素、缩小子宫体积及肌瘤大小、减少术中出血，且为选择更保守的手术方式提供了可能。达那唑、米非司酮、芳香化酶抑制剂及选择性雌、孕激素受体调节剂也能缩小子宫肌瘤体积，但它们在不孕症患者中的应用尚不清楚。一般情况下，药物治疗会推迟妊娠，除上述应用 GnRHa 的特定指征外，不推荐合并子宫肌瘤的不孕症患者使用药物治疗。目前尚无证据表明药物治疗子宫肌瘤能提高 IVF 成功率。

手术治疗——子宫肌瘤剔除术对生育结局的影响

如前所述，黏膜下子宫肌瘤及肌壁间子宫肌瘤（可能）影响生育力及 IVF 结局，但是由于尚不清楚子宫肌瘤剔除术形成的子宫瘢痕对胚胎着床的影响，没有必要遵循子宫肌瘤剔除术会提高 IVF 成功率的说法。Pritts 也总结了子宫肌瘤剔除术对生育能力的影响。与未行子宫肌瘤剔除的对照组相比，肌壁间子宫肌瘤剔除术对 CPR（RR 3.77，95% CI 0.47～30.14）、MR（RR 0.76，95% CI 0.30～1.94）或 LBR/OPR（RR 1.67，95% CI 0.75～3.72）无显著的改善作用。

Pritts 等报道，与不处理相比，黏膜下子宫肌瘤剔除术后的 CPR 升高（RR 2.03，95% CI 1.08～3.83），但对 MR（RR 0.77，95% CI 0.36～1.66）及 OPR/LBR（RR 2.65，95% CI 0.92～7.66）无显著的影响。在评估子宫黏膜下肌瘤剔除术的研究中，对照组为无肌瘤的不孕症女性，Pritts 等报道子宫肌瘤剔除术组和对照组的生育力无显著性差异，表明宫腔镜子宫肌瘤剔除术本身对胚胎着床无不利影响。

总之，目前尚无充足的证据表明肌壁间子宫肌瘤剔除术是否能够改善生育结局；但是，有限的证据表明宫腔镜子宫黏膜下肌瘤剔除术对生育结局无不利影响，而且有可能改善生育结局。需指出的是这一证据的质量较差，并且不是特异的针对接受 IVF 治疗的患者。子宫肌瘤的大小、数目及其在子宫的位置均可能影响子宫肌瘤剔除术的使用，但尚无足够证据对此进行评价。

对于拟行子宫肌瘤剔除术的患者，应选择宫腔镜手术治疗黏膜下子宫肌瘤。

对于多发的或巨大的子宫肌瘤，开腹子宫肌瘤剔除术仍是绝大多数手术医师采用的常规术式。对于腹腔镜技巧娴熟的医师来说，可以使用腹腔镜手术。与开腹子宫肌瘤剔除术相比，腹腔镜手术术中出血少，术后恢复快、减轻术后疼痛，并发症较少，但手术时间更长。最近手术治疗子宫肌瘤的又有新进展，包括暂时或永久地子宫动脉栓塞。该方法的理论是子宫肌瘤血供少，对缺血十分敏感。这些方法尚未得到充分验证，因此除了临床试验外，对有生育要求的患者，不应采取这些方法。

其他治疗方法

治疗子宫肌瘤的另一种方法是子宫动脉栓塞（uterine artery embolization，UAE），这是在放射线引导下进行子宫动脉栓塞，使子宫肌瘤发生缺血损伤。子宫肌瘤会发生坏死，而正常的子宫肌层通常能恢复。其优势在于能缩小肌瘤体积并减轻其症状，但对生育结局的影响目前还知之甚少。潜在的风险包括栓子偶尔堵塞子宫动脉卵巢支会导致卵巢早衰，以及不可吸收的微小颗粒堵塞子宫内膜血管而导致子宫内膜缺血，进而引起子宫内膜损伤、内膜粘连。文献报道，术后妊娠期并发症如自然流产、早产、胎盘异常、需剖宫产分娩以及产后出血的发病率升高。鉴于上述对生育结局的影响，除临床试验外不推荐使用 UAE。

除 UAE 外，其他尚在实验阶段的治疗子宫肌瘤的方法包括磁共振引导下聚焦超声手术（magnetic resonance-guided focused ultrasound surgery，MRgFUS）、子宫肌瘤消融、射频消融（radiofrequency thermal ablation，RFA）。由于缺乏对生育力影响的资料，因此对于有生育要求的女性，除临床试验外，不推荐使用上述方法。

如何改善子宫肌瘤患者的 IVF 结局

从事辅助生殖工作的医生应认识到，指导如何处理子宫肌瘤患者的证据十分有限。浆膜下子宫肌瘤对生育力结局无显著的影响，因此仅在出现临床症状时剔除肌瘤。肌壁间子宫肌瘤可能导致生育力降低并增加流产率，但无充足的证据表明子宫肌瘤剔除术能否有助于提高自然或助孕后的妊娠率。黏膜下子宫肌瘤降低生育力并增加流产率，宫腔镜下子宫肌瘤剔除术能够改善生育结局。目前尚不清楚多发子宫肌瘤或较大的子宫肌瘤对生育力的影响是否有区别，以及子宫肌瘤剔除术的价值是什么。

图 4.1 所示为无其他不孕因素的合并子宫肌瘤的不孕症患者的推荐治疗方案。

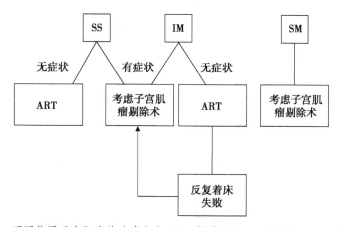

图 4.1　不同位置子宫肌瘤的治疗方案（SS＝浆膜下，IM＝肌壁间，SM＝黏膜下）

子宫内膜息肉与不孕

在不孕症患者中，子宫内膜息肉通常为良性的、子宫内膜局部的增生，可能无任何临床症状，或表现为异常阴道出血。目前认为子宫内膜息肉降低生育力的原因为影响胚胎着床并机械性阻碍精子运行，导致不规则的子宫内膜出血、炎症反应，或增加子宫内膜分泌免疫抑制性糖蛋白（glycodelin，一种影响受精及着床的糖蛋白）。

与子宫肌瘤相似，阴道超声、子宫输卵管造影、超声子宫造影及宫腔镜均能发现子宫内膜息肉。由于宫腔镜能实时观察，同时可行内膜息肉切除术，是子宫内膜息肉检查的金标准。切除子宫内膜息肉有多种方法，包括非直视下的刮宫术或息肉摘除术，最精确的是经宫颈内膜息肉切除术。与子宫肌瘤剔除术通常会造成子宫肌层的损伤及修复不同，子宫内膜息肉切除术一般不会破坏子宫内膜基底层，因此很少导致宫腔粘连等并发症。

尚缺乏探讨子宫内膜息肉、息肉切除术与不孕症关系的研究。与生育人群相比，不孕症患者的子宫内膜息肉是否更常见也处于未知阶段。

近期的一篇系统综述阐明了子宫内膜息肉治疗，纳入了1个随机对照研究（RCT）（215名女性），3个回顾性对照研究（161名女性）及7篇系列病例报道（559名女性），Lieng等详细分析了子宫内膜息肉切除术对不孕症的影响。其中唯一的RCT研究，将超声诊断子宫内膜息肉的不孕症患者随机分为两组，行宫腔镜下子宫内膜息肉切除（107例），或对照组为诊断性宫腔镜及息肉活检（108例）。宫腔镜术后，两组患者均接受促性腺激素促排卵及人工授精（IUI）。4周期后，子宫内膜息肉切除组患者的临床妊娠率显著地高于对照组（63% vs 28%，RR = 2.3；95% CI 1.6～3.2）。上述结果提示，拟行IUI的患者行子宫内膜息肉切除术是有益的。其他关于子宫内膜息肉切除术的证据很少，而且大多数文章为回顾性观察研究，且缺乏对照组。尚无可靠证据表明多发息肉、不同大小的息肉是否对生育有不同影响，IVF术前是否应行子宫内膜息肉切除术。

结论

总之，本节从两个方面阐述即子宫内膜息肉及子宫内膜息肉切除术对生育力的影响。唯一的RCT研究结果提示不孕症患者或准备开始辅助生殖治疗的女性应行子宫内膜息肉切除术。宫腔镜下子宫内膜息肉切除术花费较少、风险较低，并可能改善生育结局。

（杨硕 译，李蓉 校）

参考文献

1. Pritts EA, Parker WH, Olive DL. Fibroids and infertility: an updated systematic review of the evidence. *Fertil and Steril* 2009;**91**:1215–23.

2. Sunkara S, Khairy M, El-Toukhy T *et al.* The effect of intramural fibroids without uterine cavity involvement on the outcome of IVF treatment: a systematic review and meta-analysis. *Hum Reprod* 2010;25: 418–29.

3. Wamsteker K, De Kruif J. Transcervical hysteroscopic resection of SM fibroids for

abnormal uterine bleeding: results regarding the degree of IM extension. *Obstet Gynecol* 1993;**82**:736–40.

4. Lieng M, Itra O, Qvigstad E. Treatment of endometrial polyps: a systematic review. *Acta Obstet Gynecol* 2010;**89**:992–1002.

5. Perez-Medina T, Bajo-Arenas J, Salazar F *et al.* Endometrial polyps and their implication in the pregnancy rates of patients undergoing intrauterine insemination: a prospective, randomized study. *Hum Reprod* 2005;**20**:1632–5.

第 5 章　IVF 患者的免疫学筛查

Dominique M. Butawan 和 William H. Kutteh

前言

　　大约 12% 的有妊娠要求的夫妇患不孕症。尽管进行了全面的检查，仍有至少 10% 夫妇无法找到不孕原因。自 Gleicher 首先在 1989 年描述了自身免疫性生殖障碍综合征后，许多研究者试图发现妊娠丢失及不孕相关的特定的免疫因子或抗体。自身免疫是指对自身正常物质发生的免疫反应。

　　研究的靶点都是在妊娠最关键的步骤之一即着床。着床需要免疫及遗传学上不同组织间的相互作用，是发育过程的一个关键步骤。在围着床期，免疫系统可能决定着妊娠的成败。

　　人类的着床前胚胎会表达主要组织相容性抗原，理论上能够诱导免疫反应。因此，母体的免疫反应可能在胚胎着床失败中起主要作用。

可能与妊娠失败相关的免疫因子

　　近期一些研究探索了自身免疫因子在接受辅助生殖治疗的女性胚胎着床过程中的作用。研究最多的抗体包括抗磷脂抗体、抗甲状腺抗体、抗核抗体、抗麦醇溶蛋白抗体、抗卵巢抗体及抗精子抗体（详见表 5.1）。

表 5.1　与 IVF 患者相关的自身抗体

自身抗体	不孕症女性发生率	与不孕症相关性	已知的相关性
抗磷脂抗体	升高	未证实	复发性流产
抗甲状腺抗体	轻度升高	未证实	甲状腺炎；自然流产
抗麦醇溶蛋白抗体	轻度升高	未证实	乳糜泻
抗精子抗体	无差异	未证实	受精失败
抗核抗体	轻度升高	未证实	自身免疫性疾病
抗卵巢抗体	轻度升高	未证实	卵巢衰竭

抗磷脂抗体

抗磷脂抗体(antiphospholipid antibodies，APA)在复发性流产、不明原因性不孕症或反复着床失败患者中阳性率为 15%～20%。对照女性人群中 APA 的阳性率为 2%～5%，显著低于上述患者。目前推测，APA 妨碍了细胞滋养层的侵入及其向合体滋养层的分化过程，从而影响囊胚着床。以下临床及实验室标准中，至少各满足的一条方能诊断抗磷脂综合征：

临床标准：

1) 血栓：一次或多次的任何组织或器官的动脉、静脉或小血管血栓

2) 妊娠相关疾病：

(a) 一次或多次的孕 10 周或以上的外观正常的胎儿不明原因的死亡

(b) 一次或多次的因子痫、重度子痫前期或明确的胎盘功能不良而导致的孕 34 周之前的外观正常的新生儿早产

(c) 连续三次或以上的孕 10 周内的原因不明自然流产

实验室标准(间隔至少 12 周的两次或以上)：

1) 狼疮抗凝物

2) 中度至高度的抗心磷脂抗体滴度 **

3) 中度至高度的抗 β2 糖蛋白滴度 **

其中，中度至高度滴度是指 IgG 或 IgM 抗体滴度高于 40U，或高于正常值的 99%。

抗磷脂抗体与母胎界面相互作用，并与复发性流产、子痫前期、胎儿宫内生长受限及死胎的发生有关。基于组织学研究未发现自然流产患者的胎盘中有血管内或绒毛间血栓，因此认为 APA 对妊娠的影响主要是自身免疫方面而不是易栓倾向。APA 的作用机制可能是降低了胎盘释放的人绒毛膜促性腺激素(human chorionic gonadotropin，hCG)，在体外会阻碍滋养细胞的迁徙与侵入，抑制滋养细胞粘附因子，激活滋养细胞表面的补体并导致炎症反应[1]。

反复发生早期流产的患者，抗磷脂抗体阳性率为 15%。大多数研究表明，应用普通肝素及低剂量阿司匹林治疗此类患者能够提高活产率；但是，应用低分子肝素及阿司匹林未能取得同样的疗效。此外，近期的研究表明应用肝素治疗不明原因的复发性流产患者未取得良好疗效。

多篇文章提出在接受 IVF 治疗或有 IVF 失败史的患者中，APA 阳性率更高。但是，APA 阳性并不影响患者 IVF 妊娠率[1]，并且应用肝素及阿司匹林治疗 APA 阳性的患者，不能提高其 IVF 妊娠率及着床率[2]。根据在不采取任何干预措施(经静脉点滴免疫球蛋白、肝素、阿司匹林)的情况下，对 APA 是否阳性患者的 IVF 结局前瞻性研究结果，美国生殖医学会指出进行 IVF 治疗的患者无需进行 APA 检查。虽然接受 IVF 治疗的患者 APA 阳性率更高，但并不影响患者妊娠结局、自然流产或活产率。

抗甲状腺抗体

抗甲状腺抗体(antithyroid antibodies，ATA)，特别是抗甲状腺球蛋白抗体及抗甲状腺过氧化物酶抗体，在 Graves 病、产后甲状腺炎及桥本甲状腺炎中十分常见。文献报道正

常妊娠女性及接受辅助生殖技术治疗女性 ATA 阳性率为 15%～20%，复发性流产患者为 20%～25%，甲状腺功能减退患者为 45%。

许多研究探索了甲状腺自身免疫性疾病与不孕症间的关系，但由于研究设计各不相同，将已有证据作为一个整体解释十分困难。一些研究表明，与年龄匹配的对照组相比，子宫内膜异位症及多囊卵巢综合征患者患自身免疫性甲状腺疾病的相对危险度显著地升高，提示是多种因素导致不孕，而不是单一的自身免疫性甲状腺疾病所致。由于卵母细胞上存在甲状腺素受体，有助于刺激颗粒细胞功能及滋养细胞的分化，因此认为 ATA 可能增加不孕症发病率。

IVF 失败的患者与同期患者相比，ATA 阳性率轻度升高。这一结果与近期一篇文献综述的结论一致，认为 ATA 可能增加 IVF 患者的流产风险，但并不影响临床妊娠率及分娩率 [3]。导致上述结果的原因尚不明确，可能是潜在的自身免疫过程直接影响了胚胎着床，或 ATA 可能反映了明显的甲状腺功能异常，甲状腺无法满足妊娠对甲状腺素需求的增加。在多次自然流产的患者，筛查甲状腺功能异常可能有助于发现那些可从低廉的治疗中获益的患者，并降低她们流产风险。目前无足够数据表明是否应在无症状的不孕症女性中筛查自身免疫性甲状腺功能异常 [4]。

抗核抗体

细胞核及细胞浆在转录、翻译及细胞周期调控过程起重要作用，是维持细胞功能所必需的。抗核抗体（antinuclear antibodies，ANA）是一组针对细胞核及细胞浆抗原的抗体。ANA 滴度阳性可能是非特异性的，或者可能与多种自身免疫性疾病如系统性红斑狼疮有关。ANA 在不孕症中所起的作用尚不明确。一些研究认为 ANA 可能与子宫内膜异位症的自身免疫反应所致着床失败有关。

抗麦醇溶蛋白抗体

乳糜泻是由饮食中的谷蛋白引发的肠道炎症性疾病。患者常因胃肠道症状就诊，如腹泻、腹痛或腹胀。患乳糜泻的女性中，对麦醇溶蛋白成分的免疫反应导致肠道的炎症反应，可通过活检诊断。病理提示炎症细胞浸润固有层及上皮细胞层及绒毛萎缩。近期的研究认为患乳糜泻的女性流产风险增加，可能导致不孕。有人推荐进行麦醇溶蛋白抗体、抗组织转氨酶 IgA、抗肌内膜抗体 IgA 的检查，以筛查亚临床乳糜泻的患者。此外，无麸质饮食（避免食用小麦、黑麦、大麦）治疗有效也可考虑诊断乳糜泻。依据目前的研究结果，对于无乳糜泻症状的女性，不推荐常规筛查。对于有乳糜泻症状的女性，应建议无麸质饮食。

抗卵巢抗体

抗卵巢抗体（antiovarian antibodies，AOA）是针对一系列异质性抗原的抗体，包括透明带、卵泡膜内膜层、颗粒细胞、细胞质中的分子靶点及热休克蛋白 90-β。许多研究均认为 AOA 与不孕症有千丝万缕的联系，如降低受精率及妊娠率、抑制卵巢对促性腺激素刺激的反应、影响卵母细胞及胚胎的发育并可能导致着床失败。目前尚无足够的证据说明 AOA 及不孕症相关，但 AOA 阳性可能导致卵巢功能减退。

抗精子抗体

精子抗原对男性及女性的免疫系统来说都是外来抗原。当精子暴露于免疫系统后，可能在精浆、男性或女性血清或宫颈黏液中产生抗精子抗体（antisperm antibodies，ASA）。10%～15% 不孕症男性及 15%～20% 不明原因不孕的女性中抗精子抗体阳性，ASA 阳性率及其可能的意义取决于各研究的人群、标本来源（血清、宫颈黏液、精液）及检测方法。推测上述抗体通过多种机制影响生育过程，如干扰精子在女性生殖道中的运行、改变精子获能或顶体反应、干扰受精或抑制早期胚胎着床。目前最好的研究认为，精子与 ASA 结合可能会干扰受精，包括精子与透明带结合、精子传入透明带、透明带反应、配子融合、胚胎卵裂及胚胎发育。但是，这些证据尚不足以推荐所有不孕症患者常规筛查 ASA。

易栓倾向

易栓倾向是指先天或后天的导致患者易形成血栓的情况。这种高凝状态包括可导致病理性血栓形成倾向或血栓栓塞风险的一些遗传性的或后天获得的疾病，又称为血栓前状态（表 5.2）。

表 5.2　常见的获得性及遗传性易栓症

易栓症	遗传特征	发病率	未妊娠发生 DVT 风险
Ⅴ因子 Leiden G1691A 变异	常染色体显性	2～15%	3～8 倍
Ⅱ因子 G20210A 变异（凝血酶原基因突变）	常染色体显性	2～3%	3 倍
MTHFR C677T 突变	常染色体隐性	10～25%	2.5～4 倍
抗凝血酶缺乏症	常染色体显性	0.02%	25～50 倍
蛋白 C 缺乏	常染色体显性	0.2～0.3%	10～15 倍
蛋白 S 缺乏	常染色体显性	0.1～0.2%	2 倍
活化蛋白 C 抵抗	后天获得	10%	2 倍
高同型半胱氨酸血症	后天获得	10～15%	2～4 倍
抗磷脂抗体	后天获得	5%	2 倍
Ⅷ因子升高	X 连锁	5～15%	5 倍

MTHFR：甲基四氢叶酸还原酶；DVT：深静脉血栓

目前认为易栓倾向引起的着床部位高凝状态阻断了母体及胎儿间的血液交换，最终导致流产。一些学者认为胎盘血栓形成无法解释早期的着床失败，因为绒毛间的循环是在早孕期的晚期才建立的。另一方面，复发性流产的患者可能存在血栓前状态，并且凝血酶 - 抗凝血酶复合物水平更高。据报道，与无复发性流产史的女性相比，复发性流产患者在妊娠 4～7 周有过多的血栓形成且前列环素水平较低。

对于不孕症或着床失败患者进行易栓倾向的筛查仍有争议，也不应对拟进行 IVF 的女性进行常规筛查。美国妇产科学院推荐，仅对有静脉血栓栓塞病史者，一级亲属有高危易栓倾向病史或 50 岁前发生静脉血栓栓塞病史，且无其他高危因素的患者进行筛查[5]。

结论

因着床失败而导致的早期胚胎死亡是妊娠失败重要原因。最近报道受卵者体内存在抗磷脂抗体、抗核抗体和（或）抗甲状腺抗体并不影响妊娠结局。这提示妊娠丢失及不孕症可能是继发于其他原因，如胚胎发育缺陷、子宫内膜容受性异常或多因素共同所致。

不幸的是，大多数探讨免疫因素在不孕症中作用的研究受到小样本或设计不合理的限制，因此对不孕症患者是否应进行自身免疫疾病筛查及治疗的无法提出明确的建议。由于妊娠期间存在两个在免疫学角度的完全不同的生物体，说明免疫系统在生殖方面起着至关重要的作用，为了制定不孕症患者免疫筛查及免疫调节方面的指南，有必要开展进一步研究（详见表 5.1）。同样，在不孕症或着床失败患者进行易栓倾向的常规筛查前也需要进一步研究。

基金支持

由 Frank Ling 妇产科研究方向的资助。

（杨硕 译，李蓉 校）

参考文献

1. Buckingham KL, Chamley LW. A critical assessment of the role of antiphospholipid antibodies in infertility. *J Reprod Immunol* 2009;**80**:132–45.

2. The Practice Committee of the American Society for Reproductive Medicine. Antiphospholipid antibodies do not affect IVF success. *Fertil Steril* 2008;**90**:5172–3.

3. Toulis KA, Goulis DG, Ventis CA, *et al.* Risk of spontaneous miscarriage in euthroid women with thyroid autoimmunity undergoing IVF: a meta-analysis. *Europ J Endocrin* 2010;**162**:643–52.

4. Nardo LG, Granne I, Stewart J; Policy & Practice Committee of the British Fertility Society. Medical adjuncts in IVF: evidence for clinical practice. *Hum Fertil (Camb)* 2009;**12**:1–13.

5. Lockwood C, Wendel G. Inherited thrombophilias in pregnancy. American College of Obstetricians and Gynecologists Practice Bulletin Number 113. *Obstet Gynecol* 2010;**116**:212–22.

第 6 章　自然杀伤细胞分析

Gavin Sacks

前言

在生殖医学领域，自然杀伤（natural killer，NK）细胞分析有广大的市场潜力，但是却是学术界的噩梦。本章旨在帮助医生向患者充分的解释、说明，并浅入深出地了解这一全新的、仍未被证实的领域。虽然尚缺乏大样本的临床研究和明确病理机制，但临床医师应明确检查的内容、有何意义，以及为了提高 IVF 成功率，它如何指导辅助治疗。

NK 细胞生物学

当出现细胞内感染或癌细胞时，NK 细胞无需激活即可杀死缺乏"自我"即主要组织相容复合物（major histocompatibility complex，MHC）I 型标志物的细胞。因此，NK 细胞作为免疫系统最初的不断进化的原始分支之一，主要功能为"免疫监视"。由于胎盘细胞不表达经典的 MHC I 型蛋白（可能是为了避免母体 T 细胞的攻击），它们易受 NK 细胞攻击。

NK 细胞是有 CD3$^-$CD56$^+$ 表型的淋巴细胞，有两种主要亚型。CD56$^{+Bright}$ 细胞表达高水平的 CD56 是 CD16$^-$，产生细胞因子（IFN-γ、TNF-β、IL-10、和 GM-CSF）。CD56^{+Dim} 表达低水平的 CD56 是 CD16$^+$，产生的细胞因子极少，主要是表现为 NK 细胞的细胞毒作用。这两种亚型表达不同的激活受体（CD69）及抑制受体（杀伤免疫球蛋白样受体[killer immunoglobulin-like receptors，KIR]及 CD94）。

NK 细胞在所有组织中广泛分布，但富集于子宫。子宫间质细胞中的子宫 NK 细胞（uNK 细胞）数量自增生期的 10% 增至分泌晚期的 20%，到早孕期大于 30%。目前 uNK 细胞在生殖过程中确切的功能尚不清楚，似乎是调节滋养细胞（胎盘细胞）的侵入。90% 的 uNK 细胞是 CD56$^{+Bright}$ 表型。在体内它不对滋养细胞表现出细胞毒性作用，在体外只有在与白介素 -2（interleukin 2，IL-2）共同培养时方能诱导出细胞毒性（IL-2 通常不在母胎界面表达）。若胚胎未植入，uNK 细胞将发生凋亡，而后月经来潮。uNK 细胞每月主要由外周血中的 NK 直接募集而来，最近的一些研究提示 uNK 细胞数与血液中的 NK 细胞（blood NK，bNK）数量相关。然而，由于 90% 以上的 bNK 细胞为 CD56^{+Dim} 表型，而 90% 以上的 uNK 细胞为 CD56$^{+Bright}$ 表型，可见 NK 细胞与 uNK 细胞间的确切关系尚不清楚。也就是说，绝大多数的 uNK 细胞代表了不足 10% 的 bNK 细胞。

检查方法

围绕 NK 细胞分析的诸多争议主要源于研究设计不合理、对结果的过度解读、缺乏对使用的实验室方法复杂性的理解。大多数发表的研究中"患者"人群的异质性非常大，常常包括复发性流产及反复 IVF 失败患者（其定义各不相同）。很难选取对照组（一些研究无对照组），甚至很难定义对照组。如选择既往"生育"的女性作为对照组，但这些女性也许已是继发不孕患者，这完全是似是而非。

子宫 NK 细胞

通常用免疫组化方法检测 uNK 细胞，鉴于这方法的主观性及局限性，很少得到肯定。首先，仅能计数 CD56$^+$ 细胞，无法检测各亚型或活化的水平。如高水平的 CD56^{Bright} 可能反映了和高水平的 CD56$^{+\text{Dim}}$ 完全不同的免疫环境。其次，子宫内膜拥有复杂的腺体组织结构，在各个不同区域进行细胞计数结果可能差异很大。为寻找一种可靠且一致的计数方法，病理学家付出了巨大的努力。uNK 细胞的绝大多数实验都是在"种植窗期"进行的。但 uNK 细胞数量每天变化非常大，了解细胞的水平需要精确到排卵后的准确天数。几乎没有实验室会得到准确的信息。

血液中 NK 细胞

分析 bNK 细胞的主要问题是它们与大多数 uNK 细胞的表型不同，因此无法用 bNK 细胞数量来反映 uNK 细胞的水平，并且它们远离胚胎种植部位。但是子宫内膜活检是有创的及疼痛的操作，因此通过血液检查评估免疫系统功能失调有广阔的应用前景。尽管绝大多数（90%）的 uNK 及 bNK 细胞表型不同，仅仅是不清楚上述亚型比例的变化是如何影响着床的。因此可以假设高水平活化的 CD56$^{+\text{Dim}}$ bNK 细胞可能会改变子宫内膜每月募集的细胞表型比率而干扰着床 [1]。另外，bNK 细胞活化还可能标志其他（尚未确定的）免疫功能失调。这一标志可能是非特异性的——与白细胞计数或 C 反应蛋白水平升高反映了身体的某个部位存在感染类似。

有许多方法可以分析 bNK 细胞，包括 bNK 细胞占所有淋巴细胞的比例、浓度、活化的表面标志及生物活性的体外分析。这些方法没有必然的相关性，其结果可能受静脉取血、运送到实验室的条件、检验前的准备及标记的方法以及流式细胞分析仪细胞群设定门的潜在影响。人口学研究证实的 bNK 细胞参考范围很大（3%～31%），纠正后女性的范围为 5%～20%（包括不孕症女性）。还有许多可能影响 bNK 细胞水平的生理情况，包括急性应激和锻炼（升高）、月经周期及 IVF 刺激（不同检查方法显示不同的作用）。

生育失败者的 NK 细胞检查

早在 1996 年，芝加哥的 Alan Beer 研究组首先报道了生育失败者外周血 NK 细胞分析。在这一项无适当对照组的研究中，他们公开宣称高水平 bNK 细胞应定义为 bNK 细胞数大于 12%，bNK 细胞数高于 18% 的女性均无成功的妊娠结局，除非应用免疫球蛋白治疗。其他研究组对不明原因性生育失败者的研究表明，bNK 细胞有较高的前概念活性及细胞毒性（^{51} 铬释放法），表面活性标志 CD69 高表达，抑制标志物 CD94 低表达。NK 细胞活性升高的女性，正常核型胚胎发生自然流产的风险增加 4 倍。妊娠早期（包括 IVF 术后妊娠），较低水平的 bNK 细胞毒性与活产有显著的相关性。一项研究表明，原发性复发性流产患者的 bNK 细胞毒性高于继发性复发性流产的患者。

随访不明原因性不孕的女性超过 2 年，发现 bNK 细胞活性高的患者妊娠率显著性降低。在 IVF 过程中，有研究发现胚胎移植日较低水平的 bNK 细胞毒性与活产有显著的相关性。另一项使用受试者工作（ROC）曲线的研究表明，bNK 细胞上 CD69 高表达的女性的种植率比对照组显著性降低（13.1% vs 28.2%）、妊娠率（23.1% vs 48.3%）、活产率（7.7% vs 40.2%）及较高的自然流产率（66.7% vs 16.7%）。

鉴于 uNK 细胞检查是有创的，对生育失败女性的研究更少。然而，许多研究都得出了同样的结论，不明原因性复发性流产或反复 IVF 失败女性的 uNK 细胞水平"高"[2]。最有意义的是，发生正常核型的自然流产的女性，孕前 uNK 细胞量增加。另一项应用流式细胞仪而不是免疫组化方法的重要研究表明，不明原因性复发流产女性的 CD56^{+Dim} 亚型的 uNK 细胞增加。此结果支持以下假说，即 bNK 细胞（主要是 CD56^{+Dim} 细胞）增多或活化改变了 uNK 亚型细胞群，这将不利于胚胎种植。

在悉尼，我们发现高水平的 bNK 细胞与高水平的 uNK 细胞间呈强相关性，并且对于 bNK 细胞来说，最强的识别因子是（不孕症患者与对照组相比）：① bNK 细胞的数量表示着其占淋巴细胞的百分比（正常为低于 18%）；②活化的 CD56^{+Dim} 表型的 bNK 细胞浓度（以 CD69 为标志，正常低于 12×10^6/l）[3]。无疑，检查 uNK 细胞创伤更大，除非在下列情况下可能有用：①需进一步确认；或② bNK 细胞水平低或位于临界水平。

最后，归结为是否值得进行 NK 细胞检查。是否有有效的治疗方法？治疗是否能够提高 IVF 成功率？

靶向免疫治疗

试图通过免疫治疗提高 IVF 成功率（并降低自然流产率）已有漫长及曲折的历史。这在一定程度上是由于 20 世纪 50 年代 Peter Medawar 发表的经典文章，他将妊娠免疫状态与组织器官移植进行比较，因此认为母体需免疫抑制。近期的研究更完善了这一假说，认为母体的免疫系统部分被抑制，部分被激活。显然，NK 细胞是母体识别胚胎并建立母胎界面过程中至关重要的一部分。去除 NK 细胞的动物将无法成功妊娠。一般来讲，胚胎着床与妊娠是一种炎症反应状态，有假说认为无炎症反应与炎症反应过度一样对其不利。

大多数接受 IVF 治疗的患者无需添加免疫抑制治疗（15～20 年来的研究均未显示出任何益处）。近期的一些研究表明，对于反复 IVF 失败的患者，免疫治疗能够提高 IVF 的成功率，提示免疫治疗可能使部分患者获益[4]。所以，NK 细胞检查能识别这些因免疫反应过度而导致子宫内膜种植环境不佳（如局部细胞因子异常）或成功率较低的患者吗？这些患者是需要免疫治疗的人群吗？

目前迫切需要在高 NK 细胞活性女性中开展评价免疫治疗效果的随机对照研究。自

1996 年 Beer 的研究发表以来,一系列观察性研究均表明患者能获益,但其结果的分析可能存在偏倚。上述研究中包括了不明原因的反复助孕失败的女性(如不是初次接受 IVF 治疗的患者),而且倾向于反复 IVF 助孕失败及反复流产的混合人群。需要高度关注 NK 细胞的检测方法,且治疗方案也非常多,通常包括免疫球蛋白静脉输入(intravenous immunoglobulin, IVIG)、阿司匹林、肝素及地塞米松多种治疗。虽然存在各种限制,已有研究表明 IVIG 及强的松能够抑制 uNK 细胞及 bNK 细胞数量及活性。还有研究表明,对于反复 IVF 助孕失败、高 NK 细胞活性的患者,上述治疗能显著地提高妊娠率[5]。

目前的免疫治疗是粗糙的,且是非特异性的。方法包括强的松、地塞米松、IVIG、脂肪乳及抗 -TNF-α。肝素甚至孕酮都具有轻度的免疫抑制作用,使用安全、费用低。目前尚无针对 NK 细胞的药物,就目前对妊娠期免疫学状态的了解,没有特别好的治疗方法(尚无一篇研究对不同免疫治疗方法进行比较)。治疗应视为试验性治疗,取决于花费、母儿风险及可行性。

结论

迄今为止,对 NK 细胞分析的研究热点主要集中在不明原因性生育失败的患者。作为正在探索可行性的手段,属于前沿知识。在缺乏关于 NK 细胞检查及治疗效果的随机对照研究的情况下,尚不清楚谁能获益。

假设所有"不明原因性不孕"的患者一定存在免疫系统"过度活化"必须谨慎。在悉尼,15%~20% 不明原因性反复助孕失败的女性 NK 细胞水平高(NK 细胞正常也不能除外免疫紊乱的可能性)。还必须牢记,高 NK 细胞水平可能不是问题所在——也许仅是与其相关。另一方面,免疫治疗方法(在经验的基础上)不一定仅局限于高 NK 细胞的患者。所以,对于即将接受 IVF 治疗的患者来说,NK 细胞检查处于何种地位?

NK 细胞检查为部分可能获益的人群提供了靶向免疫治疗的可能性,所以有望提高成功率。并且 NK 细胞检查还可能在其他方面使患者获益。许多患者希望明确能不孕的原因。NK 细胞检查使患者认为医生思考并且采用个体化治疗方案,而不仅仅是决定行 IVF 治疗。了解了免疫系统的重要性可能减轻患者压力,并且给患者继续尝试的希望。

检测方法是至关重要的。在缺乏高质量证据的情况下,任何测试都必须进行彻底的验证,为靶向免疫治疗而进行的 NK 检查应被视为试验性的。应向患者告知此方法为试验性的方法,而且应谨慎的避免由于商业利益而忽略了证据。我们的患者希望一切尽善尽美。我们有义务推动生殖医学这项前沿技术的发展,而不是置之不理。

(杨硕 译,李蓉 校)

参考文献

1. Lachapelle MH, Miron P, Hemmings R, Roy DC. Endometrial T, B, and NK cells in patients with recurrent spontaneous abortion. Altered profile and pregnancy outcome. *J Immunol* 1996;**156**:4027–34.

2. Tuckerman E, Mariee N, Prakash A, Li TC, Laird S. Uterine natural killer cells in peri-implantation endometrium from women with repeated implantation failure after IVF. *J Reprod Immunol* 2010;**87**:60–6.

3. King K, Smith S, Chapman M, Sacks G. Detailed analysis of peripheral blood natural killer cells in women with recurrent miscarriage. *Hum Reprod* 2010;**25**:52–8.

4. Clark DA, Coulam CB, Stricker RB. Is intravenous immunoglobulins (IVIG) efficacious in early pregnancy failure? A critical review and meta-analysis for patients who fail in vitro fertilization and embryo transfer (IVF). *J Assist Reprod Genet* 2006;**23**:1–13.

5. Heilmann L, Schorsch M, Hahn T. CD3-CD56+CD16+ natural killer cells and improvement of pregnancy outcome in IVF/ICSI failure after additional IVIG-treatment. *Am J Reprod Immunol* 2010;**63**:263–5.

第7章 如何提高IVF成功率：控制体重

Anne Clark

目前据估计 30%～50% 的育龄期男性和女性超重或肥胖，在发达国家尤为明显。不论男性还是女性，体重增加都与生育力的降低有关，成为制约 IVF 周期成功的一个很重要的因素[1]。此外，体重增加会导致使用促性腺激素的剂量增加，提高了治疗成本，卵巢反应性降低，流产率高达 30%～50%[1,2]。然而，数百次的节食失败和数十亿美元的花费证实了减重计划绝非是一个容易的解决问题。仅指导要求生育的患者减肥往往不能成功，而事实上减肥会增加心理压力，导致体重进一步的上升[2]。

脂肪组织是目前公认的人体最大的内分泌器官，影响体内葡萄糖稳态、类固醇的产生、免疫系统、造血功能和生殖功能[3]。通过脂肪组织内的 P450 芳香化酶的作用，将雄激素转化为雌激素，这仅仅是其影响生育功能的一个例子。随着脂肪组织增加，胰岛素抵抗也加剧，导致女性的高雄激素血症和排卵障碍，男性的精子参数也发生改变。脂肪因子是脂肪组织的内分泌功能的产物，近年越来越多的关于脂肪因子的研究有助于了解脂肪组织在生殖方面的作用。

然而，脂肪组织的分布比体重的增加更加重要。上半身肥胖和腰臀比 <0.8，即一个"苹果"的形状，比下半身肥胖即"梨"形对代谢异常和生育功能失调的影响更大。

身体缺少脂肪也对生育功能有严重的不良影响，但程度要比脂肪过多的影响小得多。这也是很少见的，不是我们讨论的重点。通过生活方式的干预和心理支持来控制体重是理想的治疗计划。

大多数研究认为女性超重或肥胖与辅助生殖的成功率降低相关。其他研究认为只有在明显肥胖时才出现差异［体重指数（body mass index，BMI）>35kg/m²］。然而，由于夫妻双方往往同时超重或肥胖，并且精子质量也不一致的，大多数研究只关注了女性和女性体重的影响，缺陷是没有考虑男性BMI的差异及其对精子和IVF周期成功率的影响。

对体内脂肪组织过多的患者，如何处理？在实施任何辅助生殖技术治疗之前，首选改变生活方式来解决患者的超重或肥胖问题。最理想的方案是，改变饮食习惯联合定期锻炼，同时需注意心理干预，尤其是调整心理压力和行为矫正[4]。有研究表明，女性只需要适当地降低体重（5～7kg），就能显著地改善胰岛素敏感性，提高自然和助孕治疗的妊娠率，降低流产率[2]。然而，在夫妇双方真正的决定改变生活方式之时，仍需要时间和专业指导的支持，这意味着改变生活方式往往不能实施，或很难成为一种治疗措施。

药物的使用

奥利司他和西布曲明减肥药物联合改变生活方式提高了减肥治疗的效果。

奥利司他

奥利司他是一种胃和胰脂肪酶的抑制剂，能减少食物中脂肪的吸收[5]。它已在临床上使用了十多年。一项 Cochrane 综述研究发现，与单独控制饮食和改变生活方式相比，同时应用奥利司能多减重 2.9% 以上。奥利司他可以降低体内脂溶性维生素 A、D 和 E 的水平。体内维生素 D 水平降低，与男性和女性的生育力降低都有关系，同时增加流产率；最重要的是，如果女性妊娠期间体内低维生素 D 水平，会增加儿童期多发性硬化症或成年后患精神分裂症的风险（详见表 7.1）。因此需要监测维生素 D 水平，必要时在孕前补充维生素 D 是十分重要的。

表 7.1　营养不良和精子 DNA 损伤对生育和妊娠结局的影响

	女性[1]			男性[2]
	碘缺乏	VitD 缺乏	同型半胱氨酸水平升高	精子 DNA 损伤增加
初诊患者受累率 %	57%	30%	19%	53%
不孕的原因	是	是	是	是
对儿童远期健康不利的原因	是 - 与孤独症相关的 IQ 不可逆的降低，最高达 10 分以上	是 - 增加多发性硬化症、精神分裂症和糖尿病的风险	是 - 增加先天性畸形和哮喘风险	是 - 增加先天性畸形、唐氏综合征、儿童期癌症、孤独症等风险
流产率增加	是	是	是	是
妊娠并发症增加	是	是	是	无研究数据
妊娠期高血压疾病	是	是	是	
胎盘早剥	—	—	是	
宫内发育迟缓	—	是	是	
早产儿	—	是	是	
低出生体重	是	是	是	
死产	是	—	是	无研究数据

[1]n = 4385　　[2]n = 3672

西布曲明

西布曲明是一种中枢性的羟色胺和去甲肾上腺素再摄取抑制剂，通过提高饱足感从而促进减轻体重。一项 Cochrane 的荟萃分析显示，与安慰剂组相比，西布曲明组平均多减重 4.35%。尽管在早孕期服用西布曲明的患者中未发现对胎儿有不良影响，但是推荐服药期间避孕，这是由于即使是减轻很少的体重也有可能恢复自主排卵，特别是多囊卵巢综合征（PCOS）的患者[2]。

减肥手术

传统的低热量饮食和运动减肥治疗常常无效，这使手术减肥增加。减肥手术自 20 世纪 50 年代中期出现，在过去六十年中，已经历了无数次的改进。首先是使手术尽可能安全，尽量少破坏人体正常的解剖结构，在减少术后营养不良和并发症的同时，实现最大程度的减肥[5]。手术后几个月内，可以恢复自主排卵，常常是在突然和意想不到的情况下发生，像生活方式改变后出现的一样[2]。术后监测是否出现营养不良至关重要的，但是目前还没有减肥手术后计划妊娠、妊娠期营养管理的标准。大多数中心建议监测铁、维生素 B_{12}、叶酸、钙、脂溶性维生素水平，并根据减肥手术的类型给予充足的替代补充[5]。

减肥后的妊娠时机仍有争议。超重或肥胖的妇女易患妊娠期并发症，包括先兆子痫、妊娠糖尿病、剖宫产，并且巨大儿风险增加。然而，随着表观遗传学对宫内作用的知识增加，应注意并不是减重越多越容易妊娠。另外，孩子会生长在"饥饿"的环境中，增加宫内发育迟缓、早产风险，成年后出现"巴克假说"的结果。

因此，快速减肥后不应马上妊娠，应在减肥手术后 1～2 年或极低热量饮食后的 3～6 个月后妊娠。

在许多生育计划中普遍存在一个问题是，尽管女性仅仅是夫妻双方中的一方，但她受到了绝大部分的关注，而男性通常是被忽略的一方。我们的证据表明，超重和肥胖对于男性生育功能也有很大影响，随着 BMI 的增加，睾酮水平下降，雌二醇的水平增加，少精症和弱精症增加；并随着超重到肥胖而逐渐加剧。更重要的是，体重的增加可能使精子的 DNA 损伤加重，由此产生的不良影响不仅仅是降低受精率，也增加了流产和儿童期患疾病甚至癌症的风险（详见表 7.1）。据悉，大约 50% 精液检查正常的不育男性有高比例的精子 DNA 损伤，精液检查异常的男性则高达 70%。如果这不纠正，妊娠的机会（包括 IVF 后）大大减少。

因此，任何改变生活方式的治疗都适用于夫妻双方。如果夫妻双方都是肥胖者，他们一年内不孕的几率是体重正常的夫妻的 2.7 倍。对于体重超重的夫妻，一年内不孕的几率是 1.4 倍。这已影响到 IVF 周期的成功率。

此外，不良的饮食结构不仅导致体重增加，也会造成营养不良，会影响妊娠几率和增加流产的风险，IVF 周期也是如此。如果孕期继续营养不良将对胎儿的远期健康和大脑发育产生不利影响。表 7.1 显示的是我们中心的碘、维生素 D 缺乏以及因缺乏叶酸和（或）B 族维生素而引起同型半胱氨酸水平升高的人群比例，及其对妊娠、良好妊娠结局的影响。在开始治疗前纠正这些问题，能提高获得健康的持续妊娠的几率。

脂联素是脂肪组织产生的主要脂肪因子之一。最近的研究显示脂联素能改善胰岛素抵抗，高水平脂联素与 IVF 周期的高成功率相关[5]。有研究发现，子宫内膜异位症和 PCOS 患者，尤其是肥胖的 PCOS 患者，脂联素水平低。在 IVF 周期中，添加重组 LH 患者的卵泡液中脂联素水平升高[6]，这也许与添加 LH 后妊娠率的提高有关。

结论是，消瘦和肥胖对生育力均存在的负面影响。因此对于即将进入 IVF 治疗的许多夫妻来说，控制或减少体重是他们获得成功的关键因素，这不仅仅是为获得妊娠，而且还有助于降低流产率，获得健康孩子。控制或减少体重也对患者自身的远期健康和长寿有很大益处。重要的是控制体重是夫妇双方的事情，不仅是女性单方的问题。当前超重和肥胖的夫妇越来越多，的确对生育有不良的影响。还需要注意，任何营养不良都会影响 IVF 结局，在任何减肥后需要选择适当时机妊娠，以避免对孩子产生后天的不良影响。

（庞天舒　译，李蓉　校）

参考文献

1. Bellver J, Ayllon Y, Ferrando M, *et al.* Female obesity impairs in vitro fertilization outcome without affecting embryo quality. *Fertil Steril* 2009;**93**:447–54.

2. Clark AM, Thornley B, Tomlinson L, Galletley C, Norman RJ. Weight loss in obese infertile women results in improvement in reproductive outcome for all forms of fertility treatment. *Hum Reprod* 1998;**13**:1502–5.

3. Bohler H, Mokshagundam S, Winters S. Adipose tissue and reproduction in women. *Fertil Steril* 2010;**94**:795–825.

4. Pasquali R, Gambineri A. Approaches to lifestyle management. In: *Current Management of Polycystic Ovary Syndrome*. London: Royal College of Obstetricians and Gynaecologists 2010; pp. 105–115.

5. Miras AD, le Roux W. Management of obesity in polycystic ovary syndrome, including anti-obesity drugs and bariatric surgery. In: *Current Management of Polycystic Ovary Syndrome*. London: Royal College of Obstetricians and Gynaecologists 2010; pp. 105–115.

6. Bersinger NA, Birkhauser MH, Wunder DM. Adiponectin as a marker of success in intracytoplasmic sperm injection/embryo transfer cycles. *Gynecol Endocrinol* 2006;**22**:479–83.

7. Gutman G, Barak V, Maslovitz S, *et al.* Recombinant luteinizing hormone induces increased production of ovarian follicular insulin sensitivity. *Fertil Steril* 2008;**91**:1837–41.

第 8 章 补充维生素和天然营养品能提高妊娠率吗？

Lisa J. Moran 和 Robert J. Norman

男女双方通过均衡营养和改变生活方式，可以大大改善辅助生殖技术（ART）的孕产妇和围产儿结局。可能与不良围产儿结局相关的生活习惯包括体重不足或超重、吸烟、过度饮酒或咖啡因的摄入量过大、运动量过大、微量元素摄入不足、心理压力的增加。添加营养元素能改善妊娠或新生儿结局，如叶酸[神经管缺陷（neural tube defects，NTD）、精子数量减少]、碘（婴儿的认知能力发育、妊娠丢失）、锌（妊娠期并发症、先兆子痫、胎儿生长发育迟缓、先天性畸形、精子成熟度下降）、维生素 D 和（或）钙、镁、硒、铜、钙摄入量（早产、先兆子痫或胎儿发育异常），铁（宫内发育迟缓和贫血）。目前越来越多的研究关注自然治疗对围产期和产科结局的影响。因此，在进行辅助生殖技术治疗前，补充维生素和多种微量元素的自然治疗也许会改善辅助生殖技术治疗的结局、提高妊娠率。

需要考虑的是哪种微量元素是最重要的，并且补充单一的微量元素与复合型多种维生素及微量元素相比，哪种更安全、有效和经济呢？在孕前和孕期进行营养素干预的目标是使母亲和婴儿更加健康。研究的临床终点包括妊娠率和不良围产期结局，如低出生体重儿、早产、流产、先天性畸形、先兆子痫。辅助生殖技术中低出生体重儿和多胎妊娠的风险较高；多胎妊娠增加不良围产结局的发生，如妊娠期并发症、高血压、先兆子痫、低出生体重儿、胎儿发育迟缓、早产或流产，影响新生儿的远期健康。现将改善非辅助生殖技术出生结局的资料总结如下。

叶酸

妊娠前和妊娠期间补充微量元素的指南强调的是叶酸。叶酸（维生素 B_9）在预防 NTD 及其他的先天性畸形方面的作用已经广为证实。澳大利亚的临床常规建议孕期每天饮食摄入 600μg 叶酸（估计平均 520μg/d，最高上限是 1000μg/d）；在孕前的一个月和妊娠的前三个月，每天额外补充 0.5mg 以预防 NTD。对于 NTD 高风险的女性（个人或家族性 NTD 病史，患有糖尿病史或服用抗癫痫药物或叶酸拮抗剂）推荐使用更高的剂量。其他增加 NTD 风险的因素包括调控同型半胱氨酸代谢的基因如甲基四氢叶酸还原酶基因变异。虽然确保这部分女性添加了叶酸，但目前尚无研究证实它的效果。目前比较 ART 和非 ART 妊娠中，补充叶酸对围产期妊娠结局影响的研究还很少。一项近期的 Cochrane 综述发现，孕期（<30 孕周）补充高剂量叶酸（5mg/d），能降低低出生体重儿（<2500g）的风险

（RR 0.73，95% CI 0.53～0.99），但平均出生体重、胎盘重量或胎龄方面无显著性差异[1]。因此，推荐孕前和孕期补充叶酸（Ⅰ级证据）以减少 NTD 的发生，但是否会改善围产期结局尚缺乏有力的证据。

碘

充足的证据表明，孕前或孕期应保证补充多种微量元素，包括碘。目前发展中国家和一些发达国家都存在碘缺乏。在妊娠期或哺乳期碘缺乏会增加流产、早产和胎儿神经损伤的风险，甚至会导致母体轻度到中度的甲状腺功能减退，进而增加胎儿智力缺陷的风险。有资料表明，在轻度碘缺乏人群中，儿童的认知能力发育受到影响。最近在西班牙南部的安达卢西亚开展的一项临床试验，比较了 133 名母体在妊娠的前 3 个月每天补充 300μg 碘化钾和 61 名母体没有补充碘的孩子的神经心理发育的情况[2]。尽管对照组选择的是未补充碘丰富药物的孕妇，且存在方法学上的缺陷。精神运动发展指数和行为评定量表的检测表明，补充碘组的孩子（年龄在 5.5～12.4 个月）在认知和精神运动发育方面更好。虽然在发达国家尚无优质的试验数据评价补充碘对围产期结局的作用（Ⅲ级证据），但鉴于碘影响胎儿神经心理发育，无论发达国家还是发展中国家都对碘缺乏人群实施了干预。2010 年 3 月，澳大利亚国家健康与医学研究理事会推荐，有甲状腺功能异常的患者应接受专科医生的治疗，在孕前、孕期及哺乳期每天补碘 150μg。这是在每天饮食摄入 220μg（平均最低需要量 160μg/d，最高上限 1100μg/d）基础之上的额外添加，但目前尚无证据表明这种补充治疗能改善围产期结局。

维生素 D

确保营养充足方面，其他微量元素也有重要作用，如维生素 D，它影响钙的吸收，孕妇和儿童维生素 D 缺乏可导致胎儿、婴儿骨骼生长不良和佝偻病。最近一项美国政府证据评论指出，评估妊娠期间补充维生素 D 的随机对照试验的数量有限。一项在孕晚期每天补充维生素 D 1000IU 的试验研究发现出生体重或身长上无显著性差异，而另一项研究报道整个孕期补充 1 200 000IU 维生素 D，新生儿出生体重增加 190 克（Ⅱ级证据）。作者指出存在数据有限、相互矛盾的问题，表现在方法学和异质性方面，包括不同人群维生素 D 的水平的差异、剂量的不统一以及缺乏对随机对照和盲法的描述[3]。目前澳大利亚的孕期维生素 D 摄入量指南推荐 5μg/d 或 200IU/d（上限为 80μg/d 或 3200IU/d），为了保证维生素 D 适宜的水平，应进行适度的阳光照射并在深肤色或接受日光照射少的女性中筛查维生素 D 缺乏，必要时适量补充维生素 D。

其他维生素

鉴于多种微量元素对围产期结局有潜在的益处，在孕前和孕期是否应该补充多种维生素，并且比单独使用叶酸能否带来更多的益处已有越来越多的争论。这还涉及一些问题，如与使用临床上推荐的单纯微量元素如叶酸和碘的补充相比，这无疑额外增加了费用，多种维生素的交互作用可能影响吸收，某些维生素摄入过量可能有潜在的副作用。一项Cochrane综述总结了9个临床试验，纳入了15 378名妇女，发现补充多种维生素能降低低出生体重婴儿的数量（RR 0.93，95% CI 0.76～0.91），小于胎龄儿的数量（RR 0.92，95% CI 0.86～0.99）和母体贫血（RR 0.61，95% CI 为 0.52～0.71），均有统计学意义[4]（Ⅰ级证据）。尚无影响早产（RR 0.92，95% CI 0.82～1.04）或围产期死亡率（RR 1.05，95% CI 0.90～1.23）的证据。与单独补充铁、叶酸相比，补充多种维生素对围产期和产妇结局无显著的改善。这表明对围产结局的保护作用源于补充叶酸和铁，额外添加多种维生素对围产期结局没有更大的益处。

然而，这一亚组分析纳入的研究较少（最多五个）。由于不同的研究之间差异较大，无法确定剂量和最佳微量元素组成（从3种至15种微量营养素，包括维生素A、β-胡萝卜素、维生素D、维生素E、维生素C、维生素K、维生素 B_1、维生素 B_2、尼克酸、核黄素、维生素 B_6、维生素 B_1、叶酸、铁、锌、铜、硒、碘、镁、磷)，也无法确定开始补充的时间（从早孕到36周不等）以及最佳的补充时间（从分娩到产后12个星期）。这些试验主要是在低或中等收入国家开展，与那些营养可能充足的高收入国家存在差别。因此作者的结论是尚无足够的证据支持补充多种维生素的理念。最新的资料认为补充多种维生素比叶酸有额外的益处。尽管这为支持多种微量元素改善围产结局提供了依据，但目前在发达国家应用依然受到限制。

天然营养品疗法

天然营养品补充对ART及自然妊娠潜在的益处已经引起了人们的重视。一个小型的研究观察了包括圣洁梅、绿茶提取物、L-精氨酸、维生素如E、 B_6、 B_{12}、叶酸和矿物质如锌、镁、铁、硒的营养补充对93名试孕6～36个月女性的孕激素水平、基础体温、月经周期的长短和妊娠率的影响及副作用[5]。天然营养品补充有提高黄体中期孕酮、妊娠率（26%比10%，$P = 0.01$）的趋势，并且无严重的副作用（Ⅱ级证据）。然而，目前尚无高质量的证据来支持在妊娠前或妊娠期间使用它，以获得理想的围产结局。在妊娠前或妊娠期推荐使用天然营养品疗法前，任何天然营养品成分的安全性还需要进行严格的评估。

维生素和矿物质对男性的影响

大量的证据表明妊娠前充足的微量营养元素摄入对生殖健康有积极作用。对男性不育症有潜在的不利影响的营养因素包括叶酸缺乏（精子数量减少）、锌（精子成熟障碍）、维生素C或E（增加精子DNA氧化）。目前一项Cochrane分析正在研究抗氧化剂对精子质量的影响，大家都在期待这一结果。至于其他微量元素，一项随机双盲对照试验研究进行了探讨，在47名正常生育能力和40名低生育力男性中，应用硫酸锌（66mg/d）和叶酸（5mg/d）的复合制剂26周以上的效果。发现低生育力男性的精子浓度显著地增加，而正常生育能力男性的精子浓度无改变；二组精液的其他参数无变化[6]（Ⅱ级证据）。这是对既往发现的锌和叶酸复合制剂能提高精子浓度，而单独应用锌或叶酸无作用的研究的延伸。这些研究报道的改善精子浓度的差异很大（18%～74%），并且没有锌营养状况或内分泌参数指标的变化,提示需要进一步研究作用机制。然而,补充微量元素对男性不育有效是令人欣喜的成果,但是在推荐临床应用前应进一步研究。

　　总而言之,有证据表明孕前、妊娠期补充叶酸和碘能改善围生儿和儿童结局,可在 ART 前应用,有助于获得健康的 ART 子代。有限的证据表明这些微量营养素能提高妊娠率和改善产科结局。由于缺乏高质量的数据,在微量元素的数量及其组分或天然营养品疗法的成分、剂量、补充时机和时间,补充的安全性和不良反应以及不同人群的不同营养状况方面,无法达成共识,这有待于进一步探讨。有待于深入研究的方向,包括男女双方孕前最佳的微量元素摄入量,ART 人群和非 ART 人群最佳的微量元素摄入量是否不同,营养良好人群与营养缺乏人群以及发达国家和发展中国家补充的营养元素的剂量是否不同等。

（庞天舒 译，李蓉 校）

参考文献

1. Charles DH, Ness AR, Campbell D, et al. Folic acid supplements in pregnancy and birth outcome: re-analysis of a large randomised controlled trial and update of Cochrane review. *Paediatr Perinat Epidemiol* 2005;**19**:112–24.

2. Velasco I, Carreira M, Santiago P, et al. Effect of iodine prophylaxis during pregnancy on neurocognitive development of children during the first two years of life. *J Clin Endocrinol Metab* 2009;**94**:3234–41.

3. Chung M, Balk EM, Brendel M, et al. Vitamin D and calcium: a systematic review of health outcomes. *Evid Rep Technol Assess* (Full Rep) 2009:1–420.

4. Haider BA, Bhutta ZA. Multiple-micronutrient supplementation for women during pregnancy. *Cochrane Database Syst Rev* 2006:CD004905.

5. Westphal LM, Polan ML, Trant AS. Double-blind, placebo-controlled study of Fertilityblend: a nutritional supplement for improving fertility in women. *Clin Exp Obstet Gynecol* 2006;**33**:205–8.

6. Ebisch IM, Pierik FH, De Jong FH, Thomas CM, Steegers-Theunissen RP. Does folic acid and zinc sulphate intervention affect endocrine parameters and sperm characteristics in men? *Int J Androl* 2006;**29**:339–45.

第9章

卵巢多囊样改变的患者——二甲双胍是否有作用？

Chris Brewer 和 Adam Balen

多囊卵巢综合征（polycystic ovary syndrome, PCOS）是一种生育年龄妇女常见的生殖内分泌紊乱及代谢异常疾病，发病率约为 5%～10%。临床表现具有高度异质性特征，是临床、生化以及声像学的组合，包括月经周期异常、多毛、痤疮、脱发、肥胖、LH 水平升高、高雄激素血症、高胰岛素血症、胰岛素抵抗和卵巢多囊性改变。由于 PCOS 临床表现的异质性，表现为轻度到重度异常不等，然而近期专家们就诊断标准达成共识［2003 年由欧洲人类生殖和胚胎学会、美国生殖医学会（ESHRE/ASRM）的鹿特丹会议］，在没有其他病变的情况下，至少满足以下两项诊断标准即可诊断 PCOS[1~4]：

1. 稀发排卵和（或）无排卵

2. 高雄激素血症的临床或生化证据

3. 卵巢多囊状态的超声证据（一侧卵巢的 2～9mm 卵泡 ≥12 个和（或）卵巢体积大于 10cm³）

PCOS 的病理生理机制是多病因性和多基因性的，决定因素是干扰了卵巢和全身生物化学/内分泌系统。高雄激素血症和高胰岛素血症/胰岛素抵抗是 PCOS 发病关键因素。通常认为胰岛素抵抗源于胰岛素受体的酪氨酸和丝氨酸残基的异常磷酸化，增加对胰岛素抵抗，从而导致代偿性的高胰岛素血症。卵巢是过多雄激素产生的源头，源于类固醇合成的失调、卵泡膜细胞对 LH 的过度反应和胰岛素与 IGF-1 受体结合的放大作用。高胰岛素血症也导致性激素结合球蛋白的减少，导致循环中有生物活性的雄激素水平升高。胰岛素水平升高会导致肝脏产生的胰岛素样生长因子结合蛋白 -1（insulin-like growth factor binding protein-1, IGFBP-1）降低，这反过来会增强调节卵泡发育和类固醇合成的 IGF-1 和 -2, IGF-1/2 的生物利用度 [1~4]。卵巢雄激素的产生失调和过度，导致正常卵泡生成减少，伴有卵泡成熟减少和卵泡闭锁增加。

PCOS 患者中无排卵性不孕常见（超过 80%）。事实上，PCOS 是 80%～90% 的 WHO Ⅱ型无排卵性不孕的病因。诱导排卵是生育力低下的 PCOS 患者的一线治疗。然而，IVF 是标准的诱导排卵治疗无效或合并其他病理改变，如输卵管因素或男性因素的 PCOS 患者的有效治疗措施。由于 PCOS 患者对 IVF 的促排卵敏感，PCOS 患者的 IVF 富有挑战性。有研究证实，与正常卵巢的患者相比，PCOS 患者接受 IVF 治疗时会产生更多的卵泡，每周期的获卵量更多，但未成熟卵比例相对较高。同样，血清雌二醇水平也显著性升高，IVF 治疗中某些并发症尤其是卵巢过度刺激综合征（OHSS）的风险也增加。轻度

OHSS 常见，多达 IVF 周期的 33%。PCOS 患者中度至重度 OHSS 的发病率波动在 10%～18%，而非 PCOS 的患者中发病率为 0.3%～5%[1~4]。

由于胰岛素抵抗和高胰岛素血症在 PCOS 的病理生理过程起很大作用，因此推测调节胰岛素敏感性的药物应该能改善 PCOS 患者的症状。目前在 PCOS 患者中使用的胰岛素增敏剂包括二甲双胍、罗格列酮、吡格列酮和 D 手性肌醇。二甲双胍是口服双胍类药物，是使用最广泛的，并具有安全性较好的证据。在 1994 年首次报道使用二甲双胍来减轻体重，改善月经的周期性和生育能力。二甲双胍能通过全身作用来减少胰岛素过量分泌，并可直接作用于卵巢。二甲双胍降低肝脏糖异生，进而减少胰岛素分泌，并通过增加外周葡萄糖利用，提高对胰岛素的敏感性。还观察到二甲双胍通过受体激酶调节的机制直接作用于卵泡膜细胞和颗粒细胞。二甲双胍能降低雄激素血症的水平，并且逆转 PCOS 女性的促性腺激素分泌异常。

二甲双胍一度被誉为是治疗 PCOS 的灵丹妙药，但目前的证据表明它仍有很大的局限性。最近的一项关于胰岛素增敏剂的系统综述认为，由于二甲双胍诱导排卵率和妊娠率都较克罗米芬低，作为一线药物二甲双胍不如克罗米芬有效（OR = 0.63，95% CI 0.43～0.92）。作为辅助治疗药物，二甲双胍联合克罗米芬能获得较高的排卵率（合并的 OR = 3.46，95% CI 1.97～6.07）和临床妊娠率（CPR）（合并的 OR = 1.48，95% CI 1.12～1.95），但这并没有提高的活产率（合并的 OR = 1.05，95% CI 0.75～1.47），因此，它诱导排卵的作用是有限的。那些既往对克罗米芬抵抗的患者的确在应用二甲双胍后受益。有趣的是，根据体重指数（BMI）分组分析发现，在非肥胖组，二甲双胍比克罗米芬更有效（CPR，OR 3.47，95% CI 1.52～7.40），而肥胖组中效果不明显（CPR，OR 0.34，95% CI 0.21～0.55）；但是总的分析来看，更倾向于使用克罗米芬[4]。通常认为胰岛素抵抗是预测患者对二甲双胍反应的指标。事实上，瘦型的胰岛素抵抗的 PCOS 患者应用二甲双胍后也获得了较高的排卵率。

临床上广泛使用二甲双胍，并且成为 IVF 控制性促排卵的辅助用药。当评估二甲双胍作为 PCOS 患者 IVF 周期中辅助用药的作用时，必须考虑到以下两点：

（1）二甲双胍能否提高 IVF 成功率？

● 活产率（LBR）是最重要的检测指标。

（2）二甲双胍能否提高 IVF 安全性呢？

● 对于 PCOS 这一 OHSS 的高危人群，中度 - 重度 OHSS 发生率是最重要的检测指标。

五个随机对照试验评估二甲双胍作为 IVF 辅助用药的效果（详见表 9.1）[5~9]，其中，四个试验中二甲双胍在 GnRHa 长方案中与 FSH 联合应用[5~8]，另外一个试验中，二甲双胍在 GnRH 拮抗剂方案中与 FSH 联合应用[9]。这些研究均在治疗前使用二甲双胍，但是不同研究使用的时间和剂量差异很大，无疑这些变异使荟萃分析得出的比较和结论尚待商榷。二甲双胍的剂量从 500 毫克，每天两次，至 850 毫克，每天三次不等；使用时间从治疗前长达 16 周开始，大多数研究持续到注射人绒毛膜促性腺激素（hCG）日。只有两个试验报道了在试验开始前计算样本量，确定参与的人数[5, 7]，需要指出的是这一样本量的计算并没有根据上面提到了临床相关参数，其中一个试验是根据受精率[5]，而另一个则根据 hCG 日血清雌二醇浓度[7]。没有一个试验是以活产率（LBR）或 OHSS 的发病率作为主要观察指标。在所有的这些试验中，PCOS 患者的诊断和纳入标准均为目前常用的鹿特丹标准（2003 年 ESHRE/ASRM）。

表 9.1　5个随机对照研究评估二甲双胍在 IVF 中的作用

研究	参与者	对比	研究/设计	干预	方案	年龄	BMI	受精率 (%)	临床妊娠率 (%)	活产率 (%)	OHSS 率 (%)
Tang 等 [5] n=94 (101 同期) 二甲双胍=52 安慰剂=49	PCOS	安慰剂	随机双盲对照研究	850mg 二甲双胍, bid, 自使用 GnRHa 开始到取卵	GnRHa 长方案 &rFSH	二甲双胍=31.3 安慰剂=31.1	二甲双胍=27.9 安慰剂=26.9	二甲双胍=52.9 安慰剂=54.9 P=0.641	每周期:二甲双胍=38.5 安慰剂=16.3 P=0.023	每周期:二甲双胍=32.7 安慰剂=12.2 P=0.027	住院的重度 OHSS: 二甲双胍=3.8 安慰剂=20.4 P=0.023
Kjotrod 等 [7] n=73 二甲双胍= BMI<28=18 BMI>28=19 安慰剂= BMI<28=15 BMI>28=21	卵巢多囊状态+月经稀发+睾酮>2.0mmol/l 或 SHBG<30mmol/l 或 LH:FSH ratio>2 或空腹胰岛素 C 肽>1nmol/l 或多毛	安慰剂	双盲随机对照研究。按 BMI 分层	500mg 二甲双胍, bid. 自治疗前至 hCG 激发前至少 16 周	GnRHa 长方案 &rFSH	二甲双胍= BMI<28=29 BMI>28=28.9 安慰剂= BMI<28=30.7 BMI>28=29.9		总人群:二甲双胍=53 安慰剂=55 P=0.5 BMI<28:二甲双胍=50 安慰剂=54 P=0.4 BMI>28:二甲双胍=54 安慰剂=55 P=0.55	总人群:二甲双胍=48 安慰剂=48 P=0.8 BMI<28:二甲双胍=57 安慰剂=23 P=0.12 BMI>28:二甲双胍=41 安慰剂=58 P=0.5	总人群:二甲双胍=31 安慰剂=32 P=0.7 BMI<28:二甲双胍=43 安慰剂=15 P=0.12 BMI>28:二甲双胍=35 安慰剂=47 P=0.5	总人群:二甲双胍=3.2 安慰剂=12.5 P=0.3 BMI<28:二甲双胍=0 安慰剂=23 P=0.13 BMI>28:二甲双胍=5.9 安慰剂=5.3 P=0.9

续表

研究	参与者	干预	对比	研究/设计	方案	年龄	BMI	受精率(%)	临床妊娠率(%)	活产率(%)	OHSS率(%)
Onalan 等[6] n=108 二甲双胍 n=53 安慰剂=55	月经稀发+高雄激素 性多毛(FG评分>7)或睾酮>3.15nmol/l	850mg二甲双胍在治疗前服用8周，BMI<28: bid BMI>28: tid	安慰剂	随机双盲对照研究	GnRHa长方案&rFSH 合并以下情况实施辅助孵化：□年龄>35岁 □透明带增厚 □透明带异常 □碎片 □胚胎发育迟缓	二甲双胍=29.3 安慰剂=29.8	二甲双胍=25 安慰剂=23.5	二甲双胍=73.6 安慰剂=71.7 $P=0.56$	二甲双胍=30.2 安慰剂=40 $P=0.6$	未报道	未报道
Fedorcsak 等[8] n=17(全部研究) n=9(完成)	PCOS胰岛素抵抗人群	500mg二甲双胍,tid。自使用GnRHa三周前到hCG激发日	内对照	开放交叉对照研究	GnRHa长方案&rFSH	31	31.5	二甲双胍=49.8 安慰剂=59.7	二甲双胍=33.3 安慰剂=22.2	未报道	二甲双胍=0 安慰剂=0
Doldi 等[9] n=40 二甲双胍=20 安慰剂=20	PCOS	1.5g二甲双胍自治疗前8周到取卵日	无二甲双胍	开放随机对照研究	GnRH拮抗剂方案&rFSH	未报道	未报道	未报道	未报道	未报道	二甲双胍=5 安慰剂=15 $P<0.05$

1 诊断参照 Rotterdam ASRM/ESHRE 会议标准 (2003)。

最近一项荟萃分析根据这些研究结果，试图评价二甲双胍作为 PCOS 患者 IVF 辅助用药的有效性[1](详见表 9.2)

表 9.2 近期一项评价 PCOS 女性中二甲双胍作为 IVF 辅助治疗的效率

荟萃分析汇总			
活产率（每名女性）	安慰剂 vs 二甲双胍	OR 0.49 （95% CI 0.17～1.38, $P = 0.18$）	有利于二甲双胍
临床妊娠率（每名女性）	安慰剂 vs 二甲双胍	OR 0.53 （95% CI 0.32～0.89, $P = 0.017$）	有利于二甲双胍
流产率（每名女性）	二甲双胍 vs 安慰剂	OR 0.84 （95% CI 0.40～1.75, $P = 0.64$）	有利于二甲双胍
OHSS 率	二甲双胍 vs 安慰剂	OR 0.24 （95% CI 0.12～0.47, $P = 0.000\,044$）	有利于二甲双胍

Source：文献[1].

OR, 比值比；CI, 可信区间；OHSS, 卵巢过度刺激综合征

活产率

两个大型的临床试验[5]报道，应用二甲双胍的患者活产率（LBR）显著地提高，二甲双胍组为 32.7%，安慰剂组只有 12.2%（$P = 0.027$）。但是安慰剂组的 LBR 比较低，甚至低于一般的 PCOS 人群[5]。Kjotrod 等人却没有发现两组间 LBR 有显著性差异（二甲双胍为 31%，安慰剂组为 32%，$P = 0.7$）；然而，在亚组分析（BMI<28）中，二甲双胍可以提高 LBR，但没有统计学差异（二甲双胍为 43%，安慰剂组为 15%，$P = 0.12$）[7]。值得注意的是，Tang 的研究发现二甲双胍和安慰剂组的平均体重指数分别为 27.9 和 26.9[5]，取得了与 Kjotrod 等一致的结果，即二甲双胍能改善瘦型 PCOS 患者的 LBR[7]。这两项试验的汇总数据表明，安慰剂的妇女活产率较二甲双胍组低，95% 的 CI 的确有共同的交叉点（OR 0.49, 95% CI 0.17～1.38, $P = 0.18$）[1]。

临床妊娠率

Tang 等发现服用二甲双胍患者的 CPR 显著地增加，二甲双胍组为 38.5%，而安慰剂组为 16.3%（$P = 0.023$）[5]。但是其他试验报道二甲双胍不增加 CPR[6~8]，正如 kjotro 发现的瘦型 PCOS 患者服用二甲双胍后并没有显著性增加 LBR（57% vs 23%）[7]。汇总数据分析发现服用二甲双胍的患者 CPR 显著地高于安慰剂组（安慰剂组比二甲双胍组 OR 0.53, 0.32～0.89, $P = 0.017$）[1]。Onalan 等人研究纳入了辅助孵化治疗的患者；当纳入这些资料时，使用二甲双胍有提高 CPR 的趋势，但是不再有显著的差异（OR 0.71, 95% CI 0.39～1.28, $P = 0.25$）[1]。二甲双胍也不会显著地降低流产率（OR 0.84, 95% CI 0.4～1.75, $P = 0.64$）[1]。

卵巢过度刺激综合征

二甲双胍能降低 OHSS 的发病率。许多试验的汇总数据表明，二甲双胍能显著地降低使用 GnRH-a 长方案患者的 OHSS 发病率（OR 0.27, 95% CI 0.16～0.47, $P = 0.000\,044$）[1]。

GnRH 拮抗剂方案中，辅助使用二甲双胍同样可以降低 OHSS 的发病率，二甲双胍组与安慰剂组的发病率分别为 5% 和 15%，有显著的差异 [9]。然而，该试验采用的统计学方法受到其他人的质疑，当使用合适的分类资料统计学方法后，差异变得没有显著性。

与 GnRH-a 长方案相比，通常认为 GnRH 拮抗剂方案的 OHSS 发病率低，但是降低的幅度小，仅仅是有统计学的差异。需要指出的是，Doldi 等人研究仅仅是一个纳入 40 人的小型试验，没有足够的能力说明 OHSS 发生率的差异 [9]。目前这一问题尚有待于我们开展的一个大型的随机对照研究来证实（ISRCTN21199799）。

有研究发现二甲双胍能显著地降低 hCG 注射日的血清睾酮浓度（1.96nmol/L vs 2.52nmol/L，$P = 0.269$）和游离雄激素指数（free androgen index，FAI）（2.43 vs 3.34）。这项研究还发现 FAI 与胚胎移植后 12 天血清 β-hCG 水平呈负相关，妊娠周期的 FAI 显著地降低 [5]。二甲双胍如何发挥作用的确切机制尚未完全阐明，但是可以推测通过在卵巢水平减轻高雄激素血症和胰岛素抵抗，也许能改善卵泡的发育，进而提高胚胎的发育潜力。有趣的是，需要指出 Tang 等发现尽管使用二甲双胍后 CPR 和 LBR 提高，但移植胚胎的平均评分却无显著性差异 [5]。因此，人们可能会推测，二甲双胍通过优化卵母细胞和胚胎代谢组学，进而提高它们的发育潜能，但是这需要进一步的探讨。

Tang 等还发现使用用二甲双胍的患者 hCG 注射日血清血管内皮生长因子（vascular endothelial growth factor，VEGF）和血清雌二醇浓度均显著地降低。HCG 注射日雌二醇水平显著的增加与 OHSS 发病风险上升相关；同样 VEGF 也在 OHSS 的发病机制起重要作用，血清 VEGF 升高与 OHSS 发病风险增加也相关 [5]。这些高危因素的减少，可能是二甲双胍降低 OHSS 发病率的机制。鉴于胰岛素诱导 VEGF 的表达，因此，二甲双胍可能通过改善 PCOS 相关的高胰岛素血症 / 胰岛素抵抗而降低 VEGF 的表达。

总之，目前的证据提倡二甲双胍作为 IVF 治疗的辅助用药，尤其是在 GnRH-a 方案中应用。二甲双胍在 GnRH 拮抗剂方案中的作用尚有待进一步探讨。二甲双胍是一种廉价的药物，且具有良好的安全性，可以在 IVF 助孕的人群中应用。二甲双胍有胃肠道副作用，发生率为 10%，但是尚无患者依从性差的报道。虽然二甲双胍未必能提高 IVF 后的活产率，但它可以降低 OHSS 高风险患者的中、重度 OHSS 的发病率，从而提高 IVF 治疗的安全性。作为医生，我们有责任为患者提供安全、有效的治疗，因此提倡二甲双胍作为 PCOS 患者 IVF 治疗中的辅助用药。

（庞天舒 译，李蓉 校）

参考文献

1. Tso LO, Costello MF, Albuquerque LE, Andriolo RB, Freitas V. Metformin treatment before and during IVF or ICSI in women with polycystic ovary syndrome. *Cochrane Database Syst Rev* 2009: CD006105.

2. Costello MF, Chapman M, Conway U. A systematic review and meta-analysis of randomized controlled trials on metformin co-administration during gonadotrophin ovulation induction or IVF in women with polycystic ovary syndrome. *Hum Reprod* 2006;**21**:1387–99.

3. Moll E, van der Veen F, van Wely M. The role of metformin in polycystic ovary syndrome: a systematic review. *Hum Reprod Update* 2007;**13**:527–37.

4. Tang T, Lord JM, Norman RJ, Yasmin E, Balen AH. Insulin-sensitising drugs (metformin, rosiglitazone, pioglitazone,

D-chiro-inositol) for women with polycystic ovary syndrome, oligo amenorrhoea and subfertility. *Cochrane Database Syst Rev* 2009:CD003053.

5. Tang T, Glanville J, Orsi N, Barth JH, Balen AH. The use of metformin for women with PCOS undergoing IVF treatment. *Hum Reprod* 2006;**21**:1416–25.

6. Onalan G, Pabuccu R, Goktolga U, *et al.* Metformin treatment in patients with polycystic ovary syndrome undergoing in vitro fertilization: a prospective randomized trial. *Fertil Steril* 2005;**84**:798–801.

7. Kjotrod SB, von During V, Carlsen SM. Metformin treatment before IVF/ICSI in women with polycystic ovary syndrome; a prospective, randomized, double blind study. *Hum Reprod* 2004;**19**:1315–22.

8. Fedorcsak P, Dale PO, Storeng R, Abyholm T, Tanbo T. The effect of metformin on ovarian stimulation and in vitro fertilization in insulin-resistant women with polycystic ovary syndrome: an open-label randomized cross-over trial. *Gynecol Endocrinol* 2003;**17**:207–14.

9. Doldi N, Persico P, Di Sebastiano F, Marsiglio E, Ferrari A. Gonadotropin-releasing hormone antagonist and metformin for treatment of polycystic ovary syndrome patients undergoing in vitro fertilization-embryo transfer. *Gynecol Endocrinol* 2006;**22**:235–8.

第10章

如何提高 IVF 的妊娠率：子宫内膜异位症的治疗

G. David Adamson 和 Mary E. Abusief

前言

研究表明，30%～50% 的子宫内膜异位症患者患不孕症。尽管子宫内膜异位症女性不孕的病理生理机制仍不十分明确，假说包括盆腔解剖结构的异常，腹膜的异常，激素、细胞功能、排卵和内分泌异常，以及种植能力受损等。提高子宫内膜异位症患者的生育是一项富有挑战性的工作。本章将评价以下治疗方案的效果，包括期待疗法、卵巢抑制、卵巢刺激、手术治疗和辅助生殖技术。

临床表现及诊断

子宫内膜异位症的临床表现是多种多样的。部分女性没有任何症状，另一些则表现为不同的症状：包括严重痛经、性生活痛、慢性盆腔痛、排卵痛、周期性直肠膀胱不适和不孕等。由于这些症状与其他病因导致的盆腔痛（如肠易激惹综合征和间质性膀胱炎）和不孕的症状在很大程度上相互重叠，子宫内膜异位症的诊断常常被延误，特别是处于疾病早期的患者。患者妇科检查的结果可以是正常的，也可能发现子宫固定、盆腔压痛、宫骶韧带结节或附件包块等对诊断有帮助的结果。超声检查有助于识别子宫内膜异位囊肿，但是无法发现腹膜异位病灶。腹腔镜仍然是诊断子宫内膜异位症的金标准。术中应仔细检查盆腹腔的腹膜、器官，见到内膜异位病灶即可诊断。组织病理如能确诊是非常理想，但阴性的活检结果并不能排除该疾病存在。

分期

子宫内膜异位症的分期是诊治过程中一个重要的环节。分期有助于临床医师提高诊断的一致性和特异性，并进行标准化的比较。多年来，子宫内膜异位症的分期方案甚多，但都有其不妥之处。目前广泛使用的是美国生育学会（American Fertility Society，AFS，即现在的美国生殖医学学会，American Society for Reproductive Medicine，ASRM）1979 年提出并于 1985 年修订的一套分期方法 [1]。尽管 AFS 分期法作为一个分期工具非常有效，但在预测治疗效果方面的作用是十分有限。最新最全面的子宫内膜异位症分期方法是子宫内膜异位症生育指数（endometriosis fertility index，EFI）[2]。与 AFS 分期法在预测未来生育功能方面存在缺陷不同的是，EFI 是经过临床验证的工具，可以预测那些分期手术之后尝试非试管婴儿方式受孕患者的妊娠率（pregnancy rates，PR）（详见图 10.1）。

子宫内膜异位症生育指数（EFI）手术表格
手术结束时的最小功能（least functiong，LF）得分

得分	描述		左		右
4	= 正常	输卵管	☐	+	☐
3	= 轻度功能障碍				
2	= 中度功能障碍	伞端	☐	+	☐
1	= 重度功能障碍				
0	= 功能缺失或无功能	卵巢	☐	+	☐
		最低低分	☐	+	☐	= ☐
			左		右	LF得分

计算最小功能（LF）得分时，将左侧的最低分与右侧的最低分相加。如果一侧卵巢缺失，对侧卵巢得分×2。

子宫内膜异位症生育指数（EFI）

病史相关因素			手术相关因素		
因素	描述	得分	因素	描述	得分
年龄			LF得分		
	≤35岁	2		7~8分（高分）	3
	36~39岁	1		4~6分（中分）	2
	≥40岁	0		1~3分（低分）	0
不孕年限			AFS评分		
	≤3年	2		<16分	1
	>3年	0		≥16分	0
既往妊娠史			AFS总得分		
	既往曾经怀孕	1		<71分	1
	既往未曾怀孕	0		≥71分	0
病史相关因素总分			**手术相关因素总分**		
EFI=病史相关因素总分+ 手术相关因素总分			☐ 病史得分	+ ☐ 手术得分	= ☐ EFI总分

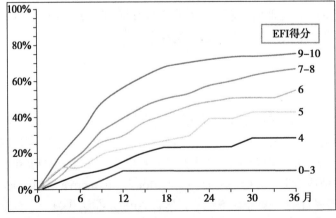

图 10.1　子宫内膜异位症生育指数手术表格

期待疗法

一般认为子宫内膜异位症患者的生育率比未患病者低。未接受治疗的子宫内膜异位症合并不孕女性的月生育率波动在 2%～10% 间，远低于正常夫妇的 15%～20% 水平。

卵巢功能抑制

包括卵巢功能抑制在内的药物治疗可用于缓解子宫内膜异位症相关性疼痛。然而，众多的优质证据一致表明，卵巢功能抑制对生育没有益处。药物治疗的方案包括促性腺激素释放激素激动剂（GnRH-a）和拮抗剂、雌孕激素结合治疗、单纯孕激素治疗和达那唑治疗。有研究表明，接受卵巢抑制治疗的女性与未接受治疗或接受安慰剂治疗的女性相比，妊娠率（PR）无明显差异。然而，接受卵巢抑制治疗的女性受孕时间相对延长。因此，对以不孕为主要问题的子宫内膜异位症女性不推荐使用卵巢抑制治疗[3]。

手术治疗

手术治疗子宫内膜异位症的作用一直以来都有争议。第一个随机对照试验（RCT）表明，腹腔镜切除早期子宫内膜异位症患者病灶和分离粘连手术比单纯诊断性腹腔镜能改善患者的生育能力[4]。随后一项系统综述和荟萃分析推荐手术治疗作为一种提高生育率的方法[5]。对于期别相对较高的子宫内膜异位症患者，手术能否提高生育能力，尚缺乏来自于对照研究的证据[6]。期待疗法的研究证实，期别较高的子宫内膜异位症患者的自然妊娠几率较低，尚需要更多的随机对照试验来阐明这一问题。根据现有的临床经验和研究数据，应切除所有的子宫内膜异位症病灶和异位囊肿，最大限度的恢复正常的盆腔解剖关系。如果内异症囊肿的直径大于 4cm，在提高生育能力方面，腹腔镜下囊肿切除术优于吸引和电凝[6]。无论是术前或术后联合药物治疗都未发现能提高生育力，可能会推迟生育治疗[3]。

控制性促排卵和宫腔内人工授精

对于早期子宫内膜异位症患者，促排卵联合宫腔内人工授精（intrauterine insemination，IUI）比单纯性 IUI 能提高妊娠率。一项大型随机对照试验证实，促性腺激素（gonadotropin，GN）/IUI 治疗在提高月生育力方面，显著优于单纯性宫颈内人工授精、单纯性 IUI 或 GN/宫颈内人工授精。另一项手术治疗后的子宫内膜异位症患者的随机对照试验证实，四个周期的克罗米芬/IUI 比指导同房的患者的月生育力有显著地提高。还有很多研究证实，早期子宫内膜异位症患者采用促性腺激素治疗联合或不联合 IUI，均优于期待疗法、单纯性 IUI 或克罗米芬/IUI[7]。

体外受精

对于输卵管阻塞或功能障碍、明显的男方因素、或其他治疗无效的子宫内膜异位症女性，建议行体外受精（IVF）。尽管医学界普遍认为与期待治疗相比，体外受精能提高子宫内膜异位症女性的妊娠率，但得出这一结论的确切数据资料仅来源于一项小型随机对照试验[8]。一些研究结果表明，与因输卵管因素或原因不明性不孕症而接受体外受精的患者相比，微小病变/轻度子宫内膜异位症患者的获卵量下降，种植率和妊娠率降低[9]。对重度子宫内膜异位症患者影响比轻度患者更严重。另外一些研究提示，中度或重度子宫内膜异位症患者的卵母细胞质量下降[10]。也有文献报道，也许是由于子宫内膜异位囊肿或既往卵巢手术史，患者可能会出现对促排卵的反应低下。遗传学、分子生物学和代谢领域的研究表明，部分种植相关基因的失调是影响体外受精结局的一个因素。然而，现有的证据尚不能证实，在体外受精前行手术治疗或其他治疗会改变这种影响，如果能改变的话，也会表现在受精、种植、妊娠和活产的一些潜在标记物上。

另外一些研究指出，各期子宫内膜异位症患者和输卵管疾病患者的妊娠率无差异[11]。大规模国际注册机构的数据也显示各期子宫内膜异位症患者的妊娠率无差异，但由于缺乏子宫内膜异位症患者特定登记，这些数据的可靠性受到质疑。一些临床医师认为，AFS分期法评分大于或等于71的重度子宫内膜异位症患者的妊娠率下降，但是尚无研究能够很好地评价重度子宫内膜异位症的影响。同样，腹膜、卵巢、腺肌病的影响也不清楚。由于盆腔粘连和解剖生理的破坏，采用腹腔镜手术取卵患者的IVF成功率可能有所降低，而经阴道取卵的患者因取卵更容易，妊娠率可能不会降低。

在子宫内膜异位症患者中，在IVF周期开始前先使用3～6月的GnRHa治疗有助于提高持续妊娠率[12, 13]。尽管使用GnRHa和GnRH拮抗剂的IVF周期的种植率和临床妊娠率相近，但使用GnRHa会增加MⅡ期卵母细胞数和胚胎数。IVF不会增加中重度子宫内膜异位症患者疾病复发的风险。研究资料表明，轻度子宫内膜异位症患者行IVF助孕后的活产率高于重度的患者。目前，对于保留生育功能手术后未怀孕或因年龄过大而未孕的Ⅲ/Ⅳ期子宫内膜异位症患者，IVF将是一个有效的选择。然而，一些研究发现超过4个IVF周期后，累积妊娠率会有所降低。对于合并输卵管性因素、男方因素不孕或既往治疗无效的患者，应行IVF治疗。

IVF前是否手术剥除子宫内膜异位症囊肿存在争议，同时也因为存在许多混杂因素，如单侧和双侧病变、现有病灶的大小和数量、疾病复发、既往手术史，以及观察到的效果是由于先前存在的子宫内膜异位症囊肿还是由手术治疗所致，很难评价它的疗效。一项系统回顾研究发现，在IVF前去除无症状女性子宫内膜异位症病灶无明显益处，而另一项荟萃分析认为子宫内膜异位症囊肿的存在与获卵数的减少有关，但与胚胎质量和妊娠结局无关[15, 16]。一些研究表明IVF前接受腹腔镜子宫内膜异位病灶切除术有助于提高妊娠率，而另外一些研究则认为此法无益[14, 17, 18]。

通常认为剥除囊肿的效果优于抽吸和电凝。一项研究表明，既往未行手术治疗的单侧异位囊肿的女性对促性腺激素治疗的反应降低[16]。文献报道，既往有卵巢手术史的患者卵巢储备功能和反应性的降低，最终导致获卵数的减少，但是任何设计良好的对照性研究均未证实这一结果会导致低妊娠率。然而，大多数临床医师认为异位囊肿切除潜在利益必须与切除卵巢正常组织的风险以及随后卵巢反应进一步下降之间权衡利弊。

复发性异位囊肿的腹腔镜切除研究表明，再次手术组增加了术后 IVF 助孕率、更容易发生月经不规则和 FSH 水平升高。对照组（只接受过一次子宫内膜异位症病灶切除术）的妊娠率是 41%，而再次手术组为 32%，但这一结果无统计学差异[19]。切除异位囊肿一直备受争议。一名专家推荐大的异位囊肿（>3cm）应该在 IVF 前手术治疗，尤其是卵巢反应不良者[17]。其他专家则建议 >4cm 的异位囊肿应行腹腔镜治疗，但强调向患者告知术后卵巢功能衰退、卵巢反应下降的风险，应该谨慎选择再次手术的患者[14, 18]。

结论

综上所述，临床上怀疑有轻度子宫内膜异位症的患者，如果男方镜液检查正常，一线治疗是 3～4 个周期的克罗米芬促排卵联合 IUI。怀疑患中度到重度子宫内膜异位症或一线治疗失败的患者应试行腹腔镜治疗。手术是治疗各期子宫内膜异位症、子宫内膜异位囊肿引起的不孕及疼痛的有效方法。子宫内膜异位症生育指数（EFI）可以预测手术的预后。35 岁以下、预后良好的患者可尝试在 15～18 个月内自然妊娠或促排卵联合 IUI，这一时期的长短取决于患者的临床表现和对治疗的反应。EFI 评估的预后不良患者，应尽早尝试 IVF 治疗。如果未能怀孕，重复手术对不孕症治疗帮助不大，但可能对控制疼痛有所帮助。重度或广泛子宫内膜异位症患者在 IVF 前应抑制卵巢功能。在 IVF 前切除大异位囊肿（3～4cm）可能对部分患者有益。

（曾诚 译，薛晴 校）

参考文献

1. Revised American Fertility Society classification of endometriosis: 1985. *Fertil Steril* 1985;**43**:351–2.

2. Adamson GD, Pasta DJ. Endometriosis fertility index: the new, validated endometriosis staging system. *Fertil Steril* 2009;**94**:1609–15.

3. Adamson GD, Pasta DJ. Surgical treatment of endometriosis-associated infertility: meta-analysis compared with survival analysis. *Am J Obstet Gynecol* 1994;**171**:1488–504; discussion 504–5.

4. Marcoux S, Maheux R, Berube S. Laparoscopic surgery in infertile women with minimal or mild endometriosis. Canadian Collaborative Group on Endometriosis. *N Engl J Med* 1997;**337**:217–22.

5. Jacobson TZ, Barlow DH, Koninckx PR, Olive D, Farquhar C. Laparoscopic surgery for subfertility associated with endometriosis. *Cochrane Database Syst Rev* 2002:CD001398.

6. Chapron C, Vercellini P, Barakat H, *et al*. Management of ovarian endometriomas. *Hum Reprod Update* 2002;**8**:591–7.

7. Deaton JL, Gibson M, Blackmer KM, *et al*. A randomized, controlled trial of clomiphene citrate and intrauterine insemination in couples with unexplained infertility or surgically corrected endometriosis. *Fertil Steril* 1990;**44**:1083–8.

8. Soliman S, Daya S, Collins J, Jarrell J. A randomized trial of in vitro fertilization versus conventional treatment for infertility. *Fertil Steril* 1993;**59**:1239–44.

9. Barnhart K, Dunsmoor-Su R, Coutifaris C. Effect of endometriosis on in vitro fertilization. *Fertil Steril* 2002;**77**:1148–55.

10. Garrido N, Navarro J, Garcia-Velasco J, *et al*. The endometrium versus

embryonic quality in endometriosis-related infertility. *Hum Reprod Update* 2002;**8**: 95–103.

11. Olivennes F, Feldberg D, Liu HC, *et al.* Endometriosis: a stage by stage analysis – the role of in vitro fertilization. *Fertil Steril* 1995;**64**:392–8.

12. Surrey ES, Silverberg KM, Surrey MW, Schoolcraft WB. Effect of prolonged gonadotropin-releasing hormone agonist therapy on the outcome of in vitro fertilization-embryo transfer in patients with endometriosis. *Fertil Steril* 2002;**78**:699–704.

13. Sallam HN, Garcia-Velasco JA, Dias S, Arici A. Long-term pituitary down-regulation before in vitro fertilization (IVF) for women with endometriosis. *Cochrane Database Syst Rev* 2006: CD004635.

14. Kennedy S, Bergqvist A, Chapron C, *et al.* ESHRE guideline for the diagnosis and treatment of endometriosis. *Hum Reprod* 2005;**20**:2698–704.

15. Gupta S, Agarwal A, Agarwal R, Loret de Mola JR. Impact of ovarian endometrioma on assisted reproduction outcomes. *Reprod Biomed Online* 2006;**13**:349–60.

16. Somigliana E, Vercellini P, Vigano P, Ragni G, Crosignani PG. Should endometriomas be treated before IVF-ICSI cycles? *Hum Reprod Update* 2006;**12**:57–64.

17. Canis M, Pouly JL, Tamburro S, *et al.* Ovarian response during IVF-embryo transfer cycles after laparoscopic ovarian cystectomy for endometriotic cysts of >3 cm in diameter. *Hum Reprod* 2001;**16**: 2583–6.

18. Hart R, Hickey M, Maouris P, Buckett W, Garry R. Excisional surgery versus ablative surgery for ovarian endometriomata: a Cochrane Review. *Hum Reprod* 2005;**20**:3000–7.

19. Esinler I, Bozdag G, Aybar F, Bayar U, Yarali H. Outcome of in vitro fertilization/intracytoplasmic sperm injection after laparoscopic cystectomy for endometriomas. *Fertil Steril* 2006;**85**:1730–5.

第11章 输卵管积水的治疗

S. F. van Voorst 和 N.P. Johnson

输卵管积水和 IVF 间的矛盾

IVF 主要因治疗输卵管性不孕症发展而来,理论上包括功能异常的输卵管。然而,因输卵管因素而行 IVF 助孕者的成功率和因其他因素的相比,发现输卵管积水患者的胚胎着床率低,并且早孕丢失风险是其他患者的二倍。由于输卵管因素不孕症占 IVF 助孕患者的 10%~30%,而输卵管积水会使患者 IVF 成功率降低 50% 以上,这已经引起临床上的高度重视。适当处理输卵管积水对于改善 IVF 成功率至关重要。

输卵管积水如何影响 IVF 成功率

输卵管积水影响 IVF 成功率有几种假说。输卵管积水的液体起到关键作用,体现在三个方面,分别是作用于卵子、移植胚胎和着床过程。卵子和胚胎暴露于积水的毒性因子中,或积水中缺乏胚胎发育所需的重要因子。这些液体还通过干扰子宫内膜与胚胎的相互作用而阻碍着床。输卵管积水中的液体也许对新植入的胚胎有冲刷作用,包括液体冲刷宫腔的直接作用和改变子宫内膜蠕动波的间接作用。

根据上述病理生理机制提出的治疗原则:目的在于尽量减少卵子和胚胎在有害输卵管积水中的暴露,以改善 IVF 结局。

IVF 前治疗方案

治疗输卵管因素不孕症理想的目标是用最有效的方法获得妊娠——一步法优于两步法。

因此,输卵管重建手术有一定的优势。输卵管重建手术也许能治愈不孕症,有随后获得自然妊娠的可能。问题在于这种方法只适用于部分患者,但是目前缺乏识别这些患者的证据。影响预后的因素主要是输卵管病变的程度,即有功能输卵管黏膜似乎是输卵管手术预后良好的重要征象。然而,术后组织学病理显示很少能见到正常的输卵管黏膜。此外,是否合并其他疾病及手术者的技巧也很重要。随着输卵管重建手术日渐减少,手术者掌握这一技术变得越来越重要,必须达到一定操作例数才能有较好的手术技巧。另外,重要的是患者需要一段时间才能看到手术带来的益处,因此输卵管重建手术适于年轻患者。为提高 IVF 成功率而行输卵管重建手术备受争议,也许在输卵管积水患者中实施手术有助于提高 IVF 成功率。因为无法知道哪部分患者更适合输卵管重建术,也没有证据表明一步法比直接行 IVF 或手术处理积水后再行 IVF 助孕的结局更好,重建手术已经逐渐减少。

两步法是指 IVF 助孕前行药物或手术治疗处理输卵管积水。无疑,两步对患者实施"双重干预",会推迟 IVF 时间。妇科手术的进步已经将干预的风险与负担降到最低,越来越多的证据支持两步法。

IVF 前药物治疗

急、慢性感染可能是输卵管积水发病的病理生理机制,也是输卵管积水患者的 IVF 成功率低的原因,因此推荐围取卵期应用抗生素以提高 IVF 成功率。目前有两个回顾性研究描述输卵管积水患者应用强力霉素治疗取得了与没有输卵管积水的人群相似的 IVF 成功率。药物治疗的优点在于保守、无创,但有效性有待于更大型的随机对照研究来证实。

输卵管切除术

腹腔镜下输卵管切除术能一次性的治愈输卵管积水漏入宫腔问题。除了改善 IVF 结局的优势外,还可以改善取卵状态:由于去除了慢性感染所致的脓肿形成或输卵管、卵巢扭转,更容易接近卵巢,大大降低 IVF 过程中或之后感染的风险。此外,去除了患病的输卵管降低了将来患慢性盆腔痛的风险。输卵管切除术的缺点在于会给患者带来永久的精神负担(如行双侧输卵管切除术,则再无自然妊娠的可能);由于手术影响卵巢血供,可能使卵巢功能受损,但目前尚无证据说明手术会降低临床妊娠率。值得注意的是,横行切断输卵管系膜时应紧贴输卵管,腹腔镜手术止血过程应尽量少使用电凝。对大多数病人可以顺利施行此手术;如果粘连重,则手术困难。关于输卵管切除术的副作用,个案资料提示有增加间质部妊娠、卵巢妊娠、宫角瘘或宫角破裂的风险。

输卵管堵塞术

近端输卵管堵塞术是永久性阻止输卵管积水流向宫腔的微创方法。近端输卵管堵塞术将异位妊娠发生率降低至输卵管切除水平。手术方法有多种——夹闭法(如腹腔镜下应用 Filschie 夹或微栓塞法)、电灼法和宫腔镜下输卵管黏堵技术,如采用新的绝育技术(Essure,Adiana,OVabloc)能阻塞积水的输卵管。尽管这些技术在理论上是可行的,尚未通过大样本的随机对照试验评价它们在 IVF 中的临床意义。缺陷可能是这些外源性的异物在妊娠子宫中的作用是未知的——它们也许会模拟 IUD 的作用,导致早产。优点首先是微创和住院时间短,其次是手术者掌握此项技术需要的时间短,并且对于广泛的盆腔粘连患者来说,这一手术比输卵管切除简单易行。这一技术的缺点是潜在的输卵管炎症仍然存在,仍有盆腔脓肿形成、输卵管扭转及长期慢性盆腔痛的风险。

输卵管造口术

腹腔镜或开腹输卵管造口术目的是通过伞端黏膜外翻手术,为输卵管远端梗阻患者创造一个新的输卵管开口。缺点在于有发生再次梗阻的可能。主要的优点是仍有自然妊娠几率（这取决于输卵管黏膜状态）。然而，仅有数个病例回顾和一个前瞻性队列研究，缺乏随机对照研究。报道的临床妊娠率可达到 20%～43%。尚无单独比较输卵管造口术与 IVF 的临床研究。

抽吸法

在 IVF 的任何阶段，包括取卵时，均可行经阴道超声引导下输卵管积水抽吸术。尤其是在那些存在明确的输卵管积水，错过了其他可选择手术治疗的时机时，这似乎是理想的选择。研究报道均为病例分析和回顾性研究，并且结果是相互矛盾。一项随机对照研究的结果似乎是有效（详见后文）。不足之处在于抽吸后输卵管积水复发时间无法预测（通常是几天之内），并且在取卵这一关键时期有发生感染的潜在风险，但后者可通过使用抗生素来预防。此外，抽吸法还有可能进一步损伤输卵管，增加远期异位妊娠发生的风险。

不同手术方法处理输卵管积水的效果

对于输卵管因素不孕症的两步治疗法，需要有确凿的证据说明每种方法的患者负担、手术风险和存在缺陷。2009 年的一项 Cochrane 系统综述评价和比较了 IVF 前输卵管手术的意义[1]。

所有比较 IVF 前输卵管手术治疗和对照组（治疗或未治疗）的随机对照研究均符合纳入标准。研究结果有活产率、持续妊娠率、临床妊娠、生化妊娠、异位妊娠率、流产率、多胎妊娠发生率、手术并发症发生率和 IVF 过程中卵巢反应性。根据月经异常和不孕研究组的方法开展试验。两个研究者分别进行入组研究筛选、数据提取和临床试验的质量评价。根据 Cochrane 研究手册指南进行统计学分析，当合并的数据和去除混杂因素后，计算 Peto OR 值。

纳入了 5 个随机对照研究，总计 676 例患者。其中 2 个研究比较 IVF 前对输卵管积水行腹腔镜输卵管切除术与未切除的效果[2,3]，2 个研究比较腹腔镜输卵管堵塞术、切除术与未处理的效果[4,5]，1 个研究评价 IVF 周期中行输卵管积水抽吸术的效果[6]。

Cochrane 研究中详细地描述了每个研究的特点[1]。各研究的样本从 60 至 240 人不等。4 个临床试验的患者均为腹腔镜或子宫输卵管碘油造影诊断的单侧或双侧输卵管积水，抽吸法研究中的输卵管积水是 IVF 周期中超声诊断的。研究的结果为患者首次 IVF 周期的结局。干预组与对照组患者重要的人口统计学特点相似。除输卵管抽吸术的研究外（抽吸与取卵手术同时实施），手术干预均在 IVF 周期前的 2～3 月实施。处理单侧还是双侧积水取决于患者输卵管积水为单侧还是双侧。在抽吸研究中，抽吸治疗同时给予抗生素治疗。各个研究的质量均佳。

研究结果如图 11.1 显示。纳入的研究均未报道活产率——这一主要研究结果。结果显示 IVF 前行腹腔镜下输卵管切除术治疗输卵管积水能提高持续妊娠率（Peto OR 2.14，95% CI 1.23～3.73）和临床妊娠率（Peto OR 2.31，95% CI 1.48～3.62）。由于观察腹腔镜下阻塞输卵管的持续妊娠率病例数量少，导致可信区间很宽（Peto OR 7.24，95% CI

0.87~59.57），腹腔镜下阻塞输卵管较未干预组的持续妊娠率无显著地提高，但是却有足够的依据说明临床妊娠率有显著性的提高（Peto OR 4.66，95% CI 2.47~10.01）。

输卵管阻塞与切除相比，在持续妊娠率（Peto OR 1.65，95% CI 0.74~3.71）或临床妊娠率（Peto OR 1.28，95% CI 0.76~2.14）上，无法显示出哪种手术方式更有优势。一项研究超声引导下的抽吸法处理输卵管积水的随机对照研究发现临床妊娠率没有显著的提高，并且可信区间很宽（Peto OR 1.97，95% CI 0.62~6.29）。

所有研究均提示异位妊娠率、流产率和手术并发症发生率无显著性差异。输卵管切除术组的患者平均获卵数与对照组也相当。

总之，这些随机对照研究的系统综述显示，推崇腹腔镜下输卵管切除术。输卵管阻塞术可以改善临床妊娠率，也是可行的选择，并且与输卵管切除术相比无显著性差异。

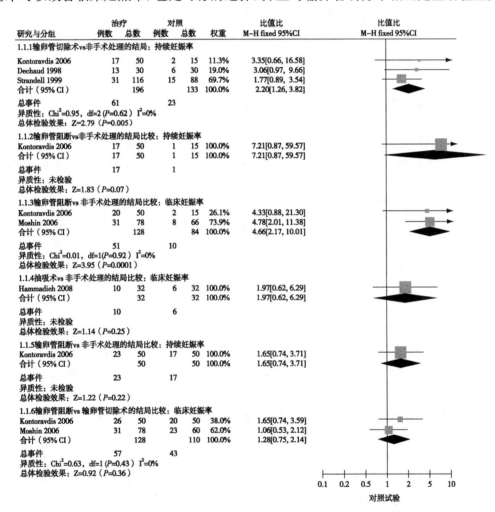

图11.1　森林图显示了IVF前行输卵管手术干预的有效性。1.1.1~1.1.4比较了手术干预与非干预组的结局。1.1.5~1.1.6比较输卵管阻塞术（对照组）与输卵管切除术（试验组）的结局。This summary of surgical treatment for tubal disease in women due to undergo IVF by Johnson N, van Voorst S, Sowter MC, Strandell A, Mol BWJ, Cochrane Database of Systematic Reviews 2010, Issue 1. Art. No.: CD002125. DOI: 10.1002/14651858.CD002125.pub3 is reproduced with permission. 经 Cochrane Collaboration 授权

关于输卵管积水抽吸术,尚有待于更多临床试验来证实。还需更大型的、更有说服力的临床试验来明确这些手术的副作用。

讨论

尽管各种治疗输卵管积水的研究越来越多,但仍有很多问题亟待解决。指南适用于绝大多数病例,而针对每个个体还应该制定个体化的治疗方案。

首先,尽管有异位妊娠的风险,年轻的输卵管积水患者首选一步法——适于输卵管重建术。更多研究应该集中于治疗标准的制定,以及这一手术与 IVF 有效性的比较。

其他输卵管积水患者应该考虑 IVF 前施行手术干预。单侧或双侧输卵管积水患者应首选腹腔镜下单侧或双侧输卵管切除术或输卵管阻塞术。根据病人情况(输卵管病变程度,合并疾患和精神心理负担)或医生情况(主要是手术技巧),选择实施输卵管切除或阻塞。评估不同输卵管阻塞方法的有效性有待于进一步研究。期待更多随机对照研究来评价抗生素治疗和超声引导下输卵管抽吸术的效果。

研究应该集中在手术能使哪种输卵管病变受益? IVF 治疗前多久实施手术干预? 单侧输卵管积水患者术后是继续等待术后自然妊娠,还是直接进入 IVF 周期?

结论

1. 输卵管积水影响 IVF 成功率。

2. IVF 前施行输卵管切除术或阻塞术可以提高临床妊娠率,是改善 IVF 成功率的一线治疗方法。

3. 女性输卵管积水的规范治疗还有许多问题有待于解决,尤其是抗生素的应用和 IVF 术前或同时行输卵管积水抽吸术的有效性,鉴于重建手术与 IVF 相抵触,甚至重建手术后的随访期间,需要明确是否需要 IVF 治疗,和何时应用 IVF 治疗。如果将来以上问题可以解决,治疗方案还需要根据患者和医生情况综合考虑。

(杨蕊 译,李蓉 校)

参考文献

1. Johnson N, van Voorst S, Sowter MC, *et al.* Surgical treatment for tubal disease in women due to undergo in vitro fertilisation. *Cochrane Database Syst Rev* 2010: CD002125.

2. Dechaud H, Daures JP, Amal F, *et al.* Does previous salpingectomy improve implantation and pregnancy rates in patients with severe tubal factor infertility who are undergoing in vitro fertilization? A pilot prospective randomized study. *Fertil Steril* 1998;**69**:1020–5.

3. Strandell A, Lindhard A, Waldenstrom U, *et al.* Hydrosalpinx and IVF outcome: a prospective randomized multicentre trial in Scandinavia on salpingectomy prior to IVF. *Hum Reprod* 1999;**14**:2762–9.

4. Kontoravdis A, Makrakis E, Pantos K, *et al.* Proximal tubal occlusion and salpingectomy result in similar inprovements in in vitro fertilisation outcome in patients with hydrosalpinx. *Fertil Steril* 2006;**86**:1642–8.

5. Moshin V, Hotineanu A. Reproductive outcome of the proximal tubal occlusion prior to IVF in patients with hydrosalpinx. *Hum Reprod* 2006;**21** (suppl. 1):i193–i194.

6. Hammadieh N, Coomerasamy A, Bolarinde O, *et al.* Ultrasound-guided hydrosalpinx apsiration during oocyte collection improves outcome in IVF – a randomized controlled trial. *Hum Reprod* 2008;**23**:1113–7.

第二篇

IVF 前行 AIH 的意义

第12章

宫腔内人工授精——适应证和效果

Willem Ombelet

前言

宫腔内人工授精（intrauterine insemination，IUI）旨在绕过宫颈黏液屏障，增加受精部位即卵子周围有活力的精子数量。洗涤过程去除了前列腺液、感染源、无活动力的精子、白细胞、未成熟生殖细胞和抗原蛋白。通过减少淋巴因子和／或细胞因子释放，以及降低活性氧化自由基的形成，这一过程可以提高精子质量。最终达到改善精子在体外和体内的受精能力的目的。

尽管大量文献报道了人工授精，但对这一常见的治疗措施的有效性仍有争议[1, 2]。本章希望能够发现 IUI 治疗的适应证和预期效果。

与 IVF 相比，IUI 是一种简单、非侵入性操作，在 3 到 4 个周期中可以获得良好成功率且不需要昂贵的设备。它是一个安全、简便的治疗方法，且风险小、易监测。所有的这些因素使很大一部分夫妇选择 IUI，而不是 IVF。

IUI 的适应证：IUI 的效果

尽管临床上 IUI 是辅助生殖医学中一种最常用的治疗方法，一项系统综述[1]发现，评价 IUI 效果的研究数量有限，并且大多数研究的样本量小。这些文献结果精确性较差且无显著性差异，可信区间过大。此外，许多研究报告不符合当前临床试验的设计、操作和报告的标准。因此结论是迫切需要开展更多的随机对照研究比较 IUI 与期待治疗、IVF的疗效。ESHRE Capri 工作组在 2009 年也得出这一结论[2]。Cochrane 图书馆中有许多发表的综述，探讨了 IUI 在宫颈因素不孕、原因不明性不孕和男性不孕治疗中的疗效[3, 4, 5]。在所有 Cochrane 综述中，关注的主要问题是使用卵巢刺激后，多胎率升高难以控制。

宫颈因素不孕

对于宫颈性不孕，逻辑上适于行 IUI。绕过宫颈就应该增加受孕的几率。一项 Cochrance 综述得出的结论是，尚无证据表明 IUI 是治疗宫颈性不孕的有效方法[3]。宫颈因素不孕似乎是罕见的不孕原因，IUI 也不是有效治疗方法。但根据 Cohlen 的研究，宫颈不孕应首选自然周期的 IUI[1]。

不明原因性不孕

对不明原因性不孕的治疗常常是经验性。一项荟萃分析发现自然周期的 IUI 和指导同房（timed intercourse，TI）的结果没有差异，因此，自然周期的 IUI 治疗不明原因性不孕是无效。当使用控制性促排卵（COH）时，IUI 的活产率比单纯的 IUI 提高[4]。促排卵周期的 IUI 妊娠率也高于 TI。不同的研究都显示，对于不明原因性不孕夫妇，三个促排卵周期的 IUI 能取得一个 IVF 周期的妊娠率，并且 IUI 的创伤和费用比 IVF 小。

男性因素不孕

在一项 Cochrance 综述中，Cohlen 等[5]发现自然周期和 COH 周期的 IUI 均优于 TI（自然周期 -IUI vs TI：OR 2.43，COH-IUI vs TI：OR 2.14）。根据这一综述，自然周期 IUI 成为治疗中度到重度男性不孕的方法，即向宫腔内注入超过 1 百万条处理后的有活力精子（inseminating motile count，IMC）。而另一项 Cochrane 综述中，尚无足够的证据表明使用或不使用 COH 周期的 IUI 效果高于 TI，无法推荐或建议 IUI[6]。依然缺乏以每个夫妇的妊娠率为主要观察指标的，比较使用或未使用 COH 的 IUI 的大样本、高质量的随机对照研究。

IUI 的风险和并发症

如果使用控制性促排卵，主要并发症依然是高比率的多胎妊娠。多胎妊娠导致发病率、死亡率及成本增加。2004 年美国的数据显示，据估计 IVF 以外的诱导排卵治疗导致了 28 912 例双胞胎和 1654 例三胎以上的妊娠，其中 371 例为四胎、甚至四胎以上。这些占当年出生的双胎的 22%、三胎的 40% 和四胎及以上妊娠的 71%。在欧洲，治疗周期仍然在增加。2001 年，15 个国家进行 52 939 个 IUI 周期；2004 年，19 个国家增加到 2001 年周期的两倍。每次授精的妊娠率超过 12%，但多胎率也增加了。2005 年，双胎率和三胎率分别为 10% 和 1%。

严密监测是必不可少的，必要时取消人工授精，改为 IVF 或在 IUI 前穿刺多余的卵泡都是合理的选择。经阴道超声引导下穿刺多余卵泡，提高了应用促性腺激素 COH-IUI 的有效性和安全性，这是替代改为 IVF 的过度刺激周期（即改为 IVF）的有效方法。另一方面，使用自然周期 IUI、克罗米芬或小剂量促性腺激素方案也是避免促排卵后发生不可接受的高多胎率的有效方法。减胎应是最后的选择。

这些方法能将卵巢过度刺激综合征（OHSS）风险降低到几乎为零。

ART 的费用

与 IVF 相比，宫腔内人工授精似乎是一种成本效益更优的方法，如果符合以下条件：①至少有一侧输卵管通畅；②处理后的精液中至少有 1 百万条以上活精子；③多胎率降低到一个合理的比例，这意味着等于或低于 IVF 的多胎率。荷兰、英国和美国的研究清楚地表明，对于原因不明的和轻度的男性因素不孕，刺激周期的 IUI 较 IVF 成本效益更佳。

宫腔内人工授精作为一线治疗：预期的结果是什么

在男性不孕夫妇中，选择进行 IUI 或 IVF/卵胞浆内单精子显微注射技术（intracytoplasmic sperm injection，ICSI）助孕时，人们感兴趣的是需要确定一个精液参数的临界值，在此界值之上，完全可以用 IUI 代替 IVF/ICSI。根据文献报道，IMC 和精子形态是预测 IUI 结局最有价值的精子参数。随着 IMC 增加，妊娠率有增加趋势，但 IUI 助孕成功的临界值在 0.3 百万到 2 百万之间。根据一些荟萃分析结果，虽然缺乏前瞻性随机对照研究，通常认为 5% 形态正常的精子（按照严格的 Tygerberg 标准）和精液处理后 1 百万条活动的精子（IMC）是预测 IUI 成功率的临界值。根据我们的经验，1 百万（IMC）的临界值是选择 IUI 患者的有价值的指标，即使形态评分低于 5% 的情况也可以。

以此界值为据，使用克罗米芬或低剂量促性腺激素或重组卵泡刺激素（recFSH）行三个 IUI 周期的累积持续妊娠率似乎与一个 IVF 周期（25～30%）的媲美。但是临床实践与科学知识常常是相互矛盾的。世界各地的大多数 IVF 中心仍然没有将 IUI 作为一线的治疗方法，即使输卵管通畅，精液处理后有超过 1 百万条的活动精子。建立在循证医学基础上的耐心咨询和考虑到夫妇、社会的成本效益是医生必须谨记的，也是非常重要的。

年龄与 IUI 成功

根据 Brucker 和 Tournaye[1] 的综述，37 岁以上女性的成功率下降。但尽管如此，仍鼓励 40 岁以上妇女进行 IUI 治疗，行供精人工授精的女性甚至延长到 42 岁。总的来说，超排卵的 IUI 较自然周期的 IUI 结局更佳，但是超过 37 岁的妇女自然周期的 IUI 结局更佳。当女性伴侣的年龄超过 35 岁时，文献报道男性的年龄会起协同作用，增加不利的影响。

影响 IUI 成功的其他因素

理论上，由于注射绒促性素（hCG）后诱发的排卵是呈波状的，不是同步发生的，在同一 IUI 周期实施两次连续的人工授精，有望提高妊娠的几率。基于两个临床研究结果，两次 IUI 没有比单次的显示出显著的优势，尽管仍需要一个大样本随机对照研究来比较单次 IUI 与两次 IUI 的效果。三维图像比准确的测量子宫内膜厚度和（或）多普勒测量的螺旋和子宫动脉血流能更好地预测 IUI 的妊娠结局，不应因为内膜厚度不够而取消 IUI 治疗。根据一项 Cochrane 综述，尚无足够证据去推荐任何一种特定的精子洗涤技术方法。通过比较精子参数的研究结果提示梯度法更优，但由于缺乏大样本高质量的随机对照研究难以得到确切结论。精子制备时添加的物质，如己酮可可豆碱、抗氧化剂等，是否能改善结局仍不确定，当然也无法证实。文献报道，当精液处理时加入血小板活化因子，非男性因素的不孕夫妇的 IUI 妊娠率有显著的提高。

IUI 导管类型不影响 IUI 结局，禁欲的时间似乎对 IUI 结局也没有重要影响。

结论

相信 IUI 的未来取决于我们是否有能力将多胎率降低到一个可接受的水平上，这无疑是最重要的挑战。对于大多数宫颈性不孕、原因不明和轻度男性不育症，首选自然周期指导同房。如果不成功，对于至少一侧输卵管正常且精液处理后有超过 1 百万条精子的大多数夫妇，IUI 依然为一线治疗方法。对于这类患者，直接选择辅助生殖技术，如 IVF 和 ICSI 这类有创伤和成本效益低的方法是不明智的。

（李蓉 译，鹿群 校）

参考文献

1. Artificial Insemination: an update (Eds Ombelet W & Tournaye H). *Facts, Views & Vision in ObGyn* 2010;**2**:1–67. www.fvvo.eu

2. ESHRE Capri Workshop Group. Intrauterine insemination. *Hum Reprod Update* 2009;**15**: 265–77.

3. Helmerhorst FM, van Vliet HA, Gornas T, *et al*. Intrauterine insemination versus timed intercourse for cervical hostility in subfertile couples. *Cochrane Database Syst Rev* 2005: CD002809.

4. Verhulst SM, Cohlen BJ, Hughes E, *et al*. Intra-uterine insemination for unexplained subfertility. *Cochrane Database Syst Rev* 2006:CD001838.

5. Cohlen BJ, Vandekerckhove P, te Velde ER, *et al*. Timed intercourse versus intra-uterine insemination with or without ovarian hyperstimulation for subfertility in men. *Cochrane Database Syst Rev* 2000;**2**: CD000360.

6. Bensdorp AJ, Cohlen BJ, Heineman MJ, *et al*. Intra-uterine insemination for male subfertility. *Cochrane Database Syst Rev* 2007:CD000360.

第13章　什么是最优的超促排卵方案?

Anthony J. Rutherford

前言

　　尽管世界上第一例试管婴儿路易斯·布朗是由自然周期的单卵经体外受精孕育而来，诱导多个卵泡发育的促排卵治疗已成为 IVF 过程中的主要部分。有可移植的胚胎和选择质量最佳的胚胎移植的理念是全世界公认的常规。初期的促排卵方案是单独使用尿促性激素或者联合应用克罗米芬或他莫希芬此类的口服抗雌激素药物。在这些方案中，垂体仍然有功能，需要频繁的血清监测，以发现散发性促黄体生成素（LH）峰。一旦出现 LH 峰，需要重新安排取卵日程；如果 LH 峰出现过早或者不足，这个周期就被取消了。Porter 和 Craft 首先报道了，在 IVF 周期中应用促性腺激素释放激素激动剂（GnRHa），从而降低了这种风险。在 20 世纪 80 年代末期，GnRHa 应用于临床，展现了引人注目的效果，大大提高了临床妊娠率并降低了周期取消数。而十年后，GnRH 拮抗剂应用于临床，形成了更简单、使用时间更短，更有利于患者的方案。如今，许多 IVF 中心采用 GnRH 拮抗剂和激动剂联合使用的方案。本章将简述超促排卵的生理机制以及过去 25 年中促排卵方案的发展史，为临床医师实施个体化促排卵方案提供了循证医学依据。

生理机制

　　初级卵泡经过长达 80～90 天的生长，形成在月经周期中可见的、且对促卵泡刺激素（FSH）敏感的 2～4mm 小窦卵泡。在一个正常月经周期中，FSH 水平升高始于两次连续的月经周期中间。最初的时候，一部分窦卵泡可以突破诱发排卵的 FSH 阈值并开始生长，这一时期维持续的中位天数为 6 天左右。由于升高的雌激素和抑制素 B 水平对垂体的负反馈作用，FSH 水平开始降低，对 FSH 最敏感的卵泡持续生长，形成优势卵泡，而其余的逐渐闭锁。大多数女性的优势卵泡在月经周期的第 7 天出现，直径在 10mm，它比其余窦卵泡拥有更多的 FSH 受体，还有 LH 受体，这能使它不受 FSH 降低的影响、继续生长。在这种早期生长环境中，LH 能刺激卵泡膜细胞中的雄激素底物生成，进而促进颗粒细胞产生雌激素。

　　所有的 IVF 促排卵方案都试图拓宽 FSH 窗，以求更多的窦卵泡能突破 FSH 阈值，这一过程称为募集，此后继续支持卵泡发育至成熟。

GnRHa 与垂体促性腺细胞的 LH 释放激素（LHRH）表面受体紧密结合，在药物—受体复合物内在化之前，引起所有储存的促性腺激素的释放。与内源性 LHRH 不同的是，垂体受体与 GnRHa 在细胞内紧密结合，这一过程大约长达 11 天，之后垂体细胞失去大部分的细胞表面受体，这一过程被称为脱敏或降调。可以通过喷鼻剂、每日皮下注射或每月注射一次的长效制剂给予 GnRHa。相反，GnRH 拮抗剂仅与垂体促性腺激素细胞的表面受体结合，阻断它的功能。当停止使用拮抗剂后，这一特性使垂体很快的恢复功能。

促排卵方案

使用哪种促性腺激素？

外源性 FSH 来源于尿液以及重组生物制品（详见表 13.1），这两种途径都可以制备高纯度的促性腺激素。尿促性腺激素通常不是单一效应的，具有 hCG 来源的有限的 LH 样活性。也有重组的 LH 和 hCG。在临床上，选择不同促性腺激素制剂是否会造成不同的结局一直存在着极大的争议[1]。尽管早期的研究提示应用含有 LH 活性的制剂获得的优质胚胎显著的增加和较高的持续妊娠率，2010 年发表的最新的荟萃分析，纳入了 16 项研究，共 4040 个患者，得出的结论是：无论应用哪种制剂，在临床妊娠率上没有显著性差异[2]。然而，大多数的研究表明应用重组制剂获卵量多[3]。另外，现实问题是 GnRHa 对垂体不同程度抑制可能造成内源性 LH 水平过低，无法满足雄激素底物合成的需要。当使用具有长期抑制作用的长效激动剂时，应用含有 LH 活性的制剂是明智的。此外，一些研究表明在晚卵泡期添加 LH 对那些卵巢储备功能低下的女性是有帮助的（详见 18 章）。

当优势卵泡形成后，它具有 LH 受体，可在外源性 LH 的作用下持续生长，近期有学者证实这一理论。在应用拮抗剂方案的女性中开展的一项初步研究，当最少有 6 个直径大于 12mm 的卵泡，并且雌激素水平高于 600ng/L 时，给予 200IU 的 hCG 替代重组 FSH，发现显著地缩短了促排卵时间，降低了 FSH 使用的总剂量，并未影响研究组的 37% 持续妊娠率。当然，这些鼓舞人心的结果需要更多的研究来证实。

重组生物学的发展促进了一种新的 FSH 分子融合物产生，它含有 α 亚基和 β 亚基，其中 β 亚基由 hCGβ 亚基粘附于羧基末端肽修饰而成。这样就形成了长效的 FSH 制剂，半衰期延长了 2 倍。这种新的分子称为绒促卵泡素 α（Corifollitropin alfa，先灵葆雅），拥有重组 FSH（rFSH）类似的药效学，可以启动和维持卵泡生长达一个星期之久。数学模型显示，长效 FSH 的作用剂量取决于女性的体重，60kg 以下的妇女需要 100μg 的剂量，60kg 以上体重需要 150μg。Engage 试验（n = 1506）在固定启动剂量的拮抗剂促排卵方案中，比较了应用绒促卵泡素 α 和传统重组 FSH（促卵泡素 β）的作用。自第八天起使用 rFSH，直至卵泡达到使用 hCG 的标准。两组的促排卵时间、获卵量以及妊娠率都相近。另一需要关注的是卵巢过度刺激综合征（OHSS）发生的可能性，这两组经过仔细筛选的试验参与者的 OHSS 发生率相近。

虽然大部分关于不同促性腺激素制剂比较的研究采用的是 GnRHa 方案，最近 GnRH 拮抗剂的研究也显示了类似的效果。因此，有理由推断大多数情况下医生和病人决定选择何种制剂。

表 13.1　目前 IVF 临床中常用的促性腺激素

重组促性腺激素	商品名	类型
促卵泡素 α	果纳芬	FSH
促卵泡素 β	普丽康	FSH
黄体生成素 α	路福瑞	LH
促卵泡素 α & 黄体生成素 α	倍孕力	FSH & LH
人绒促性激素 α	艾泽	hCG
绒促卵泡素 α	?	FSH CTP
尿促性激素		
促生育素	注射尿促性激素	FSH、LH 活性
	美诺孕	FSH、LH 活性
尿促卵泡素	福特蒙	FSH
	欧迪	FSH
绒促性腺素	Choragon	hCG
	保健宁	hCG

使用剂量是多少？

超促排卵需要足量的 FSH 以超过 FSH 阈值，实现多卵泡发育，这一剂量存在个体差异。剂量不足会减少成功几率，而用量过大会增加 IVF 治疗最严重的副作用——OHSS 发生的风险。每个临床中心的 FSH 启动剂量不同，通常是每天使用 100～250IU，高龄女性要适当的增加剂量。需要根据影响促排卵效果的各种因素，如吸烟、窦卵泡计数（AFC）、卵巢体积减小和年龄的增大，来确定使用剂量。个体化 FSH 用量，实现了更高的临床妊娠率和更低的 OHSS 发生率。由于 BMI 指数较大的女性要达到与正常人类似的促排卵效果需要更高剂量的 FSH，体重指数也是决定 FSH 用量的另一个重要参数。如今可以使用一些能更准确反映卵巢功能的指标包括抗苗勒管激素（AMH）和 AFC 联合来确定最合适的剂量。近期的一项荟萃分析提示，年龄小于 39 岁且排卵正常的女性，最佳启动剂量为每天 150IU/L。这一剂量使获卵率、临床妊娠率、胚胎冷冻保存率与降低 OHSS 发生率达到最佳平衡[2]。虽然随着年龄增长而增加 FSH 的用量已成为临床常规，但这并不能弥补年龄相关的获卵量下降。有证据表明，在卵巢储备功能下降的女性中，FSH 的剂量增至 300IU 以上似乎不能带来任何益处。

根据多囊卵巢综合征（PCOS）女性的诱导排卵方案，提出了 IVF 促排卵的递减方案，采用较高剂量的 FSH 启动，以募集最初的一批卵泡，五天后降低 FSH 的剂量，关闭 FSH 窗，从而停止进一步募集更多的小卵泡，以降低患 OHSS 的风险。尽管有充分理论依据，但尚无确凿的证据来支持这种方案。

什么时间开始促排卵？

超促排卵的原则是让 FSH 窗持续开放，以募集一批卵泡。在 GnRHa 周期中，需先根据低血清雌激素水平或超声观察到薄的子宫内膜以及无卵巢活动来确定垂体出现降调节,然后开始促排卵。在垂体功能正常的女性,如拮抗剂周期,通常在周期第二天开始使用 FSH。然而,最晚在第七天开始使用 FSH,尽管发育的卵泡数量较少,仍然可以实现多个卵泡发育。这一重要的发现为降低 OHSS 发生风险和减少大量多余的卵母细胞、胚胎的微刺激方案奠定了基础。

传统的促排卵方案和温和的促排卵方案,哪一个更好?

越来越多的证据表明,与传统方案相比,温和促排卵方案在各个方面都占优势。与获得十个卵的传统方案相比,温和促排卵方案虽然获得五个卵,但的确达到了获卵量更少,种植率最佳的效果。近期的两个研究表明,虽然传统的高剂量方案会产生更多的卵母细胞,形成更多的胚胎,但是进一步研究发现非整倍体常见,最终这两种方案的整倍体胚胎的数量相似。与自然周期相比,传统促排卵方案产生的高浓度甾类激素,会对子宫内膜的容受性产生负面影响。如果实施温和促排卵方案联合单胚移植,现已证实比传统刺激方案的每个活产儿的性价比更高,并且取代了长期以来的两个胚胎移植。总之,温和促排卵方案对患者更有利,需要的药物更少,并发症如 OHSS 的发生率更低。

什么时间使用 hCG?

大约在取卵前 34～36 小时注射人绒毛膜促性腺激素,启动一系列级联反应,实现卵母细胞最后成熟即形成 MII期卵母细胞所必须的减数分裂和排卵。尚无证据表明重组 hCG(剂量:6500IU)比尿源性 hCG(剂量:5000～10 000IU)更有效。在应用拮抗剂方案中,有明显 OHSS 患病率风险的女性,一次性使用 GnRHa 刺激存储的 LH 释放,形成 LH 峰,激发排卵。虽然这样可能会降低了 OHSS 发生的风险,但本周期行自体胚胎移植的妊娠率会显著的降低。然而,这种方法已经在供卵周期成功的应用。

选择哪种 GnRH 类似物?

目前,大多数的促排方案采用 GnRHa 或 GnRH 拮抗剂来阻断 LH 峰[4]。最常用的激动剂方案中,在启动促排卵前有长达 10～14 天的降调期,称为长方案。激动剂可以在早卵泡期或者黄体中期开始使用,两个时间段的效果相同。激动剂持续应用到使用 hCG 时。虽然长效制剂因过度抑制而需要加大促性腺激素的剂量,但所有的激动剂获得的持续妊娠率都相近。

GnRH 拮抗剂方案常用的两种方案,一是固定方案在促排卵的第六天开始使用,二是灵活方案在优势卵泡长至 14mm 时应用。这两种方案同样有效。使用拮抗剂方案的潜在缺陷是依赖于自然周期,很难有计划的安排工作。这一缺陷可以通过应用口服避孕药进行预处理来解决(详见第 16 章)。使用口服避孕药的时间是弹性的,应在开始促排卵前五天停止服用口服避孕药。

关于这两种方案的更详细的比较参见第 15 章。总之,最近一项荟萃分析证实,与拮抗剂周期相比,尽管应用 GnRHa 获得了更多卵,但二者的整体活产率没有差异(OR 0.86,95% CI 0.72～1.02)。激动剂周期因为用药时间长,包括应用 GnRH 类似物和 FSH 的使用时间,注定对患者不利。另外,应用拮抗剂能显著地降低 OHSS 住院率(OR 0.46,95% CI 0.26～0.82)。

克罗米芬联合hMG

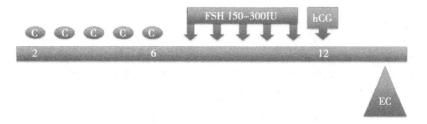

改良克罗米芬联合hMG

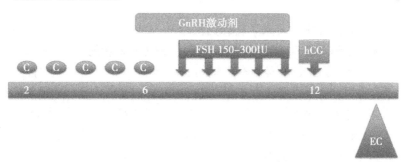

标准GnRH拮抗剂

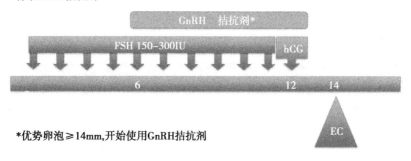

*优势卵泡≥14mm,开始使用GnRH拮抗剂

标准的GnRH激动剂

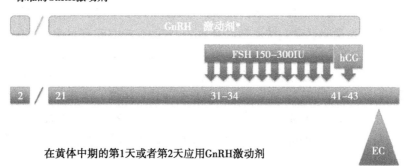

在黄体中期的第1天或者第2天应用GnRH激动剂

图 13.1 控制性超促排卵方案的比较

特殊适应证的方案

生育力的保存

进行放疗或者化疗治疗的患者面临着丧失卵巢功能的局面,需要在短时间内存储卵母细胞或胚胎以保留生育力。大多数的 IVF 方案有周期依赖性。在那些已经应用口服避孕药的患者,一项改良的拮抗剂方案可能是最具有时效性的方案,所需的促性腺激素剂量取决于年龄。可以在取卵后开始放疗或化疗。这将在第 45 章详细讨论。

多囊卵巢综合征

多囊卵巢给 IVF 的促排卵带来了特殊的挑战——OHSS 的高风险。需要住院治疗的严重 OHSS 的发病率通常波动在 1%~2%,但是在 PCOS 患者的严重 OHSS 发病率增加至 5% 左右。这是由于 PCOS 人群含有大量的 FSH 阈值相似的窦卵泡,导致了多卵泡发育。需要审慎的应用 FSH,采用较低的启动量(100IU)开始,并且严密监测。GnRHa 方案的引进为那些容易出现早发性 LH 峰的 PCOS 患者的 IVF 带来了巨大的变革。尽管大多数比较 GnRH 类似物的 IVF 方案都排除了 PCOS 女性,并且比较性研究量少,但没有足够的有说服力资料能得出最终的结论。然而,PCOS 妇女发生 OHSS 的风险显著的增高,应用拮抗剂周期似乎是明智的选择。此外,添加二甲双胍似乎能显著地降低发生 OHSS 的风险(详见第 9 章)。

严重的子宫内膜异位症

与输卵管因素不孕的女性相比,患严重的子宫内膜异位症女性的妊娠率更低。三个小规模的研究提示,在促排卵前使用长效的 GnRHa 3~6 个月可以提高临床妊娠的几率。这一结论尚需开展大规模试验来证实(详见第 10 章)。

低反应者

经过卵巢储备功能试验判定的或既往的 IVF 治疗中对促排卵反应不良的卵巢储备下降的妇女仍是非常棘手的问题。虽然尝试了很多治疗,几乎没有措施被证实是成功的,根本性的问题在于卵巢功能衰退无法逆转。事实上,有些已经回归到自然周期的 IVF,并在年轻的女性取得了一定的效果。通常使用稍高剂量的促性腺激素(不超过 300IU 的 FSH,详见上文)和 LH 活性的药物,然而最近的一篇综述表明,除了在整个促排卵期间添加生长激素治疗,在促排卵方案中没有任何处理措施能影响 IVF 结局。然而,一些小型研究证实使用生长激素后活产率增加(OR 5.22, 95% CI 1.09~24.99)。鉴于考虑到费用和添加生长激素治疗尚存质疑,在有更好的证据证实生长激素的益处之前,不应使用[5](详见第 19 章)。

结论

在过去的 25 年中,IVF 的促排卵方案有了长足的进展,并且有了很多可供选择的药物。随着更复杂的技术诞生，使我们能更精细的观察子宫内膜和胚胎，我们对超促排卵对卵巢和子宫生理潜在影响的理解已经发生了变化。能够明确的是，简单、对患者更有利的方案是更安全、也能有效的节约成本。

（李阳 译，鹿群 校）

参考文献

1. Lehert P, Schertz JC, Ezcurra D. Recombinant human follicle-stimulating hormone produces more oocytes with a lower total dose per cycle in assisted reproductive technologies compared with highly purified human menopausal gonadotrophin: a meta-analysis. *Reprod Biol Endocrinol* 2010;**8**:112.

2. Sterrenburg MD, Veltman-Verhulst SM, Eijkemans MJC, *et al.* Clinical outcomes in relation to the daily dose of recombinant follicle stimulating hormone for ovarian stimulation in in vitro fertilization in presumed normal responders younger than 39 years: a meta-analysis. *Hum Reprod* 2011;**17**:184–96.

3. Devroey P, Boostanfar R, Koper NP, *et al.* A double-blind, non-inferiority RCT comparing corifollitropin alfa and recombinant FSH during the first seven days of ovarian stimulation using a GnRH antagonist protocol. *Hum Reprod* 2009;**24**:3063–72.

4. Kolibianakis EM, Collins J, Tarlatzis BC, *et al.* Among patients treated for IVF with gonadotrophins and GnRH analogues, is the probability of live birth dependent on the type of analogue used? A systematic review and meta-analysis. *Hum Reprod Update* 2006;**12**:651–71.

5. Kyrou D, Kolibianakis EM, Venetis CA, *et al.* How to improve the probability of pregnancy in poor responders undergoing in vitro fertilization: a systematic review and meta-analysis. *Fertil Steril* 2009;**91**:749–66.

第14章　FSH 与 hMG：促性腺激素的选择

Hesham Al-Inany, Hamdy Azab 和 Walid El Sherbiny

前言

促性腺激素在不孕症患者的促排卵治疗广泛应用。20 世纪 70 年代，尿源性人绝经期促性腺激素（human menopausal gonadotropin, hMG）是不孕症治疗中应用最广泛的促性腺激素，含有 1∶1 比例的卵泡刺激素（FSH）与黄体生成素（LH），还有一些尿源性蛋白。多年后，研发了能选择性结合 FSH 分子的高度特异性的单克隆抗体，从而去除了未结合尿蛋白和 LH，由此生产出了高纯度的促卵泡素（FSH-HP）[1]。因此，它的 FSH 含量、类型与尿源性促性腺激的 FSH 类型一致，唯一的差异在于 LH 和尿蛋白的含量。在 90 年代中期，引进了重组 FSH，这是促性腺素制品里程碑似的产品[2]。进入 21 世纪后，含有 LH 样活性的人绒毛促性腺激素（hCG）的 HP-hMG 被推向市场，代替了传统的 hMG。近期一种长效的注射针剂—绒促卵泡素 α 被批准出售。

检验不同促性腺激素制剂的主要效能终点是获卵数[3]。这是源于获卵数是促排卵直接目标，且是最容易监测的参数。然而，妊娠率是不孕症治疗的最终目标，抱婴回家率是区分药物效能的理想参数[4]。

比较重组 FSH（recombinant follicle stimulating hormone, rFSH）和 hMG 两者的效能，先比较诱导排卵的效果，然后再比较 IVF 或者 ICSI 周期中超促排卵的效果。此外，冷冻多余的胚胎，在新鲜胚胎移植失败后，再移植冷冻 / 复苏的胚胎已经成为临床常规。因此，我们也要通过冻融周期来比较 rFSH 和 hMG 的效果。由于花费是决策者考虑的重要因素，也应考虑成本效率。

诱导排卵的选择

在一项随机对照试验（RCT）中，发现应用 HP-hMG 诱导世界卫生组织（World Health Organization, WHO）Ⅱ 型无排卵女性的排卵率和应用 rFSH 的相近。它的黄体生成素的作用影响了卵泡发育，导致中等大小的卵泡数较少[5]。然而，鉴于诱导排卵的目的是诱导一到两个卵泡，尚缺乏合适的随机对照试验比较不同促性腺激素诱导排卵的能力。因此，没有足够的证据表明哪一种制剂优于另外一种，除非在低促性腺激素女性（WHO Ⅰ 型无排卵）中，应该使用 hMG 弥补 FSH 和 LH 的缺乏[6]。

IVF/ICSI 周期中比较 hMG 和 rFSH

Al-Inany 等开展了一项纳入 12 个临床试验的荟萃分析，比较了 hMG 和 rFSH 的效果，发现 hMG 组的活产率显著地高于 rFSH 组（OR 1.20，95% CI 1.01～1.42），但是卵巢过度刺激综合征（OHSS）发生率无显著性差异（OR 1.21，95% CI 0.78～1.86）。与 hMG 组相比，rFSH 组的治疗时间短和使用总剂量显著的降低[4]。

为了明确使用 HP-hMG 后妊娠率的提高是否是源于 HP-hMG 的类 LH 活性，Al-Inany 等又开展了另一项比较 HP-hMG 和 rFSH 的荟萃分析[4]。HP-hMG 组的临床妊娠率高于 rFSH，并且达到了临界的统计学差异（OR 1.21，95% CI 1.00～1.45）。IVF 周期的亚组分析显示，HP-hMG 组的持续妊娠率 / 活产率显著的高于 rFSH 组（OR 1.31，95% CI 1.02～1.68）。另一方面，ICSI 周期中两组的持续妊娠率 / 活产率基本相同（OR 0.98，95% CI 0.7～1.36）。基于这些数据，对于那些拟采用 IVF 授精的患者，首选 HP-hMG。

另一项荟萃分析表明，与 rFSH 相比，hMG 能显著地提高活产率（RR 1.18，95% CI 1.02～1.38，$P = 0.03$）。该研究人群活产率的汇集风险差（risk difference，RD）是 4%（95% CI 1～7%）。同样，hMG 的临床妊娠率比 rFSH 增加（RR 1.17，95% CI 1.03～1.34）。但在促性激素使用量、自然流产、多胎妊娠、周期取消和 OHSS 的发生率上无显著性差异[9]。

成本效益分析

一项在发展中国家开展的关于应用 hMG 和 rFSH 的成本效益比较性研究表明，hMG 的性价比高[10]。另一项比较 HP-hMG 和 rFSH 的新鲜和冷融 IVF 周期（一个新鲜周期和随后的两个新鲜周期或有冷冻胚胎的冻融周期）的成功率和经济成本，再次证实这一结论。HP-hMG 和 rFSH 每个 IVF 周期的平均花费分别为 5393 英镑和 6269 英镑（资助一项额外治疗的待治疗数为 7；$P < 0.001$）。按孕产妇和新生儿的成本效益分析，使用 HP-hMG 的每个 IVF 婴儿出生的费用中位数为 11 157 英镑，而 rFSH 的为 14 227 英镑（$P < 0.001$）。改变模型参数后，概率灵敏度分析依然显示应用 HP-hMG 是节约成本的[11]。

关于冻融胚胎的比较

除了近期的一项分析激动剂降调长方案随机对照试验的荟萃分析，发现使用 HMG 和 rFSH 在活产率或持续妊娠率没有显著性差异（OR 0.43，95% CI 0.15～1.23）外，关于使用 hMG 和 rFSH 促排卵后的冻融胚胎移植（frozen-embryo transfers，FET）的效率尚未进行深入的研究。

拮抗剂方案中 hMG 和 FSH 的比较

Bosch 及其同仁开展了一项随机试验，旨在比较拮抗剂周期中 HP-hMG 和 rFSH 的效果。发现二者每个启动周期的持续妊娠率无显著性差异（分别为 35.0% 和 32.1%，$P = 0.61$）。Requena 及其同仁比较了拮抗剂周期中使用 HP-hMG、rFSH 以及两者联合应用促排卵的效果，发现使用 HP-hMG 促排卵方案患者的优质胚胎 / 获卵率的比率和冷冻胚胎的比率高，但是各组持续妊娠率无显著性差异。因此可以推测，在拮抗剂方案中应用 hMG

和 rFSH 在持续妊娠率上无显著性差异。目前尚无比较两种方案的成本效益的研究。

低反应患者

一项随机对照试验比较卵巢低反应患者联合应用 rFSH、rLH 和单纯应用 rFSH 的效果，发现两组在妊娠率、流产率或严重的卵巢过度刺激征的发病率上无显著性差异[13]。另一项研究纳入了 240 个低反应人群的 GnRH 拮抗剂周期，其中 153 个周期进展到取卵阶段。其中 75 名患者接受 rFSH 促排卵，66 名患者采用 hMG 联合 rFSH 的方案。在年龄小于 40 岁的患者中，两组的治疗剂量和持续时间、获卵量以及胚胎数目上无显著性差异。而在年龄大于 40 的患者中，促排卵过程中添加 LH 组的获卵量显著地减少，从而使受精卵的数量相应减少。二组的种植率和临床妊娠率无显著性差异[14]。因此，有证据表明在卵巢低反应的女性添加重组 LH 治疗无益。

绒促卵泡素 α

近来推荐使用一种长效的 rFSH—绒促卵泡素 α 取代 IVF/ICSI 周期的控制性促排卵中每日注射的 rFSH。由于它启动和维持多个卵泡发育达一周时间，单次的 ELONVA 皮下注射可以代替 rFSH 的前七次注射。尽管尚无随机对照试验来比较它和 hMG 的效果，但最近进行的 ENSURE 随机对照试验证实，它与每日使用的 rFSH 的疗效相近（OR 1.47，95% CI 1.08～2.02）[15]。目前尚无证据说明它比其他促性腺激素更有效或者更安全。

促性腺激素在男性不孕症中的应用

男性特发性不育的治疗是经验性治疗。hMG 和 rFSH 用于改善男性特发性不育的精子的各项参数，以增加妊娠率。四项随机对照研究纳入了 278 名参与者，但各研究样本量均小，并且在随访时间上差异很大，也没有报道活产率或者流产率。与使用安慰剂或者不治疗相比，经过完整的三个月促性腺激素治疗的夫妻妊娠率显著地提高（OR 4.17，95% CI 1.30～7.09）。然而，尚无随机对照试验比较 hMG 和 rFSH 治疗特发性男性不孕症的效果。

（李阳 译，鹿群 校）

参考文献

1. Zafeiriou S, Loutradis D, Michalas S. The role of gonadotropins in follicular development and their use in ovulation induction protocols for assisted reproduction. *Eur J Contracept Reprod Health Care* 2000;**5**:157–67.

2. Out HJ, Driessen SGAJ, Mannaerts BMJL, *et al.* Recombinant follicle-stimulating hormone (follitropin beta, Puregon) yields higher pregnancy rates in in vitro fertilization than urinary gonadotropins. *Fertil Steril* 1997;**68**:138–42.

3. Out HJ Mannaerts BMJL, Driessen SGAJ, *et al.* Recombinant follicle stimulating hormone (rFSH;Puregon) in assisted reproduction: more oocytes, more pregnancies. Results from five comparative studies. *Hum Reprod Update* 1996;**2**:162–71.

4. Al-Inany H, Aboulghar M, Mansour R, Serour G. Meta-analysis of recombinant versus urinary-derived FSH: an update. *Hum Reprod* 2003;**18**:305–13.

5. Platteau P, Andersen AN, Balen A, *et al*. Similar ovulation rates, but different follicular development with highly purified menotrophin compared with recombinant FSH in WHO Group II anovulatory infertility: a randomized controlled study. *Hum Reprod* 2006;**21**:1798–804.

6. Krause BT, Ohlinger R, Haase A. Lutropin alpha, recombinant human luteinizing hormone, for the stimulation of follicular development in profoundly LH-deficient hypogonadotropic hypogonadal women: a review. *Biologics* 2009;**3**:337–47.

7. Al-Inany HG, Abou-Setta AM, Aboulghar MA, Mansour RT, Serour GI. Efficacy and safety of human menopausal gonadotrophins versus recombinant FSH: a meta-analysis. *Reprod Biomed Online* 2008;**16**:81–8.

8. Al-Inany HG, Abou-Setta AM, Aboulghar MA, Mansour RT, Serour GI. Highly purified hMG achieves better pregnancy rates in IVF cycles but not ICSI cycles compared with recombinant FSH: a meta-analysis. *Gynecol Endocrinol* 2009;**25**:372–8.

9. Coomarasamy A, Afnan M, Cheema D, *et al*. Urinary hMG versus recombinant FSH for controlled ovarian hyperstimulation following an agonist long down-regulation protocol in IVF or ICSI treatment: a systematic review and meta-analysis. *Hum Reprod* 2008;**23**:310–5.

10. Al-Inany HG, Abou-Setta AM, Aboulghar MA, Mansour RT, Serour GI. HMG versus rFSH for ovulation induction in developing countries: a cost-effectiveness analysis based on the results of a recent meta-analysis. *Reprod Biomed Online* 2006;**12**:163–9.

11. Wex-Wechowski J, Abou-Setta AM, Kildegaard Nielsen S, Kennedy R. HP-HMG versus rFSH in treatments combining fresh and frozen IVF cycles: success rates and economic evaluation. *Reprod Biomed Online* 2010;**21**:166–78.

12. Al-Inany HG, Van Gelder P. Effect of urinary versus recombinant FSH on clinical outcomes after frozen-thawed embryo transfers: a systematic review. *Reprod Biomed Online* 2010;**21**:151–8.

13. Barrenetxea G, Agirregoikoa JA, Jiménez MR, *et al*. Ovarian response and pregnancy outcome in poor-responder women: a randomized controlled trial on the effect of luteinizing hormone supplementation on in vitro fertilization cycles. *Fertil Steril* 2008;**89**:546–53.

14. Chung K, Krey L, Katz J, Noyes N. Evaluating the role of exogenous luteinizing hormone in poor responders undergoing in vitro fertilization with gonadotropin-releasing hormone antagonists. *Fertil Steril* 2005;**84**:313–8.

15. Devroey P, Boostanfar R, Koper NP, *et al*. A double-blind, non-inferiority RCT comparing corifollitropin alfa and recombinant FSH during the first seven days of ovarian stimulation using a GnRH antagonist protocol. *Hum Reprod* 2009;**24**:3063–72.

16. Fatemi HM, Oberyé J, Popovic-Todorovic B, *et al*. Corifollitropin alfa in a long GnRH agonist protocol: proof of concept trial. *Fertil Steril* 2010;**94**: 1922–4.

17. Attia AM, Al-Inany HG, Farquhar C, Proctor M. Gonadotrophins for idiopathic male factor subfertility. *Cochrane Database Syst Rev* 2007;**4**: CD005071.

V. Vloeberghs, C. Blockeel and P. Devroey

第15章　促排卵：激动剂还是拮抗剂？

前言

在过去 30 年中，生殖医学取得了长足进步。1978 年诞生的第一例 IVF 婴儿来自于自然周期，而今天的患者却常规接受促排卵治疗，诱导多个卵泡发育并抑制内源性的黄体生成激素（LH）峰。

促性腺激素和促性腺激素释放激素（GnRH）类似物的使用，形成了多种促排卵方案，改善了治疗结局。

GnRH 类似物有两种：自 80 年代中期用于标准的 IVF 方案的 GnRH 激动剂，以及稍晚些出现的 GnRH 拮抗剂。

我们在一直探寻能为患者提供最佳关怀的"理想"促排卵方案，即一种既能减少治疗负担、风险和痛苦，又能保持 IVF 以及卵胞浆内单精子显微注射技术（ICSI）成功率的方案。

作用机制

GnRH 激动剂用于阻止因多卵泡发育而出现的月经中期 LH 峰已有 20 年以上的历史。长方案中，GnRH 激动剂在黄体中期（D21）或月经的第 1 天开始使用。GnRH 激动剂与垂体的受体结合，最初会引起 FSH 和 LH 大量释放（flare-up 效应），并且会增加 GnRH 受体数量（上调）。然而，延长使用时间后，GnRH 激动剂 / 受体复合物占据主导地位，伴随着 GnRH 受体数量减少（降调）。因此，垂体对 GnRH 的刺激耐受，导致循环中促性腺激素降低。通常大约在 GnRH 激动剂治疗 2 周后出现垂体脱敏，此后，开始使用外源性的促性腺激素促排卵。

在 21 世纪初，GnRH 拮抗剂才应用于辅助生殖技术领域，它采用完全不同的机制抑制促性腺激素的释放。GnRH 拮抗剂通过竞争性机制阻断 GnRH 受体，从而阻止内源性的 GnRH 峰对垂体脉冲式的作用。促性腺激素的分泌会在应用拮抗剂几小时内下降，并且不会有最初的刺激反应（无 flare-up 效应）。因此，通常在促排卵的第 5 天至第 7 天，当有早发性 LH 升高的风险时，才使用拮抗剂。此外，由于没有垂体脱敏或垂体降调，停止使用拮抗剂后，会出现垂体 - 性腺轴迅速的和有预见性的恢复。

　　图 15.1 显示的是 GnRH 激动剂和 GnRH 拮抗剂的促排卵方案。GnRH 激动剂长方案是世界上最常用的方案。为改善结局和简化步骤，对经典的激动剂长方案进行诸多改良。根据激动剂的启动时间和使用时间，形成了"短方案"和"超短方案"；因它有 flare-up 效应，主要用于低反应和高龄患者。

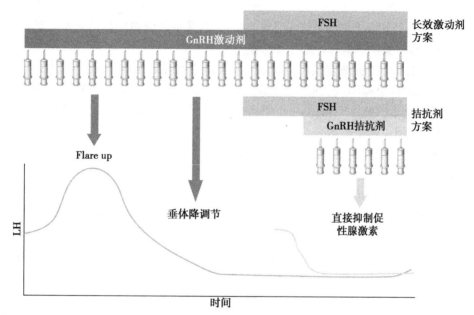

图 15.1　GnRH 激动剂（长方案）和 GnRH 拮抗剂治疗方案的比较。GnRH 激动剂治疗时间比使用 GnRH 拮抗剂的长。（FSH ＝卵泡刺激素；LH ＝黄体生成素；GnRH ＝促性腺激素释放激素）

GnRH 激动剂的优势和不足

　　除了消除早发性 LH 峰外，很明显在 ART 中使用 GnRH 激动剂还有其他优势，包括获得更多卵冠丘复合物（cumulus-oocyte complexes，COCs），因此有更多的可供移植和冷冻胚胎。GnRH 激动剂方案的另一重要优点是提高 IVF 计划性。另一方面，它还有很多不足，如 flare-up 效应（如不希望最初的促性腺激素分泌增加），垂体脱敏需要长时间使用 GnRH 激动剂和囊肿形成的风险。脱敏所需的长时间预示着治疗费用增加，并且出现雌激素缺乏综合征（体重增加、头疼、潮热、盗汗、情绪波动大、乳房胀痛、腹痛、腹泻和失眠）。

GnRH 拮抗剂的优势和不足

　　由于拮抗剂在垂体的药理作用机制不同，它比 GnRH 激动剂的副作用少。拮抗剂起效迅速，因此只有当需要抑制 LH 峰时才注射拮抗剂，从而使促排卵的时间缩短，且没有极低雌激素引起副作用。GnRH 拮抗剂在中卵泡期使用，避免了疏忽性早孕期注射 GnRH 类似物这一弊端[12]。然而与 GnRH 激动剂相比，GnRH 拮抗剂在周期计划方面缺少弹性[12]。

　　使用 GnRH 拮抗剂后，患者的感觉比使用 GnRH 激动剂好。患者进行 IVF/ICSI 治疗过程中,常常面临着大量的治疗风险和心理困扰。其中治疗时间长短和副作用是治疗负担的主要组成部分[3]。

GnRH 拮抗剂在 IVF 中的疗效

近年来多次讨论了 IVF 成功的定义(如在第 46 章中讨论的),尽管大家广泛认同妊娠率、活产率和母婴安全都是评价的重要因素[3]。

在活产率方面,拮抗剂方案和激动剂方案无显著性临床差异。两个荟萃分析研究比较了这两类 GnRH 类似物,在活产率计算得出了几乎一致的比值比(0.82, 0.86)。尽管在一个研究中有统计学差异[1],而另一个没有差异[11],这种差异并没有临床意义[3]。

在次要结果上,两个荟萃分析[11] 都发现在拮抗剂组中使用 GnRH 类似物时间短、促性腺激素使用减少和卵巢过度刺激综合征(OHSS)发生减少。激动剂组反而较拮抗剂组中获得了更多的 COCs。

已经报道了超过 20 种 GnRH 拮抗剂方案[11, 12]。这种多样性反映了拮抗剂方案在不断的完善和提高[3]。根据多项优化拮抗剂方案的研究结果,说明促排卵过程中正向合理使用 GnRH 拮抗剂,并进一步提高妊娠率的方面发展。

根据现有资料和临床经验,推荐的适于卵巢反应正常者的拮抗剂方案详见图 15.2[3]。

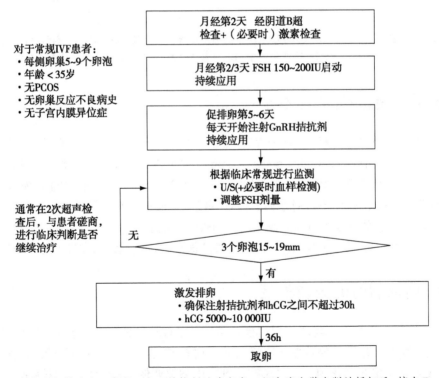

图 15.2　推荐的卵巢反应正常者 GnRH 拮抗剂治疗方案。经牛津大学出版社授权后,摘自 Devroey P, Aboulghar M, Garcia-Velasco J, Griesinger G, Humaidan P, Kolibianakis E, Ledger W, Tomas C, Fauser BC. Improving the patient's experience of IVF/ICSI: a proposal for an ovarian stimulation protocol with GnRH antagonist co-treatment. Hum Reprod 2009; 24: 764-774.(U/S = 超声)

卵巢过度刺激综合征

IVF 促排卵过程中最严重的并发症是 OHSS。一种罕见的，但是可以危及生命的疾病。临床特征是卵巢囊性增大，因血管通透性增加和血管生成所致的体液自血管内向第三间隙的急性转移，形成腹水、胸腔积液、心包积液，甚至全身水肿，并且可能出现肾衰、血栓并发症和呼吸窘迫。

尽管采用许多首选和次选的措施来减少 OHSS 的发生，在 GnRH 激动剂方案中不取消周期的情况下，完全预防依然无法实现。

有证据表明 GnRH 拮抗剂代替 GnRH 激动剂降低了 OHSS 的相对危险度[1, 11]。因此，GnRH 拮抗剂可以作为首选的预防 OHSS 措施，并且是 OHSS 高危患者的第一选择。

不论是内源性还是外源性人绒毛促性腺激素（hCG），都在 OHSS 的发生中起重要作用。重度患者常见于使用外源性 hCG 的周期或妊娠产生内源性 hCG 周期。在自然周期中，月经中期的晚卵泡期雌二醇水平增加引起垂体分泌的 LH（和 FSH）峰，进而诱导排卵。作为诱导卵母细胞最后成熟的内源性 LH 的替代物，外源性 hCG（5000～10 000IU）已经成功应用了五十多年。与 LH 相比，hCG 半衰期长，引起较长时间的促黄体效应和多个黄体发育，使黄体期血浆雌二醇和孕酮水平升高，这些都会增加 OHSS 发生的风险[10]。

理论上，寻找到 hCG 的替代物就有可能排除早发型 OHSS 的发生。

重组 LH（rLH）比 hCG 半衰期短，能诱导卵母细胞成熟。它能有效地减少 OHSS 发生，但是花费高、妊娠率低，而且没有商业化生产。

首选 GnRH 拮抗剂方案作为预防 OHSS 主要措施，应用 GnRH 激动剂激发最后的卵母细胞成熟已经引起人们的重视。既往资料显示 GnRH 激动剂能有效的诱导排卵和促进最终的卵母细胞成熟。然而，随着将 GnRH 激动剂应用于 IVF/ICSI 前的垂体降调，以避免早发内源性 LH 峰时，这个观念明显的不再适用了，因为同时将 GnRH 激动剂用于降调和激发最终的卵母细胞成熟是不可能的。当使用 GnRH 拮抗剂阻止早发 LH 峰时，大剂量 GnRH 激动剂代替 hCG 激发排卵再次成为可能。已证实单剂 GnRH 激动剂代替 hCG 能有效的预防 OHSS 发生。激动剂预防 OHSS 发生的作用机制是迅速的黄体溶解。然而，由于激动剂激发排卵后的黄体发育缺陷，因此内膜容受性出现缺陷，持续妊娠率显著的降低[6]。然而近期提倡进行大剂量黄体支持，直至妊娠七周或更长时间，可以克服这种黄体缺陷。Engmann 等[4] 提出足量的黄体支持不影响种植率和早孕期需要补充雌激素、孕激素。另一方面，在 GnRH 激动剂激发排卵 35 小时后，注射 1500IU 的 hCG 也能获得良好的临床妊娠率[9]。但是，这种方案不能完全的排除 OHSS 的发生。

GnRH 激动剂激发排卵似乎不影响胚胎质量；冷冻保存全部胚胎，随后进行胚胎复苏移植可能获得良好的妊娠结局。

GnRH 拮抗剂方案促排卵的新进展

晚卵泡期适用低剂量 hCG

多年来，一直认为 hCG 通过结合卵泡上颗粒细胞的特异受体，是唯一的诱导排卵因素。在 GnRH 激动剂方案，已证实在促排卵的最后几天，可以用低剂量的 hCG（100～400IU/d）代替重组的 FSH 促排卵。近来，在 GnRH 拮抗剂方案中也成功的使用了类似的方案，补充低剂量的 hCG（200IU/d）能改善妊娠率。总之，补充低剂量的 hCG 方案是一个性价比较高的策略。

绒促卵泡素 α

由于 FSH 制剂的半衰期相对较短（32±12 小时），并且代谢清除率快，为了维持高于FSH 阈值的浓度，需要每天注射 FSH。每天的皮下注射 FSH 制剂给患者带来了极大的不便。

应用重组 DNA 技术研制长效的治疗蛋白，研发了新的重组 FSH 即绒促卵泡素 α。近期的临床试验证实，在使用 GnRH 拮抗剂或长效 GnRH 激动剂进行 IVF/ICSI 治疗的女性中，单次皮下注射绒促卵泡素 α 即能启动并维持多个卵泡的发育 7 天。这就简化了促排卵需要的每天注射 [5]。

工作计划

尽管 GnRH 拮抗剂有明显的优势，大多数的 ART 中心仍然选用 GnRH 激动剂。GnRH 激动剂长方案能更好地组织安排取卵时间，大大减少甚至避免在周末取卵。由于口服避孕药的预处理（将在第 16 章讨论）会降低持续妊娠率，GnRH 拮抗剂方案的促排卵启动时间只能取决于不定期的自然月经周期。

有一些研究探讨了合理安排 GnRH 拮抗剂方案，减少周末取卵的策略 [7]。在月经周期的第 2 或第 3 天调整促排卵的启动时间，提前或推迟一天注射 hCG 对活产率没有影响。近期采用了一种更精确的安排 GnRH 拮抗剂周期的新方法，即在促排卵前，早卵泡期连续使用三天的 GnRH 拮抗剂进行预处理（Blockeel 等，未发表）。此外，晚黄体期使用不同时间的戊酸雌二醇来安排时间，在不影响妊娠结局的情况下也能实现安排工作的目的。

结论

GnRH 拮抗剂促排卵能取得与 GnRH 激动剂长方案媲美的活产率（每个移植胚胎），而且在耐受性和安全性上更有优势。

我们通过将 GnRH 拮抗剂作为常规方案、使用 GnRH 激动剂激发最终的卵母细胞成熟、全部胚胎冷冻及后续自然周期移植以及新鲜周期优化黄体期支持等措施，努力杜绝OHSS 的发生。

（李阳 译，鹿群 校）

参考文献

1. Al-Inany HG, Abou-Setta AM, Aboulghar M. Review: Gonadotrophin-releasing hormone antagonists for assisted conception: a Cochrane Review. *RBM Online* 2007;**14**:640–9.

2. Blockeel C, De Vos M, Verpoest W, *et al.* Can 200 IU of hCG replace recombinant FSH in the late follicular phase in GnRH antagonist cycle? A pilot study. *Hum Reprod* 2009;**24**:2910–16.

3. Devroey P, Aboulghar M, Garcia-Velasco J, *et al.* Improving the patient's experience of IVF/ICSI: a proposal for an ovarian stimulation protocol with GnRH antagonist co-treatment. *Hum Reprod* 2009;**24**:764–74.

4. Engmann L, Diluigi A, Schmidt D, *et al.* The effect of luteal phase vaginal estradiol supplementation on the success of in vitro fertilization treatment: a prospective randomized study. *Fertil Steril* 2008;**89**:554–61.

5. Fauser BC, Mannaerts BM, Devroey P, *et al.* Advances in recombinant DNA technology: corifollitropin alfa, a hybrid molecule with sustained follicle-stimulating activity and reduced injection frequency. *Hum Reprod* 2009;**15**:309–321.

6. Griesinger G. Ovarian hyperstimulation syndrome prevention strategies: use of gonadotrophin releasing hormone antagonists. *Semin Reprod Medicine* 2010a;**28**:493–99.

7. Griesinger G, Kolibianakis EM, Venetis C, Diedrich K, Tarlatzis B. Oral contraceptive pretreatment significantly reduces ongoing pregnancy likelihood in gonadotropin-releasing hormone antagonist cycles: an updated meta-analysis. *Fertil Steril* 2010b;**94**:2382–4.

8. Guivarc'h-Levêque A, Arvis P, Bouchet JL, *et al.* Efficiency of antagonist IVF cycle programming by estrogens. *Gynecol Obstet Fertil* 2010;**38**:18–22.

9. Humaidan P, Bungum L, Bungum M, Yding Anderson C. Rescue of corpus luteum function with peri-ovulatory hCG supplementation in IVF/ICSI GnRH antagonist cycles in which ovulation was triggered with a GnRH agonist: a pilot study. *Reprod Biomed Online* 2006;**13**:173–8.

10. Humaidan MD, Quartarolo J, Evangelos G, Papanikolaou E. Preventing ovarian hyperstimulation syndrome: guidance for the clinician. *Fertil Steril* 2010;**94**:389–99.

11. Kolibianakis EM, Collins J, Tarlatzis BC, *et al.* Among patients treated for IVF with gonadotrophins and GnRH analogues, is the probability of live birth dependent on the type of analogue used? A systematic review and meta-analysis. *Hum Reprod Update* 2006;**12**:651–71.

12. Tarlatzis BC, Fauser BC, Kolibianakis EM, Diedrich K, Devroey P. GnRH antagonist in ovarian stimulation for IVF. *Hum Reprod Update* 2006;**12**:333–40.

第16章 口服避孕药或孕激素能计划控制性超促排卵的时间吗?

Gab Kovacs

20 世纪 80 年代初期,口服避孕药(oral contraceptives,OCPs)首次用于控制性超排卵(COH)方案中。目的是将取卵时间按排在特定日期,如显微外科大夫有时间取精子时[1]。随后,OCPs 的预处理成为 COH 方案的一部分,实现了成批次的取卵,是计划取卵后续事宜所必需的;也能提高一些小 IVF 中心的工作效率,使其在有限的时间内进行实验室操作;有时甚至是为了满足患者的需求。

理论上可以使用 OCPs 将治疗周期的"第一天"推迟到医生和患者方便的任一日期,以便实现成批次的启动周期。在那些没有 GnRH 类似物的年代,治疗过程中必须监测黄体生成素(LH)的升高。在 1986 年,法国的 Frydman 和 Testart 研究组报道了 35 例患者应用 OCPs 的研究,横跨大西洋到美国的波特兰,在 1988 年 Oregon 报道了应用 OCPs 的 26 周期。这些最初的描述性研究仅仅确定了这项技术的有效性,并且取得到了预期的结果。首个"对照研究"来自多伦多的 Robert CasPer 研究组,他们将 181 例在氯米芬 /hMG 促排卵周期前使用 50μg/d 雌激素的单相避孕药预处理 18～61 天的患者与 131 例没有使用预处理的同期患者进行比较,结果发现 OCP 组没有出现自发的 LH 峰,hMG 的用量也较对照组更少,卵泡数与获卵量增加;总之,这个方案是有效的。这便成为使用 OCP 计划促排卵周期的最初证据。当 GnRH 激动剂应用于临床后,OCP 成为短方案和长方案中的一部分。许多国家都发表了一些研究来支持这一观点。

在澳大利亚墨尔本的莫纳什大学的 IVF 中心,常规是在自然周期的第一至第五天开始口服 OCP,至少持续 21 天;在停止使用 OCP 后 4 天,加用的 GnRH 激动剂(通常使用醋酸那法瑞林喷鼻剂[澳大利亚的辉瑞公司]);继续使用 GnRH 激动剂,监测雌二醇水平,在确定降调节 7 天后,开始使用 FSH。这被称为"口服避孕药 - 降调节方案(Pill down regulation,PDR)",已经得到广泛的应用,也是莫纳什 IVF 中心最常用的方案。

当使用长方案时,似乎是在黄体期开始给药最有效,但是有时会发生意外妊娠,因考虑到激素对早期胚胎的影响,会引起人们的焦虑。OCP 在长方案前的预处理,可以使促排卵在月经周期的任一时间开始,并且避免治疗期间妊娠。在早卵泡期使用 OCP、抑制促性腺激素的释放,能显著地减少黄素化囊肿的形成,而这种囊肿常常是降调失败的原因之一。

使用 OCP 不仅在计划促排卵方面有优势、能避免治疗期间妊娠、减少黄素化囊肿的形成,还可以减少 GnRH 激动剂的用量,从而降低了患者的花费。

也有文献报道类似尝试，孕激素能成功的计划促排卵周期。Ricardo Ash（1989 年）和 Polson/Lobo（1990 年）研究组在洛杉矶报道了一项成功的使用炔诺酮计划促排卵周期的初步研究。

尽管有几个小型的研究，包括观察性研究、回顾性分析和与历史对照的比较性研究，报道 OCP 与孕激素能计划促排卵周期，有些资料认为在出生率、临床妊娠率或获卵数方面有一些益处，但是尚无一个高质量的研究说明 OCP 计划促排卵周期对结局存在有益或不利的影响。自 2008 年以来，GnRH 拮抗剂因具有使用时间短、副作用少以及卵巢过度刺激综合征（OHSS）发生率降低等优势，人们发现它对患者更"友善"些，逐渐取代了 GnRH 激动剂。这促进了首个关于使用 OCP 对照试验的系统性综述的发表，但是仅限于在 COH 方案中使用拮抗剂[2]。

他们结论是，无论是否使用 OCP 预处理，持续妊娠率无显著性差异（OR 0.74，95% CI 0.53～1.03）。然而，采用 OCP 预处理后，用平均值的权重差异表示的促性腺激素使用的时间（WMD：+1.41d，95% CI +1.13～+1.68）和促性腺激素的用量（WMD：+542IU，95% CI +127～+956）显著性增加。获卵量以及受精率均无显著性差异，关于妊娠率方面的结论尚需要进一步的研究。

近期 Cochrane 发表的综述就诸多已经发表的研究进行了深入的分析，得出的结论是使用激素（OCP、孕激素、雌激素）预处理已经成为 COH 方案的一部分[3]。这篇综述总共纳入了 1049 个研究，去掉重复的研究，剩余大约有 900 个研究。大约 200 个研究符合入选标准，但是通过对题目和摘要的筛选后，仅纳入了 23 个研究、2596 名女性。这一最新的综述纳入了所有的 2008 年发表的荟萃分析[2]。

详见 Cochrane 综述，为了节省篇幅，这里没有引用数据，仅列举了一些重要的发现，读者可以参考这篇综述[3]。

OCP 预处理与未处理的效果比较

关于 ART 周期使用 OCP 预处理作用的一篇系统综述，将 6 种干预措施中的 3 种措施的结果进行合并。由于其余的干预措施的亚组中仅纳入了一项研究，作者无法将结果合并。这 6 种干预方式为：

OCP＋拮抗剂对比拮抗剂

OCP＋拮抗剂对比激动剂

OCP＋激动剂对比激动剂

OCP＋拮抗剂对比激动剂，低反应型

OCP＋拮抗剂对比拮抗剂，低反应型

OCP＋激动剂对比拮抗剂，低反应型

主要研究结果是活产儿的数量。在上述组合中，没有证据说明预处理对活产儿的数量有影响。

次要研究结果的比较包括：

● 每位女性的持续妊娠数 - 定义为 12 周或 12 周之后经超声确定有妊娠囊并有胎心搏动。随机对照研究同样显示 OCP 预处理组与对照组无差异。

● 每位女性的临床妊娠 / 持续妊娠数 - 定义为 6 周或 6 周之后经超声确定有妊娠囊并有胎心搏动。

这里仅比较了 OCP 联合拮抗剂与无预处理的（单独使用拮抗剂）的临床妊娠 / 持续妊娠，发现 OCP 预处理组的结果更差。OCP+ 拮抗剂与拮抗剂比较的荟萃分析纳入了 5 个研究。4 个随机对照研究合并为一个亚组，共计 847 位女性。其中 2 个研究使用的是持续妊娠数，没有临床妊娠率的资料。OCP 预处理组的临床妊娠 / 持续妊娠率显著的降低（Peto OR 0.69；95% CI 0.50～0.96，$P=0.03$）。

● 在任何随机对照的亚组中，每位女性的获卵量无显著性差异。

● 在随机对照研究中，未接受预处理组的每位女性使用促性腺激素的天数显著低于 OCP 预处理组（MD 1.44；95% CI 1.15～1.72，$P<0.00001$）。

● 在随机对照研究中，无论是拮抗剂方案还是激动剂方案，OCP 预处理的的每位女性使用促性腺激素用量高于未接受预处理组（分别为：MD 231.14，95% CI 161.50～300.78，$P<0.00001$；MD 209.52，95% CI 61.16～357.87，$P=0.006$）。

● 也比较了使用 OCP 预处理的各个亚组间不良事件的发生率，包括流产、多胎妊娠和 OHSS，均无显著性差异。当比较"囊肿形成"时，只有 2 篇研究报道 OCP+ 激动剂对比激动剂组的囊肿形成，由于每个研究或对照组的例数不详，无法进行结果的合并或分析。在第一项研究中，研究组（n=51 例）没有发现囊肿形成；而对照组（n=51）中有 27 例囊肿形成。作者的结论是有显著性差异的（$P<0.0001$）。然而，对照组的这一囊肿形成发生率 53% 似乎过高了，难免令人产生质疑，尽管直觉上这似乎是正确的。

这一 Cochran 综述得出的结论为 [3]"使用 OCP 预处理的妊娠结局不良"。然而，作者也认为"由于在这个亚组中所有研究的样本量均少，并且报道主要结果不恰当，现在还不适于对 ART 方案进行重大改动"。我赞成他们反对改变方案的建议，同时我认为他们得出"使用 OCP 预处理妊娠结局不良"的结论是基于非常有限的数据，仅从临床妊娠率 / 持续妊娠率得出，而不是由活产率而来。同样，"不良的妊娠结局"仅从激动剂周期观察而来的。有 2 个研究比较了 OCP+ 激动剂和拮抗剂差异。这 2 个研究都报道了临床妊娠例数，但由于缺乏数据，作者无法合并这些结果。然而，这 2 个研究均未发现有显著性差异。Griesinger 和他的同事[4] 合并了 6 个随机对照试验的数据，纳入了 1343 名患者，发表的新荟萃分析得出了更消极的结论。他们发现使用 OCP 预处理的每位女性持续妊娠率显著地降低（RR 0.80，95% CI 0.66～0.97；率差异：-5%，95% CI 为 -10%～-1%；固定效应模型）。OCP 组的促排卵时间（WMD：+1.33d，95% CI 为 +0.61～2.05）和促性腺激素用量（WMD：+360IUs，95% CI 为 +158～563）显著地增加，而获得卵冠丘复合体的数量无显著性差异（WMD：+0.6 卵冠丘复合体，95% CI -0.08～1.25）。

我认为在摒弃 OCP 预处理之前，需要权衡使用 OCP 预处理的各种益处及其对临床妊娠 / 持续妊娠率的轻微降低作用。使用 OCP 的益处和风险详见表 16.1。假如 OCP 预处理有副作用，我们要去了解这一作用机制。如果对子宫内膜有影响，那么可能是 OCP 预处理时间的影响，这一方面尚无研究证实。

我使用"超短的避孕药降调节"，从月经周期的第一天开始使用 OCP，连续使用 7 天，在停用 OCP 前两天加上 GnRH 类似物，4 天后测定体内雌二醇水平。如果确定已降调节，开始使用 FSH，同时继续使用 GnRH 激动剂。这个方案获得了与传统的周期 21 天的

PDR 相似的降调节率、获卵量、妊娠率(资料未发表)。这个方案也称为"弹性的短期避孕药降调节(flexi-short Pill downregulation,F/SPDR)",OCP 使用时间最少为 7 天,多则可根据拟取卵时间而定。

虽然本章节旨在评价 OCP 的作用,简明扼要提到的孕激素和雌激素使用,尤其是两者均在 2010 年 Cochran 综述中有涉及[3]。使用孕激素如炔诺酮 10mg/d 或者安宫黄体酮

表 16.1　口服避孕药(OCP)预处理对 IVF 控制性超排卵(COH)的益处和风险

益处
- 预防 LH 峰,抑制体内 FSH 的水平
- 计划治疗周期
- 有利于卵细胞捐赠者和受卵者周期同步
- 降低囊肿形成的风险
- 降低 GnRH 类似物的用量,降低费用
- 避免长方案降调节中妊娠的可能

风险
- OCP+拮抗剂与单独应用拮抗剂相比,前者降低了临床或持续妊娠率,但未在活产率中证实
- 可能轻微的延长 FSH 的使用时间和用量(? 临床上有显著性差异)

LH,黄体生成素;FSH,卵泡刺激素;GnRH,促性腺激素释放激素

研究或组	复合OCP 事件	总量	未处理 事件	总量	权重	Peto比值比 Peto,固定的95%CI
1.2.1 COCP+Ant vs Ant						
Cédrin-Durnerin 2007 (1)	3	21	7	24	5.6%	0.43[0.11, 1.74]
Huirne 2006b	4	32	8	32	7%	0.45[0.13, 1.55]
Kolibianakis 2006	51	250	60	254	61.2%	0.83[0.54, 1.26]
Rombauts 2006 (2)	20	117	26	117	26.2%	0.72[0.38, 1.38]
合计(95% CI)		420		427	100%	0.74[0.53, 1.03]
总事件	78		101			

异质性: Chi²=1.50, df=3(P=0.68) I²=0%
总体检验效果: Z=1.80(P=0.07)

	复合OCP 事件	总量	未处理 事件	总量	权重	Peto比值比
1.2.2 COCP+Ant vs Ag						
Huirne 2006a	17	91	20	91	44.4%	0.82[0.40, 1.66]
Rombauts 2006 (3)	20	117	26	117	55.6%	0.72[0.38, 1.38]
合计(95% CI)		208		208	100.0%	0.76[0.47, 1.23]
总事件	37		46			

异质性: Chi²=0.06, df=1(P=0.81) I²=0%
总体检验效果: Z=1.10(P=0.27)

	复合OCP 事件	总量	未处理 事件	总量	权重	Peto比值比
1.2.3 COCP + Ant vs Ant,卵巢反应不良						
Kim 2005	8	27	5	27	100.0%	1.82[0.53, 6.25]
合计(95% CI)		27		27	100.0%	1.82[0.53, 6.25]
总事件	8		5			

异质性: 未检验
总体检验效果: Z=0.95(P=0.34)

	复合OCP 事件	总量	未处理 事件	总量	权重	Peto比值比
1.2.4 COCP + Ant vs Ag,卵巢反应不良						
Kim 2005	8	27	6	28	100.0%	1.53[0.46, 5.09]
合计(95% CI)		27		28	100.0%	1.53[0.46, 5.09]
总事件	8		6			

异质性: 未检验
总体检验效果: Z=0.69(P=0.49)

亚组的差异性检验: Chi²=3.06, df = 3 (P = 0.38), I² = 2.1%
(1) 来源于Cédrin-Durnerin的资料。
(2) 研究组纳入了2例自然妊娠,对照组纳入了3例自然妊娠。
(3) 研究组纳入了2例自然妊娠。

图 16.1　复合口服避孕药(COCP)预处理与未处理比较的森林图。结局:持续妊娠。经 Cochrane Database of Systematic Reviews 授权

10mg/d，7～28 天。与安慰剂组或无预处理组相比，孕激素预处理组的 GnRH 激动剂周期有更高的临床妊娠率（Peto OR 1.95，$P=0.007$）和较少的卵巢囊肿形成率（Peto OR 0.21，$P<0.00001$）。

自黄体期开始使用 4mg/d 的微粒化 17β 雌二醇或是戊酸雌二醇预处理，服用至月经的第一天。2010 年的 Cochran 综述[3] 发现，GnRH 拮抗剂周期中雌激素预处理比无预处理组的获卵多（MD 2.01，$P<0.00001$），但是促性腺激素用量也多（MD 207.8，$P<0.00001$）。没有发现其他结果，亚组中也没有足够多的研究可供合并研究[3]。

（王佳睿 译，刘春兰 审）

参考文献

1. Temple-Smith PD, Southwick GJ, Yates CA, Trounson AO, de Kretser DM. Human pregnancy by in vitro fertilization (IVF) using sperm aspirated from the epididymis. *J In Vitro Fert Embryo Transf* 1985;**2**: 119–22.

2. Griesinger G, Venetis CA, Marx T, *et al.* Oral contraceptive pill pretreatment in ovarian stimulation with GnRH antagonists for IVF: a systematic review and meta-analysis. *Fertil Steril* 2008;**90**: 1055–63.

3. Smulders B, van Oirschot SM, Farquhar C, Rombauts L, Kremer JA. Oral contraceptive pill, progestogen or estrogen pre-treatment for ovarian stimulation protocols for women undergoing assisted reproductive techniques. *Cochrane Database Syst Rev* 2010;**20**: CD006109.

4. Griesinger G, Kolibianakis EM, Venetis C, Diedrich K, Tarlatzis B. Oral contraceptive pretreatment significantly reduces ongoing pregnancy likelihood in gonadotropin-releasing hormone antagonist cycles: an updated meta-analysis. *Fertil Steril* 2010;**94**:2382–4.

Norbert Gleicher 和 David H. Barad

前言

脱氢表雄酮（dehydroepiandrosterone，DHEA）是肾上腺和卵巢产生的类固醇激素，一种作用弱的雄激素，主要转化为睾酮，有一小部分也可转化为雌激素。早在 2000 年，Casson 等首先发现 DHEA 有助于改善卵巢储备功能下降（diminished ovarian reserve，DOR）患者的卵巢功能，短期内补充 DHEA 就会提高 IVF 的获卵数[1]。然而，他们没有进行后续的研究。大约五年后，我们开始对 DHEA 感兴趣，并开展了一系列的研究，以明确补充 DHEA 能否显著地改善 DOR 女性的卵巢功能[2]。

我们证实 DHEA 不仅提高了获卵数，还提高了胚胎数并改善卵母细胞的质量，由此最终提高了 IVF 妊娠率、自然妊娠率和累积妊娠率，缩短了不孕症治疗至妊娠的时间[2]。最近第一个小型的前瞻性随机研究也证实了 DHEA 的疗效[3]。

虽然 DHEA 的作用机制尚未完全明了，我们发现 DHEA 能减少非整倍体胚胎[4]、至少能减少 50～80% 的自然流产[5]。最近 www.IVF-worldwide.com 的一项全球 IVF 调查表明，约 1/4 的中心已开始使用 DHEA。

使用 DHEA 指征

目前，我们认为所有 DOR 患者都应补充 DHEA，尤其是在一个小型的前瞻性随机研究结果发表后，不再认为这是试验性治疗[3]。卵巢储备功能下降常见于年长的女性，因此我们建议所有 40 岁以上的女性都应补充 DHEA。然而，DOR 也可以见于年轻女性，我们称这种病例为卵巢老化（premature ovarian aging，POA），其他人称为原因不明性原发性卵巢功能不全（occult primary ovarian insufficiency，OPOI）。

我们发现，在相似的 DOR 指标水平下，DHEA 对各年龄层次患者都是有效的，年轻的 POA 女性的效果会更好些[2]。

尽管 DHEA 既非万金油，也不是特效药，但作为完整的诊断和治疗方法的一部分，即使对非常严重的 DOR 女性，它能显著地提高了妊娠和分娩的几率。迄今为止，我们已记录了近 50 例抗苗勒管激素（AMH）低于 0.4ng/ml 的患者，在补充 DHEA 后获得妊娠，其中许多患者的 AMH 几乎监测不到（＜0.1ng/ml）。

因缺乏前瞻性随机研究,应用 DHEA 一直存在争议。因为缺乏可募集的患者,我们不得不放弃两项尝试性研究,一项是在纽约市开展的项目,另一项是与欧洲同仁合作的项目 [2]。然而,尽管缺乏 I 级证据,II 级证据足以证明推荐添加 DHEA 治疗。我们和其他研究者采用病例对照和其他研究方式共报道千余例 DHEA 治疗的患者。此外,Wiser 等最近首次报道了小规模的关于补充 DHEA 前瞻性随机临床试验,证实它在提高 IVF 妊娠率方面是有效的 [3]。

DHEA 试验性使用

有些人建议使用 DHEA,我们的观点依然是试验性应用。尽管他们声称需要进一步的探索,但都应按照研究方案和获得患者知情同意下的情况下开展。例如,Mamas 等报告的一项小型的系列病例分析中,所谓的卵巢早衰(premature ovarian failure, POF)的患者,也称为原发性卵巢功能不全(primary ovarian insufficiency, POI) [6]。其中部分患者其实并不是 POF,而是 POA。

他们声称补充 DHEA 后,部分 POF/POI 患者自然妊娠,当然,这些结果需要进一步验证。我们中心目前正在进行一项关于 POF/POI 患者的前瞻性随机对照研究(注册号 NCT00948857),但患者募集进度缓慢,迄今为止也只有一个自然妊娠的记录。

我们中心也在进行一项原因不明性不孕症的前瞻性随机对照研究(注册号 NCT00650754),旨在探讨 DHEA 是否能通过改善卵巢功能而使部分患者获得自然妊娠。

基于观察到的 DOR 患者补充 DHEA 可降低胚胎非整倍体 [4] 和流产率 [5] 现象,可以推测年长的正常生育能力的女性补充 DHEA 也能取得类似的效果。鉴于补充 DHEA 能降低高龄女性非整倍体胚胎,DHEA 也许会像叶酸预防神经管缺陷一样有效。

DOR 的诊断

当然,一切始于及时、正确的诊断。即使是在一些权威的生殖医学中心,年轻女性的"POA"诊断经常被忽略。除了常规的卵泡刺激素(FSH)外,采用其他评价卵巢储备功能(OR)的指标,常常可以避免这种情况发生。我们中心发现,尤其是对年轻女性,AMH 特异性优于 FSH(详见第一章)。

然而更重要的是,我们利用特定年龄段的 FSH 和 AMH 正常范围来定义 DOR。与大多数 IVF 中心普遍遵循的临床诊疗常规截然不同的是,不同年龄有不同的标准截断值。图 17.1 展示的是我们中心根据 95% 可信区间制定的特定年龄段的 FSH 和 AMH 正常范围。如图所示,45 岁以下正常卵巢储备功能女性的 FSH 值在 10.0IU/L 以下,即现在广泛用来定义所有年龄段 DOR 的水平。事实上,35 岁以下,FSH 值都不应超过 8.0IU/L。

如图所示,AMH 的正常值范围比 FSH 的窄。而文献都不支持这一特异的界值,低于那些定义 DOR 患者的标准。随着女性年龄增大,与年龄相关的 FSH 值范围逐渐上升,AMH 值范围则同步下降。因此,举例来说,AMH 1.0ng/ml 对于 40 至 43 岁年龄段女性是正常的,而大多数女性来言,已经是出现 DOR。我们中心将 DOR 定义为 AMH 水平低于对应年龄 95% 可信区间。

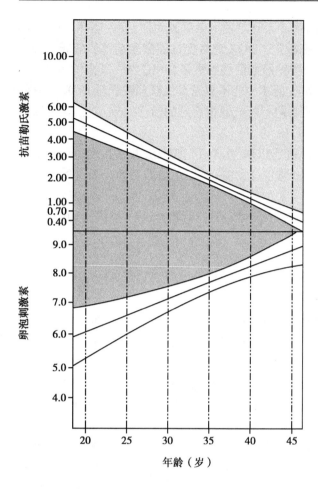

图 17.1　年龄特异的抗苗勒氏激素（AMH）和卵泡刺激素（FSH）水平
根据每一年龄段的 95% 可信区间制定年龄特异的 AMH 和 FSH 值。这是根据卵巢储备功能下降（DOR）患者发生率高的人群而定的。因此，这仅适用于我们中心的患者群。那些 DOR 发生率低的中心，可能会认为 AMH 这一值偏高，而 FSH 偏低。而理想的年龄特异的界值应该是根据生育人群而定的

我们也报道，无论哪一年龄阶段，AMH 1.05ng/ml 能较好的区分轻度和严重 DOR。AMH 在此值以上，任何年龄段患者补充 DHEA 都能获得很高的妊娠率和活产率。

当然，准确和及时的诊断才能获得及时的治疗（下面将概述我们的卵巢刺激方案）。及时治疗包括 IVF 周期前补充 DHEA 至少 6 周，选择适当的卵巢刺激方案，及时调整卵巢刺激方案，降低低质量卵巢刺激周期和取消周期。正如一直向患者解释的那样，我们中心治疗的是卵巢，而非患者的实际年龄。

这种全面的诊断、DHEA 预处理、卵巢刺激方案以及其他治疗方案（详见下文），可提高患者甚至是严重 DOR 患者的妊娠率和活产率。考虑到 DOR 患者的低妊娠率和高流产风险，尤其是预后极差的严重 DOR 患者，获得的每一次妊娠都特别有"价值"。关注每一个细节都是至关重要的，每增加一个卵母细胞和（或）胚胎都会带来完全不同的治疗结局。

治疗方案

我们中心使用的是微粒化脱氢表雄酮药物，口服剂量为 25mg, tid。患者至少 IVF 前 6 周开始治疗，持续用药，直到第二次检测妊娠试验阳性（或终止治疗）时。

大多数患者在卵泡刺激前 10～12 天即前一周期的黄体期开始使用雌二醇贴剂。我

们中心常规卵巢刺激方案包括从月经的第 2 天开始使用微量激动剂（亮丙瑞林，50ug SQ bid），自月经周期第 4 天开始使用促性腺激素。DOR 患者促性腺激素剂量从最低的每天 450IU 至每天 600IU 不等，除了 150IU 人类绝经期促性腺激素（hMG）外，其余均为 FSH。

IVF 周期的其余流程遵循常规的标准，而本中心不要求最低获卵数。对 DOR 患者而言，已经使用最大刺激剂量，由于随后的周期不可能取得更好的治疗结果，我们认为取消周期是无效的。

IVF 患者经常出现自身免疫异常，特别是 POA 患者，所有 DOR 患者接受每天小剂量阿司匹林和 10mg 强的松治疗。如果已出现自身免疫反应，从取卵后第一天开始给予预防性剂量肝素或依诺肝素钠。

所有患者在黄体期接受阴道内或肌肉注射孕激素进行黄体支持，根据我们的理解，功能性"老"卵巢需要更多的孕激素支持。

治疗效果

如前面提到的，在我们中心的多项资料匹配的研究中，补充 DHEA 的 DOR 患者在所有关于 IVF 结局的指标上优于对照组 [2]。如今这已经被其他研究者证实，其中包括以色列的第一个前瞻性随机临床试验 [3]。

如 AMH 值所示，DHEA 的确在客观上改善了卵巢储备功能 [7]。事实上，补充 DHEA 获得妊娠患者中，大部分在使用 DHEA 治疗后 AMH 值得到了改善。因此，在补充 DHEA 的治疗中，AMH 值的改善提示预后良好 [7]。

我们也注意到，极低水平 AMH（检测不到的水平，定义为 <0.1ng/ml，最多为 0.4ng/ml）的女性，在补充 DHEA 后获得近 50 例妊娠。这是一个非常了不起的成就，因为在大多数中心，卵巢储备功能如此之差的患者都不建议使用自身卵子进入治疗周期。然而，更为引人注目的是这些妊娠很少流产，与前面提到的补充 DHEA 的 DOR 患者一般情况下流产较为少见的现象相一致 [5]。

卵巢老化概念的更新

DHEA 明显降低 DOR 患者胚胎非整倍体和流产率不仅具有重要的临床意义，而且这个现象也预示应该重新考虑目前关于卵巢老化的概念。根据现行定义，随着年龄增加女性卵母细胞自然老化。老化的卵母细胞同源染色体不分离的风险增加，引起非整倍体胚胎的增加，从而导致自然流产增加。因此，目前的观念认为卵母细胞是卵巢老化的中心环节。

然而，任何治疗干预措施使已经损伤的卵母细胞恢复健康似乎是不可思议的。事实上，以目前卵巢老化概念看待 DHEA 降低胚胎非整倍体和流产率是无法理解的。

用卵巢衰老假说来解释 DHEA 疗效，只有一个解释似乎是合理的：卵巢老化不是以卵母细胞为基础的，从而认为 DHEA 是作用于未损伤的卵母细胞。文献报道，补充 DHEA 后能达到只有健康的、"年轻"的卵母细胞才能达到 15% 的流产率，这也是正常生育力女性的平均自然流产率 [5]。

通过进一步思考，提出新的卵巢老化模型，即不再认为卵母细胞随着女性年龄增加而逐渐老化。相反，这个新的模型假设，只要是处于非募集状态，始基卵泡是"永恒"的。在募集后，卵泡逐渐成熟，因此在理论上卵母细胞是永恒的。高龄女性卵母细胞质量较差、同源染色体不分离现象增加的原因在于卵泡成熟的卵巢环境出现了老化。

因此，卵巢老化并非以卵母细胞老化为特征，而是卵巢环境的老化，进而影响卵母细胞的成熟过程。

虽然使用 DHEA 挽救已损坏的卵母细胞的可能性极低，但补充 DHEA 来改善老化的卵巢环境是完全合理的，随之改善卵母细胞质量，降低非整倍体风险，最终达到降低流产率的目的。

随着年龄的增长，所有人的 DHEA 产生都显著地下降，直到最近的小鼠模型才证实了雄激素是正常卵泡成熟所必需的。

在目前更新的卵巢老化概念下，DHEA 应被视为一类全新的治疗不孕症药物。近 50 年我们仅仅关注卵泡成熟的最后两个星期（促性腺激素敏感阶段），以后重点将可能转移至募集成熟前几个月。因此可以推测 DOR 治疗方面将有重大的进展。

结论

DHEA 的使用不仅改善了 DOR 女性的治疗效果，也修正了对卵巢老化的理解。鉴于已发表的数据和修正的卵巢老化模型，DHEA 可能会成为一类旨在改善老化的卵巢环境新药物。如果能证明这个概念是正确的，DOR 治疗的变革将会显著地延长高龄女性的生育期。

（郑兴邦 译，鹿群 校）

参考文献

1. Casson PR, Lindsay MS, Pisarska MD, Carson SA, Buster JE. Dehydroepiandrosterone supplementation augments ovarian stimulation in poor responders: a case series. *Hum Reprod* 2000;**15**;2129–32.

2. Barad DH, Brill H, Gleicher N. Update on the use of dehydroepiandrosterone supplementation among women with diminished ovarian function. *J Assist Reprod Genet* 2007;**24**:629–34.

3. Wiser A, Gonen O, Ghetler Y, *et al.* Addition of dehydroepiandrosterone (DHEA) for poor-responder patients before and during IVF treatment improves the pregnancy rate: A randomized prospective study. *Hum Reprod* 2010;**25**:2496–2500.

4. Gleicher N, Weghofer A, Barad D. Increased euploid embryos after supplementation with dehydroepiandrosterone (DHEA) in women with premature ovarian aging. *Fertil Steril* 2007;**88**(Suppl1):S232

5. Gleicher N, Ryan E, Weghofer A, Blanco-Mejia S, Barad DH. Miscarriage rates after dehydroepiandrosterone (DHEA) supplementation in women with diminished ovarian reserve: a case control study. *Reprod Biol Endocrinol* 2009;**7**:108.

6. Mamas L, Mamas E. Premature ovarian failure and dehydroepiandrosterone. *Fertil Steril* 2009;**91**:644–6.

7. Gleicher N, Weghofer A, Barad DH. Improvement in diminished ovarian reserve after dehydroepiandrosterone supplementation. *Reprod Biomed Online* 2010;**21**:360–5.

第18章 ART 中补充黄体生成激素

Colin M. Howles

前言

外源性促性腺激素可用于治疗无排卵疾病或刺激拟进行 ART 治疗患者的多个卵泡发育。尽管在自然月经周期中卵泡刺激激素（FSH）和促黄体生成激素（LH）都参与调节卵泡发育，但在 ART 的卵巢刺激方案中外源性补充 LH 及其益处一直是研究的热点 [1]。在某种程度上，这是由于广泛的使用长效 GnRH 激动剂方案进行垂体降调所致，可使 LH 水平降低到与性腺功能低下症（hypogonadotrophic hypogonadism，HH）患者相似的水平，即 LH 水平≤1.2IU/L，因此这种情况下建议补充外源性 LH[2]。

最近，GnRH 拮抗剂方案已经在 ART 中广泛应用。由于 GnRH 拮抗剂方案中 LH 和雌二醇水平可能会大幅下降，因此补充 LH 可能是有益的，但是至今仍缺乏有利的证据支持。

本章中，作者将简明的概述在未选择的人群中，补充 LH 是无益的，而在卵巢反应不良患者或对 FSH 低反应以及高龄患者中（如年龄≥35 岁），补充 LH 可以改善 ART 结局。

自然周期中卵泡发育和激素对排卵的调节

经典的"两细胞 - 两促性腺激素"学说指出，雌二醇合成需要 FSH 和 LH 共同参与。LH 与卵泡膜细胞结合，诱导雄激素的合成，后者进入循环系统，然后进入颗粒细胞，在 FSH 激活的芳香化酶作用下，雄激素转换为雌激素。这一理论由于考虑到晚卵泡期 FSH 诱导颗粒细胞 LH 受体表达而随后做了修订。因此，在排卵前期的卵泡，LH 具有调节和整合颗粒细胞和卵泡膜细胞功能的作用。此时，FSH 和 LH 共同作用，诱导卵泡成熟的旁分泌调节所需的局部生长因子的产生，无论哪种促性腺激素缺乏，则需要更多另一种激素作为代偿。LH 通过作用于卵丘细胞，对卵母细胞成熟发挥有益作用；并且通过减少卵丘细胞的凋亡率，从而延长对发育的卵母细胞持续的支持时间，进而增加了受精率和随后胚胎种植的机会。在自然月经周期中，FSH 水平最初是上升，其后主要在雌二醇作用下而下降，而 LH 是脉冲分泌的，在中卵泡期上升。1987 年，为了解释大多数育龄妇女每月只排 1 个卵，Baird 提出 FSH 水平在两次月经周期之间上升，达到一定的阈值，"募集窗"的开放使最大、最健康的卵泡发育、排卵，而其余的卵泡闭锁。

LH 极限值和阈值

Hillier 于 1994 年提出 LH 极限值的概念[3]，已被其他人所证实[4]。高剂量 LH 可导致卵母细胞质量差，降低受精率，减少胚胎种植率和出现高流产率。LH 阈值理论来源于欧洲重组人 LH 研究小组对 HH 人群的多中心临床研究，该资料发表于 1998 年[2]，提出大多数女性的理想的卵泡成熟需要 ≥75IU 的 LH。

HH 患者中 LH 的作用

在 HH 患者中，补充 LH 是正常、健康的卵泡发育和卵母细胞成熟所必需的。欧洲重组人 LH 研究小组的一项研究证实，HH 患者单用 FSH 刺激效果显著地低于 FSH 联合 LH 刺激[2]。基于这些研究结果，开发了一种重组人 FSH（r-hFSH）和 r-hLH 以 2∶1 固定搭配的混合产品（Pergoveris®，默克雪兰诺 S.A.- 瑞士，日内瓦[一个默克公司的附属公司，德国达姆施塔特]），用于促进严重的促性腺激素缺乏女性的卵泡成熟[5]。

外源性 LH 在 ART 中的作用

重组人 LH（r-hLH）或尿源性人绝经期促性腺激素（hMG）可以用来补充 LH。即使是所谓的"纯化"hMG 中，除了 FSH 和 LH 外，也含一些自绝经后妇女尿液提取的非特异性蛋白。人绒毛膜促性腺激素（hCG）具有类似 LH 的作用，但是它的半衰期较长，按标准的两种促性腺激素 1∶1 的比例添加到药物中。r-hLH 的优点是纯度和准确度高，剂量灵活[5]。

有两个荟萃分析比较了 GnRH 激动剂和拮抗剂方案中联合使用 r-hLH、FSH 和单用 FSH 的治疗效果，下面将对此进行讨论。此外，还讨论了对比观察了 hHMG 和 r-hFSH 的效果的第一篇系统综述和最近的荟萃分析。

使用 GnRH 激动剂和拮抗剂方案的女性

使用 GnRH 激动剂长方案进行垂体降调节的患者，LH 可以降到低于 HH 患者的水平。作为 GnRH 激动剂的替代品，GnRH 拮抗剂可在早卵泡期或中卵泡期随时添加，以防止早发的 LH 峰出现。在晚卵泡期使用 GnRH 拮抗剂也使血清 LH 水平急剧下降。这些妇女是否需要补充 LH 一直争论不休，不同的研究结果是相互矛盾和不确定的。

在 2003 年，一项早期的纳入了 4 个随机对照试验的 Cochrane 系统综述比较了 GnRH 激动剂长方案中 r-hFSH 和 hMG 方案，纳入了 1214 例年轻的正常促性腺激素的患者，发现两种方案在妊娠率和活产率或次要观察指标方面均无差异[6]。目前最为综合的荟萃分析（纳入了 16 项研究，共计 4040 例患者）发现 hMG 组比 r-hFSH 组获卵量少（−1.54；95% CI −2.53～−0.56，$P<0.0001$），使用 hMG 总剂量更高（平均差异为 235.46IU/L，95% CI 16.62～454.30，$P=0.03$；标准差为 0.33，95% CI 0.08～0.58，$P=0.01$）。最后，新鲜移植周期妊娠的相对风险和绝对风险是没有显著性差异的[7]。这些作者还从细节上探讨了以前的荟萃分析结果，并得出存在明确的异质性的结论。

在 2007 年,一篇纳入了 7 项研究的系统综述和荟萃分析(701 名患者代表了一个正常的 IVF/ICSI 人群),分析了接受 FSH 和 GnRH 类似物(5 项为激动剂方案,2 项为拮抗剂方案)患者补充 LH 的治疗效果,结论是添加 LH 没有提高活产率或其他次要终点指标[8]。

同年(2007 年),一项 Cochrane 系统综述总结了 14 个临床研究的资料,在 2612 名 IVF/ICSI 妇女中,比较了 r-hLH 联合 r-hFSH 和单用 r-hFSH 的治疗效果。其中 11 项研究纳入了 2396 名使用激动剂的患者,其余 3 项临床研究则使用拮抗剂。未发现应用 r-hLH 能改善妊娠结局的证据[9]。然而,作者指出由于样本量小可能导致总体妊娠估计达不到显著性差异,但结果表明联合使用 r-hLH 能减少妊娠丢失和对卵巢低反应者有益的(详见图 18.1)。

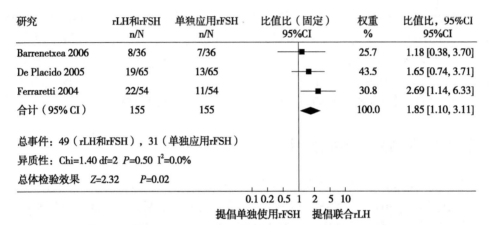

图 18.1　卵巢低反应患者采用 GnRH 激动剂降调节进行 IVF 或 ICSI 治疗中单独使用重组 FSH 或联合重组 LH 的随机对照研究的持续妊娠率分析。经 Mochtar 等 The Cochrane Collaboration[9] 授权。CI:可信区间;FSH:促卵泡素;GnRH:促性腺激素释放激素激动剂;ICSI:卵胞浆内单精子注射;IVF:体外受精;LH:促黄体生成素

FSH 慢反应妇女

据报道,大约 10～15% 的血 FSH 和(或)LH 水平正常的年轻女性,在 GnRH 激动剂方案中对 r-hFSH 刺激的反应不理想(详见 Alviggi 的综述[10])。反应不良是指那些因卵泡生长不良导致周期取消或取卵数小于 4 个者。此外,文献报道对 FSH 低反应者的 LH-β 基因多态性发生率较高[10]。与反应不良者不同,对 FSH 慢反应者在促排卵的第 5～7 天前有正常的卵泡发育,但在第 8～10 天反应达到平台期[10]。一项纳入了 12 例既往需要使用高剂量 r-hFSH 来促进卵泡成熟的患者(共计 17 周期)的研究,首先报道添加 r-hLH 可明显地改善对 r-hFSH 的慢反应。在这项研究中,补充 r-hLH 可显著地增加受精率和临床妊娠率。

对 FSH 慢反应女性的其他研究也表明,补充 LH 可以改善 FSH 的临床治疗效果[10]。在这些妇女中,已证实补充 LH 比单纯增加 FSH 剂量在改善促排卵效果方面更有效(包括获卵数和成熟卵母细胞的数目)。在这些妇女中,150IU 的 LH 剂量优于 75IU。补充 LH 的临床结局优于补充 HMG,同样会降低 FSH 总体剂量[10]。

高龄妇女（≥35 岁）

随着年龄的增加，卵巢对 FSH 和 LH 反应敏感性下降，已经证实年龄超过 35 岁的女性助孕成功率呈进行性下降，卵巢低反应现象更为常见[11]。然而，开展了一系列研究来观察在这一亚组补充 LH 的效果，发现并不是所有研究支持补充 LH 可以改善结局的观点[12]。

一项纳入了 231 例接受 GnRH 激动剂治疗的正常促性腺激素女性的前瞻性随机对照研究中，≥35 年龄组补充外源性 LH 后种植率显著地提高[13]。同样，另一个随机研究结果显示，年龄≥35 岁患者的第一个助孕治疗周期补充 LH 比单用 FSH 能显著的改善临床妊娠结局[14]。最近的一项随机研究，采用 GnRH 激动剂治疗的 ICSI 周期中，35～39 岁的女性在促排卵的中期阶段补充 r-hLH 可显著地提高每启动周期的种植率和活产率[15]。

在一项较大的单中心的随机对照试验中，有 333 例年龄＜36 岁患者和 292 例 36～39 岁的患者接受第一次或第二次 IVF 周期治疗，治疗前口服避孕药，使用 FSH 或 FSH 联合 LH 治疗，随后使用 GnRH 拮抗剂。在这项研究中，补充 LH 75IU/d 可显著地增加高龄女性的种植率，但在年轻女性中不明显（OR 1.56，95% CI 1.04～2.33，$P=0.03$）[16]。妊娠率也存在相似的趋势（OR1.37，95% CI 0.86～2.18，$P=0.18$）。

结论

在 HH 患者中，补充 LH 是正常、健康的卵泡发育和卵母细胞成熟所必需的。在接受 ART 治疗的正常促性腺激素的人群中，不论是采用 GnRH 激动剂或 GnRH 拮抗剂方案，添加 r-hLH 的治疗方案不能带来任何额外的益处。在 IVF 和 ICSI 治疗中，添加 r-hLH 的治疗可能获益者包括：年龄≥35 岁，对 FSH 慢反应者。对于 FSH 慢反应者，目前正在探索使用某些特定基因生物标志物来识别。

（郑兴邦　译，鹿群　校）

参考文献

1. Chappel SC, Howles C. Reevaluation of the roles of luteinizing hormone and follicle-stimulating hormone in the ovulatory process. *Hum Reprod* 1991;**6**:1206–12.

2. European Recombinant Human LH Study Group. Recombinant human luteinizing hormone (LH) to support recombinant human follicle-stimulating hormone (FSH)-induced follicular development in LH- and FSH-deficient anovulatory women: a dose-finding study. *J Clin Endocrinol Metab* 1998;**83**:1507–14.

3. Hillier SG. Current concepts of the roles of follicle stimulating hormone and luteinizing hormone in folliculogenesis. *Hum Reprod* 1994;**9**:188–91.

4. Balasch J, Fabregues F. LH in the follicular phase: neither too high nor too low. *Reprod Biomed Online* 2006;**12**:406–15.

5. Bosch E. Recombinant human FSH and recombinant human LH in a 2:1 ratio combination: a new tool for ovulation induction. *Exp Rev Obstet Gynecol* 2009;**4**:491–8.

6. van Wely M, Westergaard LG, Bossuyt PM, van der Veen F. Human menopausal gonadotropin versus recombinant follicle stimulation hormone for ovarian stimulation in assisted reproductive cycles. *Cochrane Database Syst Rev* 2003: CD003973.

7. Lehert P, Schertz JC, Ezcurra D. Recombinant human follicle-stimulating hormone produces more oocytes with a lower total dose per cycle in assisted reproductive technologies compared with highly purified human menopausal gonadotrophin: a meta-analysis. *Reprod Biol Endocrinol* 2010;**8**:112.

8. Kolibianakis EM, Kalogeropoulou L, Griesinger G, *et al.* Among patients treated with FSH and GnRH analogues for in vitro fertilization, is the addition of recombinant LH associated with the probability of live birth? A systematic review and meta-analysis. *Hum Reprod Update* 2007;**13**:445–52.

9. Mochtar MH, van der Veen F, Ziech M, van Wely M. Recombinant luteinizing hormone (rLH) for controlled ovarian hyperstimulation in assisted reproductive cycles. *Cochrane Database Syst Rev* 2007: CD005070.

10. Alviggi C, Mollo A, Clarizia R, De Placido G. Exploiting LH in ovarian stimulation. *Reprod Biomed Online* 2006;**12**:221–33.

11. Weissman A, Howles CM. Treatment strategies in assisted reproduction for the low responder patient. In: Gardener E, Weissman A, Howles CM, Shoham Z, editors. *Textbook of Assisted Reproductive Techniques*. 3rd ed. London: Informa Healthcare, 2008.

12. Fabregues F, Creus M, Penarrubia J, *et al.* Effects of recombinant human luteinizing hormone supplementation on ovarian stimulation and the implantation rate in down-regulated women of advanced reproductive age. *Fertil Steril* 2006;**85**:925–31.

13. Humaidan P, Bungum M, Bungum L, Yding Andersen C. Effects of recombinant LH supplementation in women undergoing assisted reproduction with GnRH agonist down-regulation and stimulation with recombinant FSH: an opening study. *Reprod Biomed Online* 2004;**8**:635–43.

14. Marrs R, Meldrum D, Muasher S, *et al.* Randomized trial to compare the effect of recombinant human FSH (follitropin alfa) with or without recombinant human LH in women undergoing assisted reproduction treatment. *Reprod Biomed Online* 2004;**8**:175–82.

15. Matorras R, Prieto B, Exposito A, *et al.* Mid-follicular LH supplementation in women aged 35–39 years undergoing ICSI cycles: a randomized controlled study. *Reprod Biomed Online* 2009;**19**:879–87.

16. Bosch E, Labarta E, Simón C, Remohi J, Pellicer A. Impact of luteinizing hormone supplementation on gonadotropin releasing hormone antagonist cycles: an age-adjusted analysis. *Fertil Steril* 2011;**95**(3):1031–6.

第19章 IVF 治疗中生长激素的应用

Luk Rombauts

前言

IVF 技术应用于临床 30 年以来,成功率已经稳步提高,IVF 的中心现在已经能使绝大多数患者获得高的妊娠率。然而,那些反应不良的患者没有得到同等的收益。这些患者处理起来仍然非常棘手,人们探索了很多方案以改善她们的妊娠率。其中之一就是生长激素(growth hormone,GH)对 COH 有辅助治疗的作用。

作用机制

生长激素是一个由 191 个氨基酸组成的单链多肽。由垂体前叶的生长激素细胞产生、储存和分泌。

生长激素的分泌主要是受两种下丘脑激素的控制。生长激素释放激素(growth hormone releasing hormone,GHRH)可上调 GH 基因的转录;生长抑素抑制垂体的生长激素分泌。胃饥饿素是一种肠源性的激素,通过同时促进下丘脑 GHRH 和生长抑素释放在垂体水平调节生长激素释放[3]。

GH 分泌是脉冲式的,两次血清 GH 高峰之间会有长时间的低 GH 期。因此,生长激素缺乏症诊断主要依靠标准化刺激试验,以便更好地鉴别出正常人和 GH 激素缺乏者。有研究表明,腹腔内脂肪的含量是 GH 峰值最重要的阴性预测指标,而体型消瘦者与 GH 水平没有显著相关。年龄、性别和体能也能轻度影响 GH 峰值的水平。随年龄增长,血清 GH 浓度呈缓慢下降[3]。

垂体释放的生长激素可以刺激肝脏分泌胰岛素样生长因子 1(insulin-like growth factor 1,IGF-1,既往称为生长调节素 C),随后它进入循环,到达靶组织。生长激素还可以在靶器官内刺激产生 IGF-1,所以 IGF-1 被视为内分泌和旁分泌/自分泌的介质[3]。

GH 除了刺激儿童和青少年长骨的生长,它还有其他的生理效应,包括增加钙潴留、增加肌肉含量、糖异生和脂肪分解。

GH 在 IVF 应用的基本原理

卵巢也是产生 IGF-I 的外周靶器官。GH、FSH 和雌二醇刺激卵巢颗粒细胞分泌 IGF-1。卵泡中的 IGF-1 通过如调节颗粒细胞的增殖、雌激素和抑制素的分泌以及 LH 受体的合成来增强 FSH 生理功能，发挥调节颗粒细胞功能的作用。另外，IGF-1 还通过上调基础和 LH 刺激下的卵泡膜细胞产生的雄激素和孕激素水平来发挥旁分泌作用。

有临床证据也表明，GH 在卵泡生长和卵母细胞发育中起作用。卵泡液中不同的 GH 浓度与人类卵母细胞发育成形态正常和有植入能力的胚胎相关。卵泡液中 GH 浓度越高，胚胎的卵裂速度快，形成优质胚胎的比率高，胚胎种植能力高。Mendoza 等人也报道年长女性的卵泡液中 GH 浓度较低 [5]。

因此，在 IVF 超促排卵过程中使用生长激素，是基于增加血清 GH 的浓度可以刺激卵巢分泌更多的 IGF-1，从而诱导卵泡中产生一系列的级联效应，最终达到促进卵母细胞发育和成熟的目的。

临床应用

重组人生长激素（hGH）在治疗儿童生长不足和成人生长激素缺乏症是十分安全的。成人生长激素缺乏者，经过补充生长激素治疗后，患者体内脂肪减少，增加肌肉含量、能量水平和骨密度、性功能增强，免疫功能也会所改善。

生长激素治疗有副作用，如关节肿胀、关节疼痛、腕管综合征和失眠；短期使用时，这些副作用不常见，并且是可逆的。长期使用 GH 有增加患糖尿病的风险。

药用的重组 hGH 是一种粉末制剂，必须存放在冰箱。在注射前需要用无菌注射用水溶解。在最初的研究中，每周使用 16.5IU，分为三次注射。现在推荐小量多次的使用，疗效相同，副作用较少。一般情况下，低剂量，如每周使用 4～8IU，每天分两次注射，每周六天。应使用个体化剂量，通常推荐起始剂量为 0.5IU，每天皮下注射，按需要以每月增加 0.5IU 的速度缓慢递增。

IVF 治疗中 GH 的应用

目前有一些小型的随机对照研究和两个系统综述分析和总结当前关于 GH 在 IVF 应用。这两个系统综述的结论基本上是一致的。

第一篇是由 Kyrou 等人撰写的 [4]。他们进行了文献回顾，旨在评价那些改善 IVF 反应不良患者妊娠率的各种干预措施。分析了许多不同的方案，但是最有效的方法就是在促排卵阶段补充 GH。纳入了五项研究，共 182 名妇女。4 项研究包括 82 对夫妇，以活产率作为终点进行分析评价。结果显示 GH 治疗后，活产率增加了 5 倍以上（OR 5.22, 95% CI 1.09～24.99）。

Duffy 等人发表了最新的荟萃分析，更新了以往的 Cochrane 综述。经过严格筛选，纳入 10 项研究，共计 440 名低生育力的夫妇。研究结果显示，对于那些未筛选的 IVF 患者, GH 添加与否, 治疗结果和不良事件发生率没有显著差异。然而, 将荟萃分析对象限定于卵巢反应不良患者, GH 治疗后, 活产率和妊娠率均有显著性提高 (OR 5.39, 95% CI 1.89～15.35 和 OR 3.28, 95% CI 1.74～6.20)。更重要的是, 不良事件发生率无增加。

表 19.1　生长激素 (GH) 或安慰剂

	OR	95% CI
常规患者		
每位女性的活产率	1.32	0.40～4.43
每位女性的妊娠率	1.78	0.49～6.50
卵巢反应不良者		
每位女性的活产率	5.39	1.89～15.35
每位女性的妊娠率	3.28	1.72～6.20

摘自 Duffy 等[1]。比值比 >1 表明 GH 治疗有益

这两个系统综述都表明, IVF 治疗中, 添加 GH 治疗可能会增加卵巢反应不良患者的活产率。然而, 值得注意的是需要阐明几点。

迄今为止, 所有的随机试验样本量都很小, 每项研究招募的患者数只有 14～61 名不等。此外, 只有一项研究纳入了 40 岁以上年龄的妇女, 其他研究都将年龄超过 40 岁的妇女排除在外。

同时, 也有药物使用和剂量方面的问题。一些随机对照试验是每天给予 hGH, 而另一些试验则隔日补充 hGH。比较不同研究时发现, 药物剂量也有很大差异, 每日皮下注射 GH 8IU 至 24IU 不等。尽管在促排卵过程中 hGH 的使用约 2 周, 但是研究中使用的剂量远比批准的临床使用剂量高得多。这就可能增加风险和副作用, 而目前的 RCT 对于这两点都没有涉及。

对卵巢反应不良患者的不同定义, 也使不同研究间有很大的差异, 难以确定哪一部分患者获益最大。对卵巢反应不良的原因知之甚少, 并且不同病人间差异很大。尽管困难重重, Duffy 等人试图分组分析, 结果表明, 那些因前次反应欠佳的反应不良患者, 使用 GH 后的妊娠率有显著性提高, 遗憾的是没有得到活产率也提高的证据。这很可能是由于只有 2 个研究, 共计 38 例患者可供分析的缘故。

未来的挑战

迄今, 现有的证据表明, 添加 GH 治疗对改善卵巢反应不良患者的 ART 结局有积极作用, 但并不适于一般患者。然而, 最新的荟萃分析得出的比值比的可信区间提示仍然有很大的不确定性。还需要更大规模、质量更好的研究来证实 COH 治疗期间添加 hGH 能提高大多数 IVF 患者的健康宝宝的抱婴回家率。

目前, 澳大利亚阿德莱德的罗宾逊机构的 Norman 教授牵头进行这方面的研究。LIGHT 研究 (Live birth, In vitro fertilization and Growth Hormone Treatment, 活产、体外受精和生长激素治疗) 研究是澳大利亚和新西兰开展的多中心、随机双盲、安慰剂对照研究, 旨在评估重组人生长激素对 IVF/ICSI 周期卵巢反应不良患者的活产率的影响 (ANZCTR 编

号：ACTRN12609001060235）。

入选标准：年龄18至40岁，体重指数<32kg/m²，接受IVF/ICSI治疗，FSH水平<15IU/L，月经周期规律（21和35天）。有双侧卵巢，且前次IVF/ICSI的获卵数少于5枚。

这项研究旨在克服既往研究的不足之处。最重要的是该研究样本量足够大，能够说明卵巢反应不良患者使用GH是否确实能提高活产率。共招募389名女性（每组177名，允许10%的退出率/取消率）。当此项研究完成后，会使得最新的Cochrane评价可获得的病人数量翻倍。基于该研究的样本量，活产率由10%增加至20%即可被检测出（单向Fisher精确检验，5%显著水平）。

随机设计也十分严格。每个IVF中心按区组随机化分配。随机化患者都按顺序从事先排好号的药物盒领药。从促排卵的第一天至使用重组人绒毛膜促性腺激素（hCG）触发排卵日，每日皮下注射生长激素或安慰剂。所有医疗专业人员对药物分配也是盲的。

这项研究随机将患者分为安慰剂组或试验组（在FSH治疗中，每日皮下注射12IU GH）。正如前面提到的，这一剂量比批准的使用剂量高很多，因此需要严密监测和报告不良事件、严重的不良事件和先天性出生缺陷。此外，成立了一个独立的安全和监测委员会，以确保试验的安全进行。

结论

目前，有足够的证据表明，对卵巢反应不良这类治疗困难的患者，添加GH治疗可提高分娩率。然而，当解释这一治疗效果时，还需谨慎。在最新的Cochrane综述中，总OR值表明生长激素治疗的患者分娩率可增加5倍以上。然而，很宽的95%置信区间表明，疗效仍有很大的不确定性。由于缺乏足够的令人信服的数据，因此，给予患者GH治疗应该慎重。幸运的是，在不远的将来，一项大型的随机对照双盲试验将带来明确的结果。

（蔡贺　郑兴邦　译，鹿群　校）

参考文献

1. Duffy JMN, Ahmad G, Mohiyiddeen L, Nardo LG, Watson A. Growth hormone for in vitro fertilization (Review). *Cochrane Database Syst Rev* 2010:CD000099.

2. Hiller SG. Cellular basis of follicular endocrine function. In: Hillier SG, ed. *Ovarian Endocrinology*. Oxford: Blackwell Scientific Publications, 1991; 73–106.

3. Jørgensen JOL, Hansen TK, Møller N, Christiansen JS. Normal physiology of growth hormone in adults. In www.endotext.org website, updated February 27, 2007, Section Editor Ashley Grossman; published by MDText.com, Inc, S. Dartmouth, MA.

4. Kyrou D, Kolibianakis E, Venetis C, *et al.* How to improve the probability of pregnancy in poor responders undergoing in vitro fertilization: a systematic review and meta analysis. *Fertil Steril* 2009;**91**:749–66.

5. Mendoza C, Cremades N, Ruiz-Requena E, *et al.* Relationship between fertilization results after intracytoplasmic sperm injection, and intrafollicular steroid, pituitary hormone and cytokine concentrations. *Hum Reprod* 1999;**14**:628–35.

第20章 预防卵巢过度刺激综合征

Mohamed Aboulghar

前言

卵巢过度刺激综合征（ovarian hyperstimulation syndrome，OHSS）是诱导排卵过程中最严重的并发症。由于 OHSS 没有明确的治疗方法，预防就显得尤为重要。

识别 OHSS 的高危病人

预防 OHSS 的第一步，就是要识别高危人群。高危人群包括：既往 IVF 周期有严重的 OHSS 病史和 PCOS 患者。在这类患者以后的 IVF 周期中，尽可能使用最少量的卵泡刺激素（FSH）启动，还要严密的使用超声及血清雌二醇（estradiol，E_2）水平进行监测。

控制性超促排卵中 GnRH 类似物的种类

最近的两个荟萃分析比较了 GnRH 激动剂与拮抗剂的效果，都显示拮抗剂方案的 OHSS 发生率显著的下降。因此，有 OHSS 病史和易发生 OHSS 的高危人群应用拮抗剂方案似乎更合理。

卵巢刺激阶段预防高危人群发生 OHSS

卵巢刺激时，如果在激发排卵之前，双侧卵巢有大量卵泡，并且 E_2 水平高于 3000pg/ml，就应视为高危情况。预防措施包括以下几种：

取消注射人绒毛膜促性腺激素

取消人绒毛膜促性腺激素（hCG）的注射，继续用 GnRHa，将阻止 OHSS 的发生，但是取消周期的高昂代价使医生和病人都很难接受。所以目前这种方法已经很少应用，只有在风险很高的个别情况下才会采用。

COASTING

Coasting 技术包括停止应用外源性促性腺激素,暂停 hCG 激发排卵,直到血清 E_2 水平下降到安全水平。医生和病人都倾向于使用这种方法,而且也不妨碍新鲜胚胎的移植。然而,停止使用 FSH 和开始 coasting 的时间却有很大争议。Mansour 等人报道了文献上规模最大的研究[1],coasting 开始的时间应根据优势卵泡的大小而定,而不是 E_2 的水平。当优势卵泡的平均直径达到 15～16 毫米,E_2 超过 3000pg/ml 以上,应停止使用 FSH。伴随着卵泡继续生长,E_2 先上升,而后开始下降。待 E_2 下降到 3000pg/ml 以下时,注射 hCG。在 coasting 过程中,那些对 FSH 反应差的小的未成熟卵泡就会发生凋亡。

在使用 hCG 前,停用 FSH 的时间自 2 至 9 天不等。当然,coasting 不应局限于某一固定的天数,而是持续到 E_2 下降到安全水平。延长 coasting 时间至 4 天或以上,会显著地降低 IVF 的妊娠率。

Coasting 可能是通过诱导颗粒细胞的凋亡和减少血管内皮生长因子(VEGF)蛋白的基因表达和分泌来发挥作用。

Coasting 能明显的减少 OHSS 的发生率,但是,不能做到杜绝 OHSS 发生。

注射白蛋白

有些随机研究在取卵时静注 50g 白蛋白以预防 OHSS 的发生。但是不同的研究结果差别很大。一些研究表明效果明显,而另一些则认为这在预防 OHSS 方面毫无价值。

一项 Cochrane 研究评价了人白蛋白预防 OHSS 的价值[2]。选择了 7 个随机对照试验,5 个符合纳入标准,纳入了 378 名妇女(93 名接受白蛋白治疗,185 名作为对照)。采用白蛋白治疗后,重度 OHSS 发生显著地下降(OR 0.28;95% CI 0.11～0.73),相对风险为 0.35(95% CI 0.14～0.87),绝对风险下降是 5.5。也就是说,每 18 名有发生严重 OHSS 风险的女性,经过输注白蛋白后,可以减少一名患者发病。

同一研究组后来更新了这一研究,目前已经在 Cochrane 图书馆发表,评价了 IVF/ICSI 周期中,静脉输注液体,如白蛋白、羟乙基淀粉、明胶和葡萄聚糖在预防严重 OHSS 方面的有效性和安全性。

该研究包括 10 个 RCT 试验,纳入了 2048 名妇女。尚无证据表明使用人白蛋白后,重度 OHSS 有显著的变化(OR 0.72,95% CI 0.49～1.06)。有 3 个 RCT 显示使用羟乙基淀粉后,重度 OHSS 发病率显著的下降(OR 0.12,95% CI 0.04～0.40)。

根据少量的研究结果,似乎静脉注射白蛋白在预防 OHSS 有一定的价值;另一方面,羟乙基淀粉在预防 OHSS 的价值有待于后续试验来确定这一初步的阳性结果。

激发排卵和 OHSS

在一项前瞻性随机对照研究中,分别比较了使用 2000IU、5000IU 和 10 000IU 的 hCG 激发排卵的效果,发现 hCG 在 5000IU 和 10 000IU 之间时,获卵数无显著性差异。但是使用 2000IU 时,获卵数显著地减少。因此,似乎可以推论 OHSS 高危患者的 hCG 剂量至少是 5000IU。另一方面,在最近的一项试验中,在发生 OHSS 高风险的不孕症患者中,hCG 用量减为目前最低剂量的一半(即 2500IU),没有患者发生中度或重度 OHSS。

低剂量的 hCG 在不影响成功率的情况下，看来可以降低 OHSS 的发病率。

GnRH 激动剂激发排卵

hCG 较长的半衰期具有黄体支持的作用，在整个黄体期的血清雌二醇和孕酮都超过生理浓度。单剂 GnRH 激动剂注射（皮下注射 500mg 醋酸亮丙瑞林）会诱导 LH 和 FSH 高峰，并持续 34 个小时。因此，与注射 hCG 相比，激动剂的类 LH 样作用持续时间较短，的确能减少黄体期对卵巢刺激。大多数研究报道 GnRH 激动剂激发排卵可以减少 OHSS 发生率，有保护作用。

近期的一项荟萃分析表明[3]，在 GnRH 拮抗剂周期中，使用 GnRH 激动剂激发排卵，在获得有受精能力的卵母细胞及其随后的胚胎发育方面，能取得与 hCG 相媲美的效果。然而，GnRH 激动剂组的持续妊娠率比标准 hCG 的显著下降（OR 0.21；95% CI 0.05～0.84；$P = 0.03$）。

多巴胺激动剂预防 OHSS

使用 hCG 会引起血管通透性增加，造成液体丢失，积聚于第三间隙，产生典型的临床症状。血管内皮生长因子作为血管生成的主要因子，导致血管通透性增加。

SU5416，一种 VEGFR-2 抑制剂，可以逆转 hCG 对血管通透性的作用，为制定预防和治疗 OHSS 的策略提供了新的思路。多巴胺受体激动剂卡麦角林能对抗 VEGFR-2 的作用和降低血管通透性。

该理论经人体试验证实，与安慰剂相比，在有 OHSS 风险的捐卵者，使用卡麦角林能显著地减少中度 OHSS 发生率、盆腔积液和血液浓缩。有 OHSS 风险的 IVF 患者使用卡麦角林后，胚胎种植率和持续妊娠率 / 活产率不受影响。然而，长期应用卡麦角林可能导致帕金森氏疾病患者发生心脏瓣膜疾病。

喹高利特是一种非麦角衍生的多巴胺 D2 受体激动剂，在合适浓度下不作用于 5- 羟色胺（5-hydroxytryPtamine，5-HT）受体亚型 5-HT2b。由于其药动学特征的不同，半衰期更短，从而最大限度地减少了 IVF 过程中的组织器官形成时期的药物暴露。喹高利特的这两个特点，使其在预防 OHSS 方面有应用的前景。第一个随机双盲研究评估了 ART 超促排过程中，3 种不同剂量的喹高利特和安慰剂持续治疗 3 周在预防 OHSS 发生方面的疗效[4]。

喹高利特 50、100 和 200mg/ 天组的中度 / 重度早期 OHSS 的发病率分别是 12%（6/51）、13%（7/52）和 4%（1/26），而安慰剂组为 23%（12/53）。与安慰剂组相比，喹高利特各组的中度 / 重度早期 OHSS 的发病率显著地降低（$P = 0.019$；OR 0.28，CI 0.09～0.81）。尽管各组的临床妊娠率无显著性差异，但在未妊娠患者中，经超声证实的腹水发生率由安慰剂组的 31%（8/26）显著地下降至喹高利特各组的 11%（8/70）。

GnRH 拮抗剂的使用

近期一篇回顾性非对照试验发现，采用 GnRH 激动剂长方案治疗的女性，在使用 GnRH 拮抗剂后，E_2 浓度迅速下降，说明拮抗剂也许会减少 OHSS 的发生。一项前瞻性随机对照研究，比较了 OHSS 高危患者使用 coasting（N = 96）方案和使用 GnRH 拮抗剂联合每日注射 75IU HMG 直至 hCG 日（N＝94）方案的治疗效果，主要观察指标是优质胚胎。次要观察指标是干预天数、卵母细胞数、妊娠率、冻存胚胎数和重度 OHSS 的发病率。

与 coasting 组相比，使用 GnRH 拮抗剂的优质胚胎数显著的增多（2.87±1.2 与 2.21±1.1，$P<0.0001$），获卵数多（16.5±7.6 与 14.06±5.2，$P=0.02$），并且比 Coasting 组干预天数少（1.74±0.91 比 2.82±0.97，$P<0.0001$）。总之，GnRH 拮抗剂比 coasting 方案的优质胚胎数、获卵数增多，hCG 前治疗天数缩短。两组的妊娠率无显著性差异，均未发生 OHSS。使用 GnRH 拮抗剂的干预时间缩短，并且持续小剂量的 hMG 既维持了颗粒细胞功能，也保障了获得优质胚胎和卵母细胞。

二甲双胍

在 PCOS 患者 IVF 周期的促排卵治疗中应用胰岛素增敏剂如二甲双胍已经进行了深入研究。接受 IVF/ICSI 治疗前、治疗期间和黄体期要服用二甲双胍超过 5 周。与对照组相比，两组间的临床妊娠率无显著性差异，但二甲双胍组的 OHSS 发生率显著的降低。在一项随机、双盲、安慰剂对照研究中，使用 GnRH 激动剂长方案的 PCOS 患者随机分为二组，自降调之日起直至获卵日，每日口服两次 850mg 二甲双胍或安慰剂。二甲双胍组的重度 OHSS 发生率显著下降（二甲双胍组为 3.8%，安慰剂组为 20.4%；$P=0.023$），在校正体重指数、总重组 FSH 使用量和年龄因素后，差异仍有统计学意义（OR 0.15；95% CI 0.03～0.76；$P=0.022$）。

一项系统综述研究了二甲双胍联合促性腺激素是否能够改善 PCOS 女性 IVF 的结局。发现联合二甲双胍治疗没有提高妊娠率（OR 1.29；95% CI 0.84～1.98）或活产率（OR 2.02；95% CI 0.98～4.14），但降低了 OHSS 的风险（OR 0.21；95% CI 0.11～0.41，$P<0.00001$）。

总之，有证据表明二甲双胍能降低 PCOS 患者的 OHSS 发生率。

结论

促排卵过程中，OHSS 与年轻健康女性的严重疾病甚至死亡密切相关，预防 OHSS 是处理这一严重并发症的关键。在目前尚缺乏治疗 OHSS 的有效方法的情况，可行的治疗是对症处理，因此，预防 OHSS 的发生至关重要。

（郑兴邦 译，鹿群 校）

参考文献

1. Mansour R, Aboulghar M, Serour G, Amin Y, Abou-Setta AM. Criteria of a successful coasting protocol for the prevention of severe ovarian hyperstimulation syndrome. *Hum Reprod* 2005;**20**:3167-2.

2. Aboulghar M, Evers JH, Al-Inany H. Intravenous albumin for preventing severe ovarian hyperstimulation syndrome: a Cochrane review. *Hum Reprod* 2002;**17**:3027-32.

3. Griesinger G, Diedrich K, Tarlatzis BC, Kolibianakis EM. GnRH-antagonists in ovarian stimulation for IVF in patients with poor response to gonadotrophins, polycystic ovary syndrome, and risk of ovarian hyperstimulation: a meta-analysis. *Reprod Biomed Online* 2006;**13**:628-38.

4. Busso C, Fernandez-Sanchez M, Garcia-Velasco JA, *et al.* The non-ergot derived dopamine agonist quinagolide in prevention of early ovarian hyperstimulation syndrome in IVF patients: a randomized, double-blind, placebo-controlled trial. *Hum Reprod* 2010;**25**:995–1004.

5. Tso LO, Costello MF, Albuquerque LE, Andriola RB, Freitas V. Metformin treatment before and during IVF or ICSI in women with polycystic ovary syndrome. *Cochrane Database Syst Rev* 2009;**15**: CD006105.

第21章 未成熟卵母细胞体外成熟是最好的方案吗?

Baris Ata, Hai Ying Chen, Ayse Seyhan 和 Seang Lin Tan

前言

体外受精是对生殖能力低下最有效的治疗方法,很多生殖中心的成功率已经超过正常夫妇的自然受孕率。然而,这一成功率是靠移植多个胚胎而实现的。为了获得多个胚胎,采用外源性促性腺激素进行控制性超排卵(COH)已成为 IVF 治疗中必不可少的一部分。需要指出的是,COH 并不是没有限制。首先,药品花费会造成沉重的经济负担,有时会阻止患者接受治疗。其次,COH 需要频繁的监测,进一步导致直接和间接费用的产生,不能保证工作时间,造成工作上的不便。此外,对 COH 来说,最重要的医学问题是有发生 OHSS 的可能,它有潜在的致命风险,是 COH 最常见的医源性并发症。最近,有研究提示 COH 对卵母细胞的发育、胚胎和(或)子宫内膜容受性均有不利影响。

选择适当的病例,行未成熟卵母细胞体外成熟(In vitro maturation,IVM)技术能取得常规 IVF 的妊娠率,同时避免 COH 的风险和相关费用,因此是一个更好的选择。无论月经周期的哪个阶段,人卵巢的小窦卵泡内含有未成熟卵母细胞,从卵泡中取出的这些未成熟卵母细胞能恢复减数分裂。收集和 IVM 这些未成熟卵母细胞能为 IVF 提供多个成熟的具有受精能力的卵母细胞。

自 1991 年报道第一例由未刺激周期获得未成熟卵母细胞培养的胚胎移植、活产以来,体外成熟技术一直在不断发展。事实上,如果需要,所有的辅助生殖技术(ART)的实验室都可以开展 IVM。我们的团队首次报告了成功的 IVM 联合种植前遗传学筛查、经皮睾丸精子抽吸术周期。该技术能成功治疗既往 IVF 周期的空卵泡综合征患者。患者可以反复的接受 IVM 治疗,并且我们也报道了一些患者经过 IVM 的治疗获得了多个活产婴儿。此外,体外成熟的卵母细胞及其形成的胚胎可以成功的冻存。目前,选择适当的患者,每个 IVM 周期的妊娠率能超过 35%。

在 McGill 生殖中心,IVM 周期的监测始于早卵泡期的基础超声检查,最佳时间是自然周期或闭经患者孕激素引起的撤退出血的第 2 到 5 天之间。这样做是为了排除卵巢囊肿的可能。当预计最大卵泡直径达到 10～12mm,子宫内膜厚度不小于 6mm 时,进行第二次超声检查。我们曾报道,当优势卵泡为 12mm 时,常规给予 10 000IU 的 hCG,38 小时后取卵,此时的胚胎种植率和临床妊娠率最高。如果在第二次超声检查时,对于子宫内膜厚度小于 6mm、卵泡依旧很小的患者，给予 150IU/d 的 HMG。目的是促进一批卵泡生长，同时提高内源性的雌激素水平。鉴于 IVM 周期的子宫内膜增生期时间较短，我们在取卵的当天开始应用雌激素，在受精日应用黄体酮以进行黄体期支持。

最近我们证实 IVM 胚胎和 IVF 胚胎的非整倍体率相似。一旦成功妊娠，IVM 的妊娠结局与 IVF 的相当。在一项我们中心的回顾性分析中，纳入了五年内接受 IVM、IVF 或卵胞浆内单精子注射（ICSI）治疗后妊娠试验阳性的 1581 名患者，IVM 和常规 IVF 妊娠丢失率相似（IVM 组为 17.5%，IVF 组为 17%，ICSI 组为 18%，$P = 0.08$）。尽管 IVM 组的临床流产率（25.3%）显著高于在 IVF 组的 15.7% 和 ICSI 组的 12.6%（$P < 0.01$），这种差异可以归因于 IVM 组患者的多囊卵巢综合征（PCOS）发病率较高。在 IVF 组有 8%、ICSI 组有 <1% 的 PCOS 患者，而 IVM 组 PCOS 的发病率为 80%。PCOS 的患者接受 IVM 和 IVF 后的临床流产率在统计学无差异（24.5% 和 22.2%，$P = 0.72$）。

产科结局，包括剖宫产率、出生体重、低出生体重发生率和极低出生体重儿，Apgar 评分方面没有发现 IVM 或 IVF 的婴儿之间有不同。现有数据表明，IVM 并不增加先天性畸形的发生率。与自然受孕相比，所观察到的各种先天性畸形的比率分别是：IVM 为 1.42（95% CI 0.52～3.91）、IVF 为 1.21（95% CI 0.63～2.32）、ICSI 为 1.69（95% CI 0.88～3.26）。IVM 的儿童体格生长和神经运动发展也与自然妊娠的儿童类似。

目前，IVM 不仅是另一个公认的 ART 方法，同时也是那些身患各种疾病的人除了常规方法外，保留生育能力的新方法。

IVM 在不同患者中的优势

对卵巢刺激高反应人群

窦卵泡数多的年轻女性行 IVM 治疗的妊娠率最高。这类患者在 COH 后的出现 OHSS 的风险亦高。因此，IVM 也许是需要 ART 治疗的卵巢多囊状态（PCO）或 PCOS 患者的一个较好的治疗方案。在 2009 年，我们在女方平均年龄为 32.6±3.6 岁的 PCO 或 PCOS 患者中取得了 19.5% 的胚胎种植率和 55.2% 的临床妊娠率。世界各地的其他中心也报道了令人可喜的结果。当然，体内成熟的卵母细胞的妊娠率似乎更高些。

对卵巢刺激正常反应人群

IVF 的高妊娠率是通过移植多个胚胎实现的，这导致多胎妊娠的大幅增加。其实在 2006 年，美国大约三分之一的辅助生育技术后的活产婴儿是多胞胎。认识到这些医源性多胎妊娠导致的不良产科和围产儿结局，人们自愿地和（或）一些国家的法律强制地限制了每个周期移植胚胎的数目。提倡单胚胎移植的人逐渐增加，胚胎学、实验室和冷冻保存技术的进步，进一步鼓励在世界范围内推广"少移植"的理念。这一事实对 ART 周期 COH 的额外优势提出质疑。如果单胚胎移植成为常态，IVM 能提供和 IVF 类似的新鲜胚胎妊娠率。在很多 IVM 周期中，至少能有一个体内成熟的卵母细胞。如果发生治疗失败，在下一周期连续的进行重复治疗的可能性是 IVM 的另一个优势。

对促性腺激素刺激反应不良的人群

有些患者使用不同的方案反复进行促排卵治疗，依然获得很少的成熟卵泡。对于那些不是由特定治疗周期明确的原因，如刺激方案选择不当、停止用药等，而引起卵巢反应不良的患者，尝试其他刺激周期是有待商榷的，IVM 也许是更好的选择。

对于真正的卵巢储备功能下降的患者，当促性腺激素刺激未能获得理想数量的体内成熟卵母细胞时，未刺激周期 IVM 或联合自然周期 IVF 也许是一个合理的选择。事实上，在 8 名既往 IVF 刺激周期生长卵泡数或获卵数≤4 个的反应不良患者中，在随后的 IVM 的周期中我们获得数量相似的胚胎。其中 6 名患者进行了胚胎移植（占 75%），一个患者活产，在这一小样本的真正的反应不良患者中实现了每移植周期的活产率为 16.7%。

卵母细胞捐赠的人群

卵母细胞的捐赠者需要定期接受 COH，以最大限度地提供成熟卵母细胞。然而，COH 使卵巢储备功能好的年轻捐助者面临患 OHSS 的高风险。反复的注射促排卵药物引起的不便以及对促排卵药物潜在的癌症风险的担忧，导致部分有希望捐赠者有抵触情绪。鉴于窦卵泡数多的年轻女性是 IVM 的最佳人选，卵母细胞体外成熟成为卵母细胞捐赠周期的一个很好的选择。不仅避免了卵巢刺激，而且降低卵母细胞捐赠者的风险和不便。在平均年龄 29 岁的 12 位卵母细胞捐赠者中，我们收集了平均 12.8 个未成熟卵母细胞。68% 的卵母细胞在体外成熟，62 个胚胎移植到平均年龄 37.7 岁的 12 位受卵者体内。平均每位受卵者移植 4 个胚胎（2～6 个），临床妊娠率达到 50%。有两名妇女发生早期流产，而 4 位获得健康的活产婴儿，达到 33% 的活产率。

保留生育功能

体外受精和胚胎冷冻保存（embryo cryopreservation，EC）是美国临床肿瘤学和美国生殖医学会认可的女性生育力保存的唯一方法。然而，常规体外受精和胚胎冷冻保存需要男性伴侣，并且需要 2～5 周才能完成，同时机体产生相对较高的雌激素水平，这可能对某些激素敏感的恶性肿瘤产生不利影响。卵母细胞体外成熟拓宽保存生育能力的指征，为因各种原因不适于 IVF-EC 的患者提供了可能。收集对激素敏感肿瘤的女性的未成熟卵母细胞，并冻存胚胎。除了 IVM 无需昂贵的药物花费以及药物注射带来的不便，可在月经周期的任一时间段取卵，在 2～10 天内完成保留生育功能的过程，防止延误原发病的治疗。

我们曾报道了三位没有男性伴侣的患者，在化疗前寻求保留生育能力，他们在月经周期的黄体期首次就诊，面临着立即接受生殖毒性治疗的困境。从这些处于黄体期的患者取出 5 到 7 个未成熟卵母细胞。经过 IVM 后，玻璃化冷冻了 3 至 5 个 MⅡ卵母细胞。其中两位患者后期又在下一周期的卵泡期进行了一到两次取卵，玻璃化冷冻了 IVM 后的卵母细胞。近期有文献报道在月经周期的卵泡期或黄体期取出的未成熟卵母细胞的成熟和受精率相似。

也可以从卵巢活检标本收集未成熟卵母细胞，并在 IVM 后进行玻璃化冷冻。卵巢组织冷冻和 IVM 联合是保留生育功能的新策略。我们在一个 16 岁嵌合型特纳综合征

（20% 45XO 和 80% 46XX 核型）患者的卵巢楔形切除标本中获取了 11 个未成熟卵母细胞。其中 8 个在 IVM 后，进行玻璃化冷冻。在 4 名癌症患者中，我们从楔形活检标本收获了 11 个未成熟卵母细胞和 8 个成熟卵母细胞。11 未成熟卵母细胞中，有 8 个经 IVM 后达到 MⅡ阶段，并进行了玻璃化冷冻。

卵母细胞体外成熟联合胚胎或卵母细胞玻璃化冷冻为那些既往无法实现生育功能保存的患者提供了可能，并为保留生育功能提供了保障。

结论

尽管 IVM 是一项相对较新的技术，该技术的临床应用正日益广泛。对那些有 OHSS 高风险的人群、COH 治疗过程中有无法预测的高或低反应患者、反复不明原因的 IVF 失败，以及那些面临立即需要生殖毒性化疗的患者，都可以行 IVM。在温和刺激和单胚胎移植的时代，IVF 的额外优势已经受到质疑。在大多数 IVM 周期中至少能收集有一个体内成熟卵母细胞。在给予 1 至 3 天低剂量促性腺激治疗后，获成熟卵的数量显著上升。这些事实表明，IVM 也是卵巢反应正常的患者一个选择。目前，对接收 ART 治疗的患者而言，IVM 是创伤最小和最简单的治疗措施。随着成功率不断提高，它有可能成为对患者"最友善"的方案。

（时晓 译，鹿群 校）

参考文献

1. Son WY, Chung JT, Herrero B, *et al.* Selection of the optimal day for oocyte retrieval based on the diameter of the dominant follicle in hCG-primed in vitro maturation cycles. *Hum Reprod* 2008;**23**:2680–5.

2. Zhang XY, Ata B, Son WY, Buckett WM, Tan SL, Ao A. Chromosome abnormality rates in human embryos obtained from in-vitro maturation and IVF treatment cycles. *Reproductive BioMedicine Online* 2010;**21**:552–9.

3. Buckett WM, Chian RC, Holzer H, Dean N, Usher R, Tan SL. Obstetric outcomes and congenital abnormalities after in vitro maturation, in vitro fertilization, and intracytoplasmic sperm injection. *Obstet Gynecol* 2007;**110**:885–91.

4. Buckett WM, Chian RC, Dean NL, *et al.* Pregnancy loss in pregnancies conceived after in vitro oocyte maturation, conventional in vitro fertilization, and intracytoplasmic sperm injection. *Fertil Steril* 2008;**90**:546–50.

5. Demirtas E, Elizur SE, Holzer H, *et al.* Immature oocyte retrieval in the luteal phase to preserve fertility in cancer patients. *Reprod Biomed Online* 2008;**17**:520–3.

6. Maman E, Meirow D, Brengauz M, *et al.* Luteal phase oocyte retrieval and in vitro maturation is an optional procedure for urgent fertility preservation. *Fertil Steril* 2011;**95**:64–7.

7. Huang JY, Tulandi T, Holzer H, Tan SL, Chian RC. Combining ovarian tissue cryobanking with retrieval of immature oocytes followed by in vitro maturation and vitrification: an additional strategy of fertility preservation. *Fertil Steril* 2008;**89**:567–72.

第22章　如何监测才能取得最佳效果

Jack Yu Jen Huang, Hey-Joo Kang 和 Zev Rosenwaks

在过去的十年中，我们目睹了 IVF 妊娠率的飞速提高。虽然这应归功于 IVF 实验室的创新成果，但是也不能过分强调这一点，我们方法的改进和促排卵方案的优化也起到了关键作用。经验表明，个体化的、温和的促排卵方案取得最好的结果。这包括选择一个适当的（个性化）控制性超排卵（COH）方案、严密地监测卵泡生长和血清雌二醇（E_2）水平、为了避免过度反应，调整促性腺激素用量，和个体化注射人绒毛膜促性腺激素（hCG）时间的安排。我们相信，促排卵过程中这样严密的监测方法改善了卵母细胞和胚胎的质量，提高了胚胎种植率和妊娠率。更重要的是，这种方法可以减少并发症的发生，尤其是 OHSS。

在本章中，我们将介绍监测、选择刺激卵巢方案的方法和策略，旨在达到最佳的 IVF 结局。

患者的特点决定最初促排卵方案

选择最初 IVF 方案的关键问题是估计患者对于外源性促性腺激素治疗的反应是好还是差。由于缺乏预测卵巢储备功能的单一指标，通过多种因素联合来达到这一目的。

病史和体格检查为选择方案提供了第一手的资料。患者年龄、生育史、胎次和周期规律，均有助于评估患者对促性腺激素治疗的反应。例如，经产妇预后较好，需要较温和的促排。对于月经稀发或闭经患者，应进行系统性评价，鉴别是下丘脑还是卵巢的病变。体格检查应集中在体重指数（BMI），多毛症的体征，以及是否合并甲状腺疾病。无论是在低 BMI 和促性腺激素分泌不足的性腺功能低下还是多毛合并肥胖的多囊卵巢综合征，体重指数的过低和过高均预示着对促性腺激素过度的反应。

阴道超声通过测量卵巢体积和窦卵泡计数（AFC）为卵巢储备功能的评估提供了客观依据。如果患者处在中卵泡期或黄体期，对 AFC 进行正确的评估是有难度的。因此，在确定促性腺激素剂量之前，在随后的卵泡期进行评估是必需的。

激素检测是确定最初的促排卵方案的最后一步。月经第 3 天卵泡刺激素（FSH）正常值为 <12IU/L、E_2 的 <70pg/ml，有助于预测患者对促性腺激素治疗的反应。虽然 E_2 不是一个独立的卵巢储备功能预测指标，但是其高水平可能抑制 FSH，是一个优势卵泡的早期募集信号。最近，抗苗勒管激素（AMH）是一个简便和有效的卵巢储备功能预测指标。

AMH 是由窦前卵泡和小的窦卵泡产生，与残余卵泡池的大小相关（详见第 1 章）。AMH 水平与 FSH 和 E$_2$ 的浓度无相关性，在经期以及月经周期之间仅有微小变化。目前尚无 AMH 预测卵巢反应或妊娠结局的统一标准，因此每个内分泌实验室应建立自己的正常值。

综合病史、体格检查、AFC 和激素水平能预测卵巢反应的好或差，是选择一个最初 IVF 方案的基础。卵巢储备功能试验不能作为拒绝治疗的依据，而是有助于判断预后和指导治疗方案。

适于卵巢反应良好者的促排卵方案

针对卵巢反应良好者，促排卵方案的重点是合理掌握的促性腺激素启动剂量，以降低 OHSS 发生的风险。当确定了正确的起始剂量，应该记住，越保守出错的几率越小。如果促排卵第 3 天的 E$_2$ 水平低，增加促性腺激素的用量不会影响获卵量或妊娠结局。相反，如果启动促性腺激素剂量过高，即使随后在卵泡期减少药物剂量，也不能逆转因启动剂量过高引起的后果。

在前一个周期使用口服避孕药（OCPs）3 周，在第 3 周给予促性腺激素释放激素（GnRH）激动剂的双重抑制，有助于减少大量窦卵泡的募集（详见图 22.1）。此外，对可能出现高反应的人群进行密切监测是非常有必要的，以便及时调整促性腺激素用量的。尽管做了这些努力，如果出现过度刺激反应，"coasting"-停止使用促性腺激素，同时继续使用 GnRH 激动剂-使小卵泡"饥饿"，而使较大、较成熟的卵泡发育。我们发现，coasting 超过 5 天会减少获卵量和降低妊娠率。

对于使用 GnRH 激动剂 / 促性腺激素方案、有发展为 OHSS 风险的高反应者，应考虑减少激发排卵的 hCG 剂量。根据 hCG 日的 E$_2$ 水平，采用个体化的 hCG 剂量如下：E$_2$

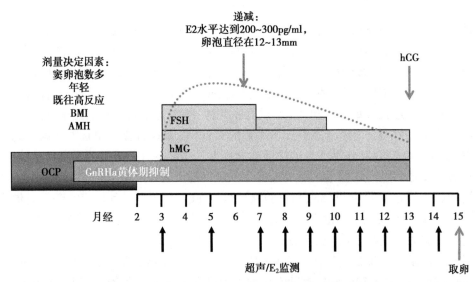

图 22.1 一个典型的口服避孕药（OCP）/ 促性腺激素释放激素激动剂双重抑制的促排卵方案。根据患者的个体特征和反应，个体化的启动和递减药物剂量（虚线代表理论上促卵泡素（FSH）的水平）

水平在 1500 至 2000pg/ml 之间，hCG 使用 5000IU；E$_2$ 水平在 2000 至 2500pg/ml 之间，hCG 使用 4000IU；E$_2$ 水平在 2500 至 3000pg/ml 之间，hCG 使用 3300IU。当 E$_2$ 水平超过 3000pg/ml 时，应根据是否合并 OHSS 危险因素，决定是给予 hCG 还是取消周期。E$_2$ 水平超过 3500pg/ml 时，鉴于患者的安全是至关重要的，一般停止使用 hCG。

在双重抑制方案中，预测为高反应的患者也是低剂量的 75～150IU 促性腺激素 /GnRH 拮抗剂方案的候选人（详见图 22.2）。尽管这个方案通常用于反应不良的患者，但应用于反应良好的患者仍有一些优势。拮抗剂方案减少促排卵时间和累计注射的次数。这又减少了患者治疗的生理和心理负担，在不影响妊娠率的情况下，很少有人放弃治疗。

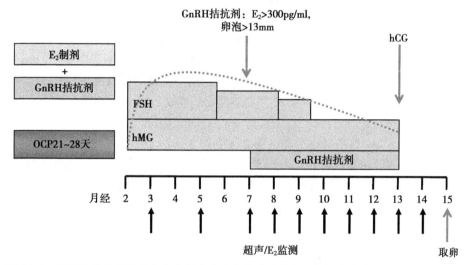

图 22.2　促性腺激素释放激素拮抗剂方案中的递减促排卵。根据患者的特征，采用雌二醇、GnRH 拮抗剂或口服避孕药（OCP）前处理（虚线代表理论上促卵泡素（FSH）的水平）

事实上，由于拮抗剂方案在减少 OHSS 风险方面的优势，在卵巢反应良好的患者中的应用日渐广泛。更重要的是，在促排卵方案中采用 GnRH 拮抗剂抑制促黄体激素（LH），可以选择 hCG 或 GnRH 激动剂激发排卵。现已证实，在 GnRH 拮抗方案中，应用大剂量的 GnRH 激动剂代替 hCG 激发排卵，能预防 OHSS 发生。预防 OHSS 发生的机制是黄体迅速溶解。注射单一剂量 hCG 10 000IU 之后，循环中 hCG 水平（以及 LH 活性）持续 7～10 天；而使用 GnRH 激动剂激发排卵时，内源性 LH 水平在 24～48 小时内回到注射前的基线水平。然而，使用单剂的 GnRH 激动剂也有弊端。由于在 LH 分泌过度抑制或下丘脑性闭经的患者中，GnRH 激动剂无法诱导足够的 LH 的反应，导致周期取消或取出大多是未成熟卵母细胞，GnRH 激动剂对这些患者往往无效。此外，在使用自体卵母细胞的周期，单独使用 GnRH 激动剂激发排卵导致临床 \ 持续妊娠率下降和流产增加。据推测，这种不良结局与类固醇激素分泌受损和黄体期缺陷相关。

为了减少 GnRH 激动剂激发排卵的潜在弊端，我们已经尝试同时使用 1000～2500 单位剂量 hCG，以弥补排卵后 LH 活性的不足。发现获卵量、妊娠率和活产率可以和传统 hCG 激发排卵媲美。因此"双重促性腺激素激动剂 /1500IU hCG 激发"能有效地促进了最终的卵母细胞成熟，提供足够的黄体支持，同时减少 OHSS 的风险。

适于卵巢反应不良者的促排卵方案

卵巢反应不良患者的控制性超排卵方案旨在改善机体整体的激素环境,优化协调的卵泡发育,并阻止早期卵泡的选择。卵巢反应不良患者往往在黄体期后期就出现较早的FSH水平上升,这将导致较少的卵泡募集和不同步的卵泡生长。黄体期使用 E_2 可以抑制FSH分泌,以最大程度地减少单个卵泡的早期选择,并促进卵泡生长的同步性。这种方法主要用于改善基础 FSH 水平高的患者卵泡发育的同步性。当使用 E_2 不足以抑制 FSH或卵泡发育不同步性仍然存在时,黄体期后期联合应用促性腺激素释放激素拮抗剂可能更有效(详见图 22.2)。

OCP- 微量促性腺激素激动剂联合是卵巢反应不良者的另一个常用的 COH 方案。使用 OCP 14～21 天,在服用 OCP 最后一片的第三天,开始使用每日两次微量 Lupron(MDL,亮丙瑞林,40 微克)。在使用 MDL 的第三天开始应用高剂量的促性腺激素(300 至 450IU)促排卵。MDL 的优点是在不增加卵巢产生雄激素或能挽救前一周期黄体的情况下,能刺激内源性 FSH 的释放。

标准的"短"方案,是在月经周期的第 2 天到第 4 天给予 1mg 醋酸亮丙瑞林。这是利用对垂体 GnRH 受体初始的激活以及随后的内源性促性腺激素上升,从而增强了外源性促性腺激素的促排卵效果。通常在月经周期第 3 天开始高剂量的促性腺激素(300～450IU)。短方案在理论上与增强卵巢雄激素的产生和挽救黄体相关,但所有这些都可能会影响卵母细胞质量和妊娠率。

总之,对 BMI 小于 25 的女性,每日总促性腺激素的剂量不应超过 450IU。对于肥胖、且没有 PCOS 证据的患者,为减少周期取消的风险,也可以谨慎地将总促性腺激素剂量提高到 600IU/d。

激素的评估和周期监测

周期前评估

使用 GnRH 拮抗剂方案的患者的月经周期第 2 天和应用 GnRH 激动剂长方案患者的月经周期第 3 天要进行基础血液检查和盆腔超声监测。正常基础参数包括 FSH 小于13IU/L 时,放射免疫法(RIA)E_2 小于 75pg/ml 和孕酮小于 1ng/ml。盆腔超声观察子宫内膜的厚度、AFC 和是否有卵巢囊肿的存在。基于这些数据,最后重新确定方案以及促性腺激素的启动剂量,以取得最佳的效果。

对 FSH 和 E_2 水平升高患者的处理技巧包括周期取消或采用 OCP 处理两周的延期治疗。在这种病例中,在黄体期给予雌激素处理,随后的 IVF 周期中应考虑使用 GnRH 拮抗剂。

卵巢囊肿的处理是根据其大小的稳定性、任何已知的病理组织学诊断以及分泌雌激素的情况。如果出现一个小的、简单的囊肿,同时 E_2 水平低于 70pg/ml,不建议取消周期;而出现伴有 E_2 水平升高的功能性卵巢囊肿会对 IVF 结局产生不良影响,处理策略包括取消周期、使用 3～5 天 GnRH 拮抗剂直到囊肿吸收或采用 OCP 治疗 2～4 周。

我们近期的研究表明,在 GnRH 激动剂长方案的第 3 天的子宫内膜大于 5mm,即子宫内膜增厚与种植率、临床妊娠率和活产率的下降相关。与从第 3 天开始促排卵的周期相比较,待子宫内膜脱落后启动周期,即推迟 3～4 天的周期有较高的临床妊娠率(49% vs 37%)和活产率(39% vs 22%)。

监测卵泡发育和激素水平

在第一个 IVF 周期中,患者对 COH 的反应是观察使用促性腺激素刺激 2～3 天后的效果。偶尔出现的早期过度的 E_2 反应,需要立即减少促性腺激素的剂量。为了让促性腺激素水平达到稳定状态,通常情况下,最初 4～5 天的促性腺激素剂量保持不变的。一旦达到一个稳定的状态,E_2 水平达到 200～300pg/ml,同时卵泡的大小 12～13mm,就采取递减方式开始减少促性腺激素的剂量(详见图 22.1)。一般先减少 25% 的剂量,虽然在某些病例中可以降低到启动剂量的 50%。递减方案模拟了自然周期中 FSH 药理上动态变化。即在一个相对较低的 FSH 的环境中,最大程度地促进较大的卵泡生长,同时使较小的卵泡饥饿,从而促进卵泡的同步发育。递减方案另一个重要的优势是减少 OHSS 的发生几率,因此需要通过观察 E_2 水平的稳步上升来评价卵泡生长状况。而接受 GnRH 拮抗剂促排卵方案治疗的患者,应定期监测血清 LH 水平,以确保未发生过早黄素化。

注射 hCG 的时机

应根据以下几个因素决定个体化注射 hCG 的时机,包括卵泡直径、E_2 水平、既往周期的反应、特定 COH 方案的胚胎质量。对第一个 IVF 周期反应良好者,当两个优势卵泡平均直径达到 17mm 时,给予 hCG。对于联合克罗米芬 / 促性腺激素方案治疗的患者,当优势卵泡的平均直径为 19～20mm 时,给予 hCG。

如果第一个 IVF 周期失败,应仔细审查促排卵的反应、获卵量、卵母细胞的成熟率、胚胎质量。对于卵子 / 胚胎质量差,尤其是出现高比例的多精受精者,应怀疑卵母细胞过度成熟。当所有或几乎所有的卵都成熟时(MⅡ期卵母细胞),就是如此。这种情况下,在下一周期优势卵泡较小时激发排卵,能有效地提高卵母细胞 / 胚胎质量和获得妊娠几率,从而使患者受益。应告知患者拟实施这一方案,并对较早的注射 hCG 给予解释,但也应告诫采用这种方法可能会使成熟卵母细胞量减少。相反,对于那些大多卵子是未成熟卵母细胞的患者,下一周期应考虑延迟注射 hCG。对于这些病例,应额外的增加促排卵时间,以达到更高的 E_2 水平。注射 hCG 时机的另一个重要参数是当优势卵泡直径≥16mm 后的随后几天,E_2 水平达到平台期或增加一倍。

注射 hCG 后的监测

我们在注射 hCG 的第 2 天监测血清 E_2、hCG 水平、卵泡直径和子宫内膜厚度。单独使用 GnRH 激动剂或双重 hCG/GnRH 激动剂激发排卵的患者,应同时测定血清 LH 水平。血清 hCG 和 LH 水平是确保 hCG 和 GnRH 激动剂已经正确使用的质量保证。对于未观察到合理的 hCG 或 LH 水平情况，再次给予 hCG 或 GnRH 激动剂，并在翌日评估血清 E_2 和 hCG 水平。如果 E_2 水平出现超过 30% 的跌幅，这是一个不良 IVF 结局的征兆，应考虑取消周期。

对于 hCG 日 E_2 水平大于 3000pg/ml 或者 hCG 后一天 E_2 水平超过 4000pg/ml 的患者，应密切监测 OHSS 的症状和体征。在取卵后的第三天、甚至在第五天进行适当的评估，这种评估包括一个完整的体格检查、测量腰围、体重，盆腔超声检查卵巢大小、是否有腹水。此外，进行评估红细胞压积、肝酶、肾功能检查评估。如果患者表现出早期 OHSS 的迹象，应采取谨慎态度，冻存所有的有活力的胚胎和避免妊娠。

结论

成功的 IVF 治疗依赖于个体化的、以患者为中心的 COH 方案。关键因素包括选择适当的促排卵方案、密切监测卵泡发育和血清 E_2 水平、调整促性腺激素的剂量，以避免过度反应和个体化的注射 hCG 时机。这样就可以提高卵母细胞和胚胎质量、妊娠和着床率，最重要的是能最大限度地减少 OHSS 的风险。尽管这种促排卵期间密集监测的成本效益受到了质疑，但是我们认为促排卵期间的密切监测能确保患者安全，应被视为标准的监测。

（时晓 译，鹿群 校）

参考文献

1. Davis OK, Rosenwaks Z. Superovulation strategies for assisted reproductive technologies. *Semin Reprod Med* 2001;**19**:207–12.

2. Kligman I, Rosenwaks Z. Differentiating clinical profiles: predicting good responders, poor responders, and hyperresponders. *Fertil Steril* 2001;**76**:1185–90.

3. Chen D, Burmeister L, Goldschlag D, Rosenwaks Z. Ovarian hyperstimulation syndrome: strategies for prevention. *Reprod Biomed Online* 2003; **7**:43–9.

4. Macklon NS, Stouffer RL, Giudice LC, Fauser BC. The science behind 25 years of ovarian stimulation for in vitro fertilization. *Endocr Rev* 2006;**27**:170–207.

5. Fauser BC, Diedrich K, Devroey P. Predictors of ovarian response: progress towards individualized treatment in ovulation induction and ovarian stimulation. *Hum Reprod Update* 2008;**14**:1–14.

6. Huang JYJ, Rosenwaks Z. Preventive strategies of ovarian hyperstimulation Syndrome. *J Exp Clin Med* 2010;**2**:53–62.

第23章　助孕精子优选

R. J. Aitken

前言

研发安全、有效、快速的人类精子分离方法是目前提高助孕治疗成功率的重要研究方向。研究的目的是找到高效的精子优选方法，从而最大限度地获取高活力、功能好的精子，使之在体外能使卵子受精，并启动正常胚胎发育。若精子质量严重下降以至于不能用于常规体外受精时，精子处理技术应该能保证所获得的精子，至少能用于卵胞浆内单精子注射（ICSI），能支持正常的胚胎发育。

助孕技术的精子优选方法有：①反复离心洗涤法（600g, 5min），最后用培养液重悬沉淀；②洗涤后的沉淀上游法；③精液上游（或下游）法，随后离心，去除全部精浆，重悬沉淀；④不连续密度梯度离心法，分离液为 Percoll®（硅胶包被的聚乙烯吡咯烷酮）、Puresperm®或 ISolate®（共价结合硅烷的硅胶）；⑤近年出现的电泳法[1, 2]。此外，经过上述优选方法获得的精子悬液，还可以通过含有玻璃纤维、玻璃珠或葡聚糖过滤柱进一步纯化。还可以用包被抗 CD45 单克隆抗体的磁珠处理精液，去除精液中的白细胞[3]。评估哪种精子优选技术最适合临床应用，取决于对各种精子优选方法分离效率的基本原理的理解。

精子分离的基本原理

意识到人类精子在分离过程中易受氧化应激的损害很重要。由于精子富含氧化应激攻击的靶点，尤其是精子中的多元不饱和脂肪酸（精子中 50% 的脂肪酸是含有六个双键的二十二碳六烯酸）和 DNA，更容易受到损伤。这种高度特异化的精子的弱点还有体积小、细胞质空间有限，不像在体细胞中含有重要的抗氧化酶如：过氧化氢酶、超氧化物歧化酶、谷胱甘肽过氧化物酶等[1, 4]。由于这种固有的弱点，精子高度依赖于能提供抗氧化保护的细胞外液，也正是因为这个原因，男性精浆已经演化成最强的抗氧化性液体之一。

精浆的抗氧化保护作用很重要，因为在射精的那一刻精子就可能接触白细胞，虽然白细胞来源仍有争议，但多数人认为是从尿道或附属性腺进入精浆中。每份精液中都含有白细胞，主要为中性粒细胞和巨噬细胞，它们都会产生活性氧（reactive oxygen species, ROS）[5]。因此，处理精子的方法应尽量避免精子离开精浆后与白细胞接触。为此，直接将精子从精浆中分离出来的精子制备技术中，采用不连续梯度离心法、精液上游法或电泳法处理精子，比反复离心洗涤法和沉淀上游法，更易获得高活力、功能好的精子[1,6]；这是因为采用后者处理精子时，失去了精浆抗氧化的保护，精子瞬间受到精液中白细胞产生的自由基攻击所致。而且，有些培养液如 Hams F10 中含有过渡金属，如铁能促进精子脂质过氧化作用，使氧化应激加剧，进而对精子的功能造成严重的损伤[7]。

通过 Percoll 梯度离心法或精浆上游法直接分离出来的精子，仍可能被白细胞污染。对 ART 的精液处理过程白细胞污染情况进行详细研究发现，约 30% 的精液处理时仍有白细胞污染。而且，样本中白细胞的污染水平与 IVF 受精率呈负相关[8]。

即使采用了上述推荐的精子处理方法，白细胞污染仍然避免不了，主要有三种处理方法：

1）通过甲酰肽或酵母聚糖处理标本后，采用简单、敏感的化学发光法检测白细胞污染。如果检测到污染，则可以用抗 CD45（白细胞的共同抗原）抗体的磁珠将白细胞去除[3]。

2）培养液中加入抗氧化剂抵消白细胞污染带来的负面影响。如：谷胱甘肽、N- 乙酰半胱氨酸、连二亚硫酸、过氧化氢酶等可以在体外发挥抗氧化保护作用[9]。

3）在培养液中补充 EDTA、DETAPAC 或脱铁运铁蛋白等试剂能螯合具有细胞毒性的过渡金属，中和 ROS 对脂质过氧化的刺激作用。

DNA 损伤

以前，在处理精子时只关注精子的受精能力，现在我们知道精子另一个重要作用是赋予胚胎正常发育的能力。在这一方面，精子起了重要的作用，包括：①提供一个调节胚胎细胞分裂的中心粒；②染色质重塑，表现为鱼精蛋白 1 和 2 的比例为 1:1，组蛋白的含量也相应地发生了改变；③受精精子带入卵中的 mRNA 和 miRNA 可能参与调节早期胚胎发育；④适当的 DNA 甲基化；⑤细胞核 DNA 完整性。

精子的 DNA 完整性是精子质量的最重要部分。精子 DNA 损伤与许多不良的临床结局相关，包括：受精失败、植入前胚胎发育停滞、流产风险增加以及各种各样的子代缺陷，如复杂的神经调控缺陷如自闭症、自发精神分裂症，甚至儿童癌症等[4]。

与自然怀孕的人群相比，男性的精子 DNA 损伤可能导致 ART 中出生缺陷的增多尚缺乏明确定论。有证据显示，助孕出生的小孩基因印记异常疾病增加，尤其是 Beckwith-Wiedemann 和 Angelman 综合征，可能与精子甲基化状态缺陷有关。还有资料表明，与自然妊娠的新生儿相比，ART 出生的单胎新生儿入新生儿重症监护病房、住院的比例明显增多，并且住院时间增长。最近有独立研究表明，ICSI 后出生的男孩睾丸未下降的发生率增加了 8 倍，而且还有视网膜血管生成异常病例报道[4]。为了避免这种男性因素造成子代的出生缺陷，在实施助孕的精子处理时，不仅要保证分离到的精子受精能力好，而且要保证精子 DNA 尽量不受任何损伤。

鉴于精子处理技术影响了精子 DNA 的完整性，有必要强调的是我们已知的精子 DNA 的损伤，如氧化应激导致精子功能缺失。这种损伤也与精子发生过程中染色质重塑缺陷有关[10]。据此，我们提出了造成精子 DNA 损伤的"两步假说"[4]。第一步是精子发生异常导致生成的精子存在染色质重塑缺陷，鱼精蛋白缺失。第二步是这种脆弱的细胞受到氧化攻击后导致碱基聚合物迅速形成，尤其是 8- 羟基 -2- 脱氧鸟苷。这种聚合物可以破坏 DNA 主链，形成脱碱基位点，最终造成 DNA 断裂。

因此，无论我们采用何种方法制备 ART 所用的精子，都必须避免产生 DNA 氧化损伤。许多研究表明，如不连续密度梯度离心分离精子过程可造成轻微的 DNA 损伤[11]。虽然这是个阳性结果，值得注意的是用 TUNEL 或卫星试验方法检测的 DNA 完整性时，并没有考虑到细胞活力。最新的研究进展是采用流式细胞术的方法，首次同时检测了精子的 DNA 损伤和精子活力[12]。通过这一技术清楚地证明了来自射精的精液中发生 DNA 损伤的精子，绝大多数为死精子。该研究也证实了以往报道，表明不连续梯度离心法处理精液与其他方法相比，能获得活力更高且 DNA 损伤更少的精子。当只检测活精子时，则发现该方法处理后活精子氧化损伤明显增加，表现为 DNA 碎片水平显著升高[12]。因此，尽管我们应用 ART 精子制备技术分离精子时已经非常小心，DNA 损伤仍会发生，显然仍需要探索新的精子处理技术。

电泳法分离精子

2005 年 Ainsworth 等改良一种用于助孕治疗的精子分离技术[6]。其操作原理有以下两点：①功能正常的精子带负电，在电场中向阳极移动；②精子是体内最小的细胞，可以通过 5 微米的滤网。文献中描述的电泳设备是利用电流推动带负电荷的精子通过聚碳酸酯滤网，泳向收集小室，详如图 23.1 所示。该设备为盒式电泳，插入了两个 400μl 的小室，中间间隔一层孔径为 5μm 的聚碳酸酯滤网，四周为 15kDa 聚丙烯酰胺膜，以保证缓冲液的循环。精液加在一侧小室，在 75mA 电流、可变电压的作用下，几秒钟内即可在另一侧小室获得高质量的精子悬液。

这种方法能迅速的分离精子，且得到的精子具有良好的活动力，极好的形态，DNA 损伤率低的特点，而且基本没有白细胞和前体生殖细胞的污染。该方法也适用于其他来源的样本，包括睾丸活检和冷冻精子的分离[6]。

在这一最初的研究结果基础上，研究者利用这套分离系统处理了一例由于高 DNA 损伤率而导致长期不孕患者丈夫的精子[13]。该病例的男性为少精症患者，取卵当天精子密度为 3.2×10^6/ml，圆形细胞浓度 2.1×10^6/ml，活率为 30%，活力 18%，精子凋亡检测 TUNEL 阳性率 26%。通过电泳分离精子后，精子活率为 62%，活力为 24%，TUNEL 阳性率为 14%。采用 SCSA 分析结果显示 DNA 碎片指数由处理前 41% 降至处理后 15%。将电泳处理后的精子用于 ICSI 授精。7 个卵中有 5 个受精，受精第三天移植 2 个胚胎，成功妊娠并诞生一健康女婴。

这病例报道后，又有许多更深入的临床研究比较电泳法与传统密度梯度离心法的效果[14]。每份精液均同时用上述两种方法处理，同一患者卵子随机分成两组，随机加入两种方法处理后的精子授精，最后对精子收获率、活动力、DNA 碎片等进行比较。发现这两种方法的受精率（62.4% vs 63.6%）、卵裂率（99.0% vs 88.5%）、优质胚胎率（27.4% vs 26.1%）均无显著性差别。因此，这种新的精液处理方法与密度梯度离心法等效，但花费时间少。

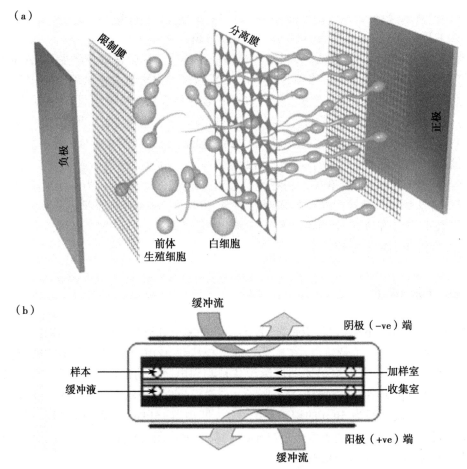

（a）

限制膜

分离膜

负极

正极

前体
生殖细胞   白细胞

（b）

缓冲流

阴极（-ve）端

样本

缓冲液

加样室

收集室

阳极（+ve）端

缓冲流

图 23.1 盒式电泳分离技术的图示。（a）精子电场中做定向运动，通过 5um 聚碳酸酯分离膜，快速获得高纯度的精子；（b）盒式电泳装置模式图，包括限制膜和分离膜，标明了缓冲液的流动方向及添加和收集样本的位置（图示依据参考文献 6，牛津大学出版授权）

结论

　　为确保获得高的受精率及正常胚胎发育，用于授精的精子必须经过仔细处理。处理过程应避免精液中细胞污染，只收获其中高活率的、前向运动的、功能好的精子，最重要的是尽可能地避免 DNA 损伤。为了避免在精液处理过程中造成医源性精子损伤，从精浆中直接分离精子很重要。利用精子前向运动的特性，通过精液上游法可以很容易分离精子，也可选用非连续密度梯度离心法或新的电泳法。初步结果显示了电泳法是一种快速、高效的处理精子的方法，可获得用于授精的高质量的精子，目前这个结论尚有待于进一步临床研究来证实。

（王利红 译，陈曦 校）

参考文献

1. Aitken RJ, Clarkson JS. Significance of reactive oxygen species and antioxidants in defining the efficacy of sperm preparation techniques. *J Androl* 1988;**9**:367–76.

2. Mortimer D. Sperm preparation methods. *J Androl* 2000;**21**:357–66.

3. Aitken RJ, Buckingham DW, West K, Brindle J. On the use of paramagnetic beads and ferrofluids to assess and eliminate the leukocytic contribution to oxygen radical generation by human sperm suspensions. *Am J Reprod Immunol* 1996;**35**:541–51.

4. Aitken RJ, De Iuliis GN, McLachlan RI. Biological and clinical significance of DNA damage in the male germ line. *Int J Androl* 2009;**32**:46–56.

5. Aitken RJ, Baker HW. Seminal leukocytes: passengers, terrorists or good samaritans? *Hum Reprod* 1995;**10**:1736–9.

6. Ainsworth C, Nixon B, Aitken RJ. Development of a novel electrophoretic system for the isolation of human spermatozoa. *Hum Reprod* 2005;**20**:2261–70.

7. Gomez E, Aitken J. Impact of in vitro fertilization culture media on peroxidative damage to human spermatozoa. *Fertil Steril* 1996;**65**:880–2.

8. Krausz C, Mills C, Rogers S, Tan SL, Aitken RJ. Stimulation of oxidant generation by human sperm suspensions using phorbol esters and formyl peptides: relationships with motility and fertilization in vitro. *Fertil Steril* 1994;**62**: 599–605.

9. Baker HW, Brindle J, Irvine DS, Aitken RJ. Protective effect of antioxidants on the impairment of sperm motility by activated polymorphonuclear leukocytes. *Fertil Steril* 1996;**65**:411–9.

10. De Iuliis GN, Thomson LK, Mitchell LA, *et al.* DNA damage in human spermatozoa is highly correlated with the efficiency of chromatin remodeling and the formation of 8-hydroxy-2′-deoxyguanosine, a marker of oxidative stress. *Biol Reprod* 2009;**81**:517–24.

11. Donnelly ET, O'Connell M, McClure N, Lewis SE. Differences in nuclear DNA fragmentation and mitochondrial integrity of semen and prepared human spermatozoa. *Hum Reprod* 2000;**15**:1552–61.

12. Mitchell LA, De Iuliis GN, Aitken RJ. The TUNEL assay consistently underestimates DNA damage in human spermatozoa and is influenced by DNA compaction and cell vitality: development of an improved methodology. *Int J Androl* 2011;**34**:2–13.

13. Ainsworth C, Nixon B, Jansen RP, Aitken RJ. First recorded pregnancy and normal birth after ICSI using electrophoretically isolated spermatozoa. *Hum Reprod* 2007;**22**:197–20.

14. Fleming SD, Ilad RS, Griffin AM, *et al.* Prospective controlled trial of an electrophoretic method of sperm preparation for assisted reproduction: comparison with density gradient centrifugation. *Hum Reprod* 2008;**23**:2646–51.

第24章　ICSI 适用于所有患者吗?

David Mortimer, Sharon T. Mortimer

前言

过去的三十年,在治疗男性不育方面,卵胞浆内单精子显微注射技术(intracytoplasmic sperm injection,ICSI)是 ART 领域中最有意义的进展。然而,随着 ICSI 技术在 ART 临床上应用的越来越广泛,已远远超出了 ICSI 真正的适应证范围,ICSI 的适应证如下:

- 严重男性因素不育症患者,有精子功能损伤将导致体外受精低下或失败高风险确切的证据,如抗精子头的抗体导致的自身免疫不孕和部分逆行射精患者。
- 单纯的精子功能障碍所致的常规 IVF 失败,如缺乏顶体反应。
- 使用外科手术获取的男性生殖管道的精子。
- 利用植入前胚胎遗传学诊断来检测单基因病时,为避免透明带黏附精子 DNA 的污染,需行 ICSI 授精。
- 应用数量有限的冻存精子进行体外授精时,例如放、化疗或输精管切除术前所冻存的精子,或可预知的精子冷冻后存活率低下时。

ICSI 技术的普及与过度应用源于这样一种认识:相比 IVF,ICSI 具有更高的受精率,且能避免不可预知的 IVF 受精失败。为了避免不得不向患者解释受精失败的问题而使用 ICSI 是可以理解的,但不加选择的使用甚至滥用 ICSI,是令人无法接受的,已有立法机关介入监管。例如,加拿大安大略省儿童与青少年服务部的一项专家小组的报告声称:ICSI 应该只用于患有严重男性因素不孕症患者或既往 IVF 周期受精失败的不孕夫妇。显然,精液质量差,即使者的几项指标低于 WHO 为目前育龄男性推荐的标准,也不是使用 ICSI 的充分理由。

本章将分析十年来争论不休的问题,即 ICSI 应用的理论基础及不合理应用 ICSI 给患者带来的风险[1~4]。

需要使用 ICSI 的患者有多少?

按目前 WHO 精液分析标准,90% 或更多的不育夫妇存在男性因素的不育。尽管如此,根据我们和过去 15 年间所接触的许多中心的经验,也只有不到 40% 的患者需要行 ICSI 治疗[1]。除非是患者存在脊髓损伤或非常严重男性因素的不育。

ICSI 不提高受精率

许多研究认为 ICSI 比 IVF 受精率高，但缺乏证据[5]，即使在运行良好的生殖中心也并非如此[6]。虽然有报道 MⅡ卵子的 ICSI 受精率可高达 85%，但大多数中心报道的数据为 65%～80%，卵子损坏率大约在 5% 左右。许多实验室也报道了常规 IVF 受精率为 65%～80%。然而，大多情况下，IVF 的卵子中约有 85% 为 MⅡ卵子，这一受精率相当于 76%～94% 的 MⅡ卵子发生了受精，即相当于在没有人为破坏卵子情况下的 ICSI 的最高受精率。这表明，对于标准促排卵周期来说，如果本该行 IVF 却应用了 ICSI，平均会减少 1～2 个受精卵[6]，或包括随后的冷冻复苏周期在内，周期的整体成功率下降了 10%～20%。

IVF 完全受精失败的真正风险是什么？

许多中心报告 IVF 完全受精失败（total IVF fertilization failure，TIFF）的发生率为 5%～10%，甚至更高些，也有中心报告仅为 2%[2]。TIFF 发生率的不一致或高发有两方面原因：①男科学评估技术不佳（更准确地说是对精子学的评估）；②体外处理 / 制备 / 获能过程中的处理不当，导致的精子功能损伤。存在这些问题的中心创造出一个自我应验的预言：精子功能不良，因此导致 IVF 受精率下降，TIFF 发生率上升。尽管 ICSI 技术能够消除这种由于精子功能低下导致的医源性 TIFF 问题，但真正需要的恰恰是改进 IVF 操作。

随着 IVF 实验室体系的优化，TIFF 的发生率很少超过 2%～3%，相应的通常 ICSI 受精失败的发生率在 1% 左右。当然，如果患者难以接受 1%～2% 受精失败新增风险，可以选择 ICSI，但是这样做反而会不负责任地让患者认为 TIFF 的发生率是 10% 或更高。

非男性因素患者行 ICSI 真有好处吗？

尽管包括一项 Cochrane 综述（www.CochraneLibrary.net）在内的很多研究都认为，与 IVF 相比，ICSI 技术也许会提高非男性因素患者的助孕结局，但是除了可以避免 TIFF 的发生外，ICSI 没有明确的益处，即使只有几个卵子可用来授精时也是如此[5]。

Half-ICSI 真的有用吗？

有些中心行 Half-ICSI，即将卵母细胞分为两组，一组用常规 IVF 受精，另一组行 ICSI。这么做是因为这些中心的精子评估体系不能确定哪些患者的精子存在潜在的受精障碍，行 Half-ICSI 比提高包括对精子功能评估在内的男科诊断技术来说"更容易"。然而，在分组过程中，将"看起来好"的卵 - 冠 - 丘复合体分配到 ICSI 组的情况非常普遍。结果就会得出另一个先入为主的定论：ICSI 受精率更高。

精液分析结果"差"是 ICSI 的理由吗?

答案是否定的。众所周知,描述性的精液分析在评估预后方面价值有限,因为对精子密度、活力、甚至包括了正常精子形态学(即使由受过正规培训的精液分析技术员来操作的)的简单评估,在预测精子受精能力时十分有限。例如,许多精子形态异常的精子能使卵子受精;只要在畸形精子指数(teratozoospermia index,TZI)低于 1.60 的阈值,许多 <4% 正常精子形态的患者行常规 IVF,也获得了正常的受精率。

精子准备与选择

在体内,精子选择过程是很明确的,在穿过女性生殖管道和卵子周围屏障时,只有在严密调控下挑选出的获能精子才能最终使卵子受精[7, 8]。

精子准备对于 IVF 和 ICSI 来说至关重要,通过精子处理技术筛选出功能良好、DNA 损伤小的成熟精子,同时在处理过程应使精子免受活性氧(ROS)损伤。即使精子受精能力对 ICSI 来说不那么重要,男性遗传物质的质量对胚胎发育也是很关键的,尤其对于本身存在严重 DNA 损伤的男性患者来说更显得尤为重要。

精子选择对于 ICSI 来说,剔除死精子很重要,否则死精子会发生自溶,产生风险更高的 DNA 损伤。目前已有很多技术帮助挑选出质量"更好"的精子,例如使用透明质酸结合试验来选择精子,虽已有文献报道,但尚未在临床常规使用[8]。

虽然精子基因型和表型之间没有特定的关系(除了双倍体精子表现为大头精子之外),但在少弱畸精子症的男性精子中,存在高水平的活性氧、DNA 碎片及染色体畸变。而这些患者将更有可能行 ICSI 助孕,精子选择对于他们来说至关重要。

使用高倍镜选择没有空泡的精子行 ICSI(intracytoplasmic morphologically-selected sperm injection,IMSI:卵胞浆内形态选择性单精子注射)似乎可以增加 ICSI 的成功率[9],但成本太高,不但需要更专业的显微镜,而且操作时间也长(通常 1.5~2h)。此外,从这些研究报道的"标准 ICSI"的受精率和妊娠率来看,IMSI 似乎只对极个别的病例有价值。鉴于需要投入更昂贵的设备与更多人力,对所有 ICSI 患者常规使用 IMSI 技术不是件容易的事情。

ICSI 的生物学风险是什么?

已证实,来自 ICSI 的子代性染色体非整倍体和印记异常的发病率增加,这与接受 ICSI 治疗密切相关。而 ICSI 技术对卵母细胞、受精以及随后的胚胎发育的不利影响的科学证据也在日益增多[2, 3]。

● 在哺乳类动物中,精卵融合前顶体消失,同时作为融合过程的组成部分,剩余的精子质膜与卵膜发生融合,成为卵膜的一小部分。然而,在 ICSI 操作中,完整的顶体和精子质膜被直接注入卵胞浆内。小鼠实验显示,未获能精子的质膜中胆固醇成分(更确切地说,进入卵胞浆内会被活性氧氧化的物质),和(或)顶体中包含的蛋白酶,能影响精子染色质的重塑，导致 DNA 损伤。在行 ICSI 之前去除小鼠精子的这些结构，与 IVF 来源的胚胎相比，可降低异常胚胎的比率。

● 由于 ICSI 中精子质膜直接注入到卵子内，质膜表面黏附的细菌、病毒和 DNA 等物质也被转移至胞浆内。事实上，以 ICSI 为基础的精子介导的转基因技术目前已建立，可以高效地生产转基因动物[10]。因此，无意中由 ICSI 介导的转基因风险后果非常严重，必须尽可能地避免。

● 在兔卵母细胞激活实验中，ICSI 后精子诱导的 Ca^{2+} 振荡与正常精卵融合形成的 Ca^{2+} 振荡不同，导致较低的囊胚形成率，这可能是由于 ICSI 后异常的钙振荡使胚胎很难通过细胞周期关键点所致[11]。对人卵行 Half-ICSI 的一项研究表明，ICSI 技术本身能对胚胎体外发育产生不利影响[6]。

● ICSI 后卵母细胞受精失败大部分源于卵母细胞激活不完全、原核形成缺陷及异常精子头解聚[11]。异常精子头解聚是因为精子或卵母细胞的异常（常见于控制性超促排卵后，卵母细胞的胞质欠成熟，出现核质发育不同步现象）。精子问题包括精浆中缺乏锌导致的"超稳定"染色质出现，及异常的染色质凝聚和（或）精子发生缺陷中的鱼精蛋白没有完全替换组蛋白 - 这些问题常存在于实施 ICSI 的畸形精子中。

● 最后，在缺乏严格的 IVF 适应证的情况下，实验室人员往往缺乏精子的处理和操作的基本技能。这样便会导致操作不熟练，培养条件不佳，同时增加医源性精子 DNA 损伤，最终影响整体的治疗效果，所有追求最好临床服务的中心必须避免出现上述问题。

ICSI 技术增加患者经济负担

英国财务模型显示，如果 ICSI 替代 IVF 的周期，每增加一例妊娠将多花费 60 000 英镑[2]。

加拿大的 IVF 和 ICSI 的妊娠率基本相同，在那里，每个 ICSI 治疗周期需多花费 1500 加元（1000～1500 加元）；目前每年启动的 10 400 个助孕周期中，ICSI 的使用比例超过了 70%。因此，如果只有 40% 的周期需要行 ICSI，那么额外的经济负担每年大约是 450 万加元（由于 ART 主要设在私人诊所，花费主要来自患者）。

IVF 实验室的"标准"精液分析常常不能达到所希望的准确度和精确度的最低标准。然而，在加拿大，为使 IVF 的 TIFF 发生率控制在 1% 或稍高水平内，额外增加的合理的精子评估所需的费用大约是 200 加元。相比实施 ICSI，高达 50% 的周期平均可节省大约 1200 加元。

最佳策略

基于以上分析，可以得出下面的结论：

1）ICSI 技术仍是今后一段时间内治疗严重男性因素不孕症，帮助他们获得健康婴儿的基本方法。

2）现有文献的结果表明，ICSI 并不比 IVF"更好"。实际上，与 IVF 相比，ICSI 更可能损伤胚胎的发育潜能，导致每个治疗周期的胚胎数目减少。

3）与 IVF 相比，由于 ICSI 需配备专用工作站、消耗额外的试剂耗材、花费胚胎学家更多的时间（IMSI 技术会更长），ICSI 的花费会更多。尽管大多数中心预先考虑了花费，但即使一家中心对 IVF 与 ICSI 收费相同，ICSI 实际的成本仍然很高。

4）广泛使用 ICSI 技术来避免 IVF 受精低下或不受精的做法是对男性因素不孕的简单处理手段，而不是最佳方案。正确的精子评估可以使大部分患者行 IVF 授精，此时 TIFF 风险会增加 1%；那些不愿意接受这么小的风险而选择 ICSI 的患者，其他风险也相伴而来。

推荐的最简要的精子分析方法（精子筛查）

a）根据 WHO/ESHER 推荐的方法全面评估精子，但必须包括快速前向运动（WHO 定义为"a"级）和畸形精子指数（TZI）。评估的不确定性要≤10%。

b）精子表面抗体的直接免疫珠实验，包括＞50% 同型免疫珠结合。

c）计算机辅助的精子分析（computer-aided sperm analysis，CASA）评估前向运动精子的运动学特征。

d）精液"预处理"，最好使用两段密度梯度离心法（下层比重 1.1g/ml）。

e）孵育后获能条件下，精子超活化的纵向 CASA 分析，最好包括激动剂治疗作为阳性对照。

（陈曦 译，鹿群 校）

参考文献

1. Mortimer D. Structured management as a basis for cost-effective infertility care. In: Gagnon C, ed. *The Male Gamete: From Basic Science to Clinical Applications*. Vienna (IL, USA): Cache River Press 1999;363–70.

2. Ola B, Afnan M, Sharif K, *et al*. Should ICSI be the treatment of choice for all cases of in-vitro conception? Considerations of fertilization and embryo development, cost-effectiveness and safety. *Hum Reprod* 2001;**16**:2485–90.

3. Varghese AC, Goldberg E, Agarwal A. Current and future perspectives on intracytoplasmic sperm injection: a critical commentary. *Reprod Biomed Online* 2007;**15**:719–27.

4. Kim HH, Bundorf MK, Behr B, *et al*. Use and outcomes of intracytoplasmic sperm injection for non-male factor infertility. *Fertil Steril* 2007;**88**:622–8.

5. Borini A, Gambardella A, Bonu MA, *et al*. Comparison of IVF and ICSI when only few oocytes are available for insemination. *Reprod Biomed Online* 2009;**19**:270–5.

6. Griffiths TA, Murdoch AP, Herbert M. Embryonic development *in vitro* is compromised by the ICSI procedure. *Hum Reprod* 2000;**15**:1592–6.

7. Mortimer D. Sperm transport in the female genital tract. In: Grudzinskas JG, Yovich JL, eds. *Gametes – The Spermatozoon*. Cambridge: Cambridge University Press, 1995;157–74.

8. Franken DR, Bastiaan HS. Can a cumulus cell complex be used to select spermatozoa for assisted reproduction? *Andrologia* 2009;**41**:369–76.

9. Berkovitz A, Eltes F, Lederman H, *et al*. How to improve IVF-ICSI outcome by sperm selection. *Reprod Biomed Online* 2006;**12**:634–8.

10. Moisyadi S, Kaminski JM, Yanagimachi R. Use of intracytoplasmic sperm injection (ICSI) to generate transgenic animals. *Comp Immunol Microbiol Infect Dis* 2009;**32**:47–60.

11. Rawe VY, Olmedo SB, Nodar FN, *et al*. Cytoskeletal organization defects and abortive activation in human oocytes after IVF and ICSI failure. *Mol Hum Reprod* 2000;**6**:510–6.

第25章 胚胎移植时间

David K. Gardner and Denny Sakkas

前言

在过去的十年中，随着生理性培养体系的发展及随后的临床应用，将人类胚胎培养至囊胚阶段已经成为常规。在此之前，人类胚胎培养无法超越 8 细胞期。因此，在 IVF 临床应用的前 20 年，在实验室条件不佳的时候，首先选择第 1～3 天的胚胎进行移植 [1]。假设对胚胎实验室进行了充足的资金投入 [2]、严格的质量控制和质量管理 [3]，是可以培养出高质量人囊胚的。因此，人类 IVF 临床首次实现在胚胎植入前的任何阶段进行胚胎移植。这就提出了一个问题，到底哪一天移植是最佳的选择呢？本文我们通过数据来说明人类胚胎应该在哪一天植入子宫。

输卵管和子宫的环境

对女性生殖管道成分的分析表明，胚胎在从输卵管运行到子宫种植部位的过程中，是处于梯度变化的营养环境之中 [4]。这种梯度变化反映了胚胎发育至融合阶段进入子宫的过程中胚胎需求的变化。因此，如果人类胚胎移植与子宫内膜发育不同步，那么它就必须适应周围的环境。值得注意的是，融合前的胚胎（即卵裂期胚胎）通常位于输卵管部位，对环境变化最敏感，任何应激都会对卵裂期胚胎造成很大的影响 [5]。目前对哺乳类动物的研究显示，胚胎非同步植入宫腔常常导致胚胎发育受损，甚至会丧失生存能力 [6]。如果将胚胎移植时间延迟到胚胎融合以后，就可以大大降低胚胎的压力。有趣的是，人类与其他哺乳类动物不同，融合前胚胎植入子宫，形成桑葚胚，依然能获得活产子代。顺带说一下，这一物种间的差异几乎没有被提及过。

囊胚移植的优势

人类囊胚培养与移植的优势是什么？表 25.1 中列出了这些优势。移植融合后的囊胚，不仅仅使胚胎发育与内膜同步，而且此时将胚胎植入子宫的收缩活动会较前大幅度减弱，因此避免了宫缩促使胚胎排出的可能性 [7]。延迟移植时间行囊胚移植的另一个关键优势是，此时胚胎基因组已经被激活，同时胚胎开始分化，也就是说，通过检测囊胚的一个细胞就可以评估整个胚胎的遗传学情况。而融合前胚胎的一个细胞主要反映的是卵裂细胞的遗传信息，不能包含据此所选择的胚胎的全部必要的遗传学信息。有了这些优势，临床证据在哪呢？

表 25.1　囊胚移植的潜在优势

- 胚胎发育与内膜的同步化；降低胚胎细胞的应激
- 缩短胚胎暴露于过度刺激的子宫环境的时间
- 子宫收缩减少；降低胚胎被排出的机会
- 胚胎选择；能筛选出发育阻滞及具有最高发育潜能的胚胎，同时评估胚胎之后的基因组激活
- 当活检卵裂球被送往其他地方检测时，活检胚胎无需冷冻
- 高的种植率降低了多胚胎移植的需求

囊胚移植的临床应用

第一项比较第 3 天和第 5 天胚胎移植结局的前瞻性随机试验是在卵巢储备功能好的这类预后良好的患者中进行，结果显示囊胚期移植的种植率和妊娠率均显著的增加[8]。随后的研究发现，第 5 天胚胎移植不仅妊娠率高，而且流产率低[9]。自 1998 年第一项前瞻性随机试验开展以来，迄今已经至少有 50 项前瞻性的试验，18 个为随机对照研究。最近的 Cochrane 研究报道，第 5 天胚胎移植的活产率显著地高于第 3 天的[10]。这一差异在预后良好的病人中尤为明显。然而，在一些试验中发现，第 2 或 3 天移植胚胎者的胚胎冷冻率较高，而第 5 天移植者无可移植胚胎情况比较多见。随着培养体系的改善，以及玻璃化冷冻成为临床上主要的冷冻技术，应该重新评价不同时间移植的冷冻率与移植取消率。然而，当拥有多个优质的 8 细胞胚胎，比如≥3 个，研究表明第 5 天胚胎移植妊娠率更高。是否将第 4 天桑葚胚移植应用于临床尚在探索当中，但该方法已经取得了良好的临床妊娠率[11]。

单胚胎移植

假设人类 IVF 技术的主要目标是移植一个胚胎，生育一个健康的婴儿，选择性的单胚胎移植（elective single embryo transfer，SET）将会越来越普及。单胚胎移植的主要障碍是非理想的实验室条件和不恰当的刺激方案，为了保证 IVF 的成功率，移植多个胚胎是被认可的[12]。随着 IVF 实验室条件的改善，促排卵方案的优化，产生数量少而健康的卵母细胞，行 SET 是可行的。应提倡 SET，尤其是预后良好的患者与卵母细胞捐赠方案。后者的囊胚种植率接近 70%（详见表 25.2），因此移植 2 个囊胚获得双胎的机率大于 50%[2]。通过前瞻性随机试验，证实第 5 天 SET 的结局较第 3 天的好[13, 14]。此外，最初担心的囊胚移植可能引起单卵双胎的发病率增加，也未增加[15]。

表 25.2　赠卵方案中人类胚胎妊娠情况（n=950 人）

平均囊胚发育率（%）	65.1
平均移植囊胚数	2.05
受卵者平均年龄（年）	40.3
胎心（每移植囊胚；%）	68
临床妊娠率（每取卵周期；%）	85.2
双胎率（%）	59.9

　　受精的卵母细胞在 G1 培养液中，5% O_2、6% CO_2、89% N_2 培养 48h。在相同的气体条件下，于第 3 天将胚胎洗涤后转入 G2 培养液中。4 个胚胎一组，聚集培养于 50μl 的盖油液滴中（Vitrolife AB, Gothenburg, Sweden）。所有胚胎发育至第 5 天，用含高浓度透明质酸的培养液进行移植[2]。

结论

　　近年来，随着胚胎实验室条件的改善，可以在体外完成人类胚胎植入前期所有阶段的培养[2]。随着改进的培养体系的成功应用，不必过分强调 IVF 实验室质量控制 / 质量保证的重要意义。如果缺乏适当的胚胎接触物品供给的预检测手段和实现质量管理体系的能力，所有改进都不能转化为高的可重复的妊娠率。已证实的是，在实验室条件不理想的情况下，将胚胎越早放入子宫越合理[1]。显然，随着实验室工作人员和资源分配的合理化，早期胚胎移植的情况将会越来越少。现有的文献表明，第 5 天胚胎移植的临床结局好，提倡增加 SET。单囊胚移植将成为部分患者尤其是预后良好及接受赠卵患者首要的选择。

（陈曦 译，鹿群 校）

参考文献

1. Quinn P, Stone BA, Marrs RP. Suboptimal laboratory conditions can affect pregnancy outcome after embryo transfer on day 1 or 2 after insemination in vitro. *Fertil Steril* 1990;**53**:168–70.

2. Gardner DK. Dissection of culture media for embryos: the most important and less important components and characteristics. *Reprod Fertil Dev* 2008;**20**:9–18.

3. Mortimer DM, S. *Quality and risk management in the IVF laboratory.* Cambridge: Cambridge University Press 2005.

4. Gardner DK, Lane M, Calderon I, Leeton J. Environment of the preimplantation human embryo in vivo: metabolite analysis of oviduct and uterine fluids and metabolism of cumulus cells. *Fertil Steril* 1996;**65**:349–53.

5. Gardner DK, Lane M. Ex vivo early embryo development and effects on gene expression and imprinting. *Reprod Fertil Dev* 2005;**17**:361–70.

6. Barnes FL. The effects of the early uterine environment on the subsequent development of embryo and fetus. *Theriogenology* 2000 15;**53**:649–58.

7. Fanchin R, Ayoubi JM, Righini C, *et al.* Uterine contractility decreases at the time of blastocyst transfers *Hum Reprod* 2001;**16**:1115–9.

8. Gardner DK, Schoolcraft WB, Wagley L, *et al.* A prospective randomized trial of blastocyst culture and transfer in in-vitro fertilization. *Hum Reprod* 1998;**13**:3434–40.

9. Papanikolaou EG, Camus M, Fatemi HM, *et al.* Early pregnancy loss is significantly higher after day 3 single embryo transfer than after day 5 single blastocyst transfer in

GnRH antagonist stimulated IVF cycles. *Reprod Biomed Online* 2006;**12**:60–5.

10. Blake DA, Farquhar CM, Johnson N, Proctor M. Cleavage stage versus blastocyst stage embryo transfer in assisted conception. *Cochrane Database Syst Rev* 2007:CD002118.

11. Feil D, Henshaw RC, Lane M. Day 4 embryo selection is equal to Day 5 using a new embryo scoring system validated in single embryo transfers. *Hum Reprod* 2008;**23**:1505–10.

12. Gerris J. Single-embryo transfer versus multiple-embryo transfer. *Reprod Biomed Online* 2009;**18** Suppl 2: 63–70.

13. Gardner DK, Surrey E, Minjarez D, *et al.* Single blastocyst transfer: a prospective randomized trial. *Fertil Steril* 2004;**81**:551–5.

14. Papanikolaou EG, Camus M, Kolibianakis EM, *et al.* In vitro fertilization with single blastocyst-stage versus single cleavage-stage embryos. *New Engl J Med* 2006;**354**:1139–46.

15. Papanikolaou EG, Fatemi H, Venetis C, *et al.* Monozygotic twinning is not increased after single blastocyst transfer compared with single cleavage-stage embryo transfer. *Fertil Steril* 2010;**93**:592–7.

第26章 添加生长因子的培养液促进人类胚胎体外发育

Klaus E. Wiemer

前言

探索人类胚胎适宜培养条件和明确人类胚胎的代谢需求一直是人们研究的方向。早期通过与体细胞共培养的方式提供人类胚胎发育所需要的基质、大分子和细胞因子[详见第一章综述]。这种培养方式可能通过两种作用方式来促进胚胎发育：①分泌不同分子量的生长因子；②分解培养基里有害因子/杂质或减少营养成分。最终，我们所使用的培养基从简单的平衡盐溶液培养基发展成现在这样包含糖类、氨基酸（必需和非必需）、螯合剂和其他能量物质的复杂配方。这个复杂的培养系统的出现对于无体细胞支持的人类配子能够发育到具有种植潜能的囊胚起到了至关重要的作用。尽管如此，这些培养基仍需添加了如人血清白蛋白（human serum albumin，HSA）或者更复杂的包括 α 和 β 球蛋白（CHSA）等蛋白或大分子物质。

在新型培养基中添加 HSA 使无数的实验室获得了可用于移植或者冷冻保存的高质量的囊胚。然而，CHSA 以及其他蛋白添加物之所以能够在某种程度上较好模拟体内的环境，部分原因是这些商品化白蛋白中含有多种的生长因子。这些白蛋白产物也可作为脂溶性的维生素和其他生物活性脂类的载体在胚胎的体外培养中起作用。换言之，添加白蛋白及其成分可能通过改善培养液的溶质性质，进而使得培养液与输卵管内的微环境更加相似。由于常规的培养液配方中没有这些成分，使用这些复杂的白蛋白产品也是临床胚胎学家借此机会将球蛋白引入培养基中。

鉴于生物样本材料的稀缺，很难完全阐明人类输卵管/子宫与发育中的胚胎之间自分泌/旁分泌的关系。大多数人认为早期人类胚胎发育的大部分阶段均在激素调节的输卵管环境中。胚胎生长在含有众多小分子或大分子的溶液中，这对促进胚胎正常发育起重要作用。

大量的证据表明一些生长因子的配体以及受体不仅在包括人类在内的几个物种的胚胎上表达，并且也在输卵管上皮细胞的腺体上也表达[2, 3, 4]。这些因子包括胰岛素样生长因子（IGF）、白介素（IL-1, IL-6）、粒细胞巨噬细胞集落刺激因子（granulocyte macrophage colonystimulating-factor，GM-CSF）、白血病抑制因子（leukemia inhibitory factor，LIF）、血小板激活因子（platelet activating factor，PAF）、血小板样生长因子（platelet-derived growth fact，PDGF）和其他因子，这些因子可能是通过调节胚胎的基因表达而发挥作用。胚胎发

127

育的阶段性决定着基因表达的时空性。

讨论

　　母源性和胚胎源性的生长因子对体内植入前胚胎的发育起重要作用。研究表明,与体内发育的小鼠胚胎相比,体外培养胚胎的凋亡细胞较多,这提示生殖管道的分泌细胞为胚胎发育提供了重要因子。添加转化生长因子 α(TGF-α)或胰岛素样生长因子 1(IGF-1)的培养基能使小鼠胚胎细胞凋亡减少,表明这些生长因子改善了细胞的生存条件。另外,胚胎本身也分泌这些细胞因子。例如,小鼠胚胎的内细胞团(the inner cell mass,ICM)和滋养层细胞中表达 TGF-α 的配体,可能是内细胞团产生的 TGF-α 结合到滋养层细胞相应的受体位点上,所以采用体积小的培养液滴中培养小鼠胚胎,达到了促进胚胎发育并减少了凋亡的效果。随后的研究发现,在体积小的培养液滴中,胚胎自身产生的因子促进胚胎彼此之间生长。胚胎产生表皮生子因子(epidermal growth factor,EGF)家族成员也具有抑制细胞凋亡的作用。为了利用胚胎自身分泌细胞因子的作用,所以将多个人类 IVF 胚胎采用聚集培养。然而,胚胎数量、胚胎分泌细胞因子的能力以及培养液的体积都可能影响这种相互作用的效果。

　　在植入前胚胎发育阶段,并不是所有的因子都表达的。许多生长因子的配体和受体只有在胚胎基因组激活后才表达。这种暂时性的表达是哺乳动物胚胎中很多重要的生长因子的特征。举例来说,生长因子 LIF 只有到囊胚期才由胚胎产生,它是胚胎种植必须的。另外,物种间所有生长因子的表达是不同的,比如 EGF 在人胚胎中表达,却不在牛胚胎中表达。

　　像大多数的其他物种一样,在培养基中添加生长因子有助于改善人类种植前胚胎发育和胚胎质量。一些已经被证明具有促进作用的生长因子包括:GM-CSF、EGF、IGF、LIF、PAF 和 PDGF。尽管胚胎不能产生胰岛素,但是卵裂球上有其受体的位点,并且对胰岛素产生反应,胰岛素也是人类胚胎发育必不可少。胰岛素有促进代谢和细胞生长的作用,尤其是,胰岛素能增加蛋白合成和乳酸盐的产生,由此可以推断胰岛素有助于产生具有种植潜能的优质胚胎。添加 IGF-1 和 GM-CSF 能提高囊胚的形成率,已证实能增加囊胚内细胞团的细胞数。此外,IGF-1 能减少人囊胚的细胞凋亡,提示 IGF-1 对于细胞的存活有一定的作用[5]。

　　GM-CSF 是人输卵管和子宫在雌激素的作用下产生的生长因子,能促进了体内植入前胚胎的发育,并且可以调节囊胚的发育、减少凋亡发生。在体外的研究也得到相似的结论。培养体系内添加 GM-CSF,能增加人胚胎囊胚形成的几率以及内细胞团和滋养层的细胞总数,并且降低细胞死亡率。然而,在没有添加 GM-CSF 的培养基中,胚胎内细胞团的细胞死亡率较高[5]。

　　在辅助生殖技术的临床应用中,另一个独特的因子是透明质酸。透明质酸(hyaluronan,HN)是一个没有硫酸盐的黏多糖,它与快速生长的细胞外基质相关,广泛存在于生殖管道包括卵泡液中,在细胞迁移和增殖中起着重要的作用。对于人类 IVF 来说,透明质酸是很独特的,因为在新鲜胚胎或者冻融胚胎移植之前,经常需要添加透明质酸。透明质酸改善临床结局的机制尚不十分清楚,可能与 HN 能在囊胚种植时提高细胞的黏附或者细胞基质的黏附有关。

现今所用的培养基中含有促进胚胎发育至囊胚所必需的各种营养物质，因此，大多数具备较高的质量控制的 IVF 实验室用囊胚培养取代了以往常规的胚胎培养。另外使用三气的培养箱提高了囊胚形成的效率。多年来，作者一直用 HSA 作为蛋白成功地进行了囊胚培养，总的囊胚形成率可达到 55% 到 60%，高质量囊胚形成率达 30% 到 40%（未发表的结果）。高质量的囊胚定义为扩张的囊胚或拥有一个紧凑的内细胞团、大量上皮样细胞组成的连续的滋养层及形态良好的囊腔。然而，我们中心自开始添加商品化包含 α 和 β 球蛋白的复合蛋白产物的培养基后，我们注意到所有胚胎发育即刻有了变化，也就是胚胎在第二天和第三天卵裂增加（第 0 天表示取卵日）。第 2 天 4 细胞的比率从 48% 增加到62% 而第 3 天 6～10 细胞的比率从 58% 增加到 73%（未发表数据）。这些结果，尤其是第3 天，使我们能够选择更多患者进行囊胚培养，囊胚形成率和高质量囊胚率增加到接近66% 和 48%。我们非常肯定的是，这种胚胎培养的改善源于使用这种复杂蛋白添加物。然而，我们不确定的是这种胚胎发育的改善仅仅是由于球蛋白作用，因为这种复杂蛋白中还有多种尚未明确的因子。我们实验室所记录到的有效作用可能是这种白蛋白和它的片段改善了培养基的溶液性质，从而使得培养液能够更接近输卵管内的微环境。由于尚未了解这个蛋白添加物的所有成分，因此我们实行了严格的质量控制来减少不同批次间的变化来保持产品的稳定性。

结论

由于生长因子可以模拟体内发育的自分泌和旁分泌因子的作用，在培养液中添加生长因子有助于改善胚胎由合子期到囊胚期的发育潜能。在体内，输卵管或子宫表达生长因子的配体及胚胎表达受体的特点，表明了母源性生长因子旁分泌的作用方式。添加的这些生长因子可能是培养基中最重要的生物物质，能改善当前的人类胚胎体外培养方法。鉴于这些细胞因子呈现短时性表达的特点，事实上我们并不知道在不断变化的生殖管道中这些因子的实际生物利用度，因此如何区分添加物中实际发挥作用的细胞因子是很重要的一个方面。举例来说，怎样在我们现在的培养系统中确定这些因子的合适浓度？也许适于利用微流体的培养系统进行研究。这些细胞因子可能覆盖了胚胎内导致早熟基因表达的位点，修饰了胚胎内可能导致基因印迹改变的信号通路。当然，在用这些因子代替现有培养液，并常规用来培养人类胚胎之前，还需要更多的研究及对照性研究。

（梁蓉，李森 译，陈曦 校）

参考文献

1. Wiemer KE, Cohen J, Tucker MJ, Godke RA. The application of co-culture in assisted reproduction: 10 years of experience with human embryos. In: Dale, B, eds. Development of the Human Embryo in vitro. *Hum Reprod* 1998;**13**(suppl 4);226–38.

2. Sharkey AM, Dellow K, Blayney M, *et al.* Stage-specific expression of cytokine and receptor messenger ribonucleic acids in human embryos. *Biol Reprod* 1995;**53**: 955–62.

3. Kimber SJ, Sneddon SJ, Bloor DJ, *et al*. Expression of genes involved in early cell fate decisions in human embryos and their regulation by growth factors. *Reproduction* 2008;**135**:635–47.

4. Daliri M, Appa Rao KBC, Kaur G, *et al*. Expression of growth factor ligand and receptor genes in preimplantation stage water buffalo (*Bubalus bubalis*) embryos and oviduct epithelial cells. *J Reprod Fertil* 1999;**117**:61–70.

5. Hardy K, Spanos S. Growth factor expression and function in the human and mouse preimplantation. *J Endocrinol* 2002;**172**:221–236.

第27章 代谢组学

Denny Sakkas and David K. Gardner

前言

随着 ART 的活产率稳步提高、就诊的日益便利及其高效率，ART 成为治疗不孕症的主要手段。目前，美国、欧洲及澳大利亚超过 1% 的婴儿源于 ART 相关的技术。

不孕症治疗的主要进展是对患者进行控制性超促排卵，从而使每个周期获得多个可利用胚胎，并通过多胚胎移植来提高妊娠率。然而，这样做的代价就是有发生的多胎妊娠的可能。

与多胎妊娠相关的风险包括早产、低出生体重，甚至脑瘫风险也会急剧增加。如何在降低多胎妊娠发生率的同时，又能保持或者提高总体妊娠率，仍然是目前不孕症领域中最为重要的研究课题[1]。

单胚移植

很多国家通过立法来限制单个 IVF 周期中胚胎移植数目，降低了多胎妊娠相关的风险。如在很多北欧国家，政府通过颁布法律，对特定的患者群规定每个周期只能移植一个胚胎，即单胚移植（single embryo transfer，SET）。在世界其他没有法律约束的地方，个体诊所（及患者）的责任是通过减少移植胚胎数目，使发生多胎妊娠的风险与可接受的妊娠率之间达到一个令人满意的平衡。这在很多国家取得了理想的效果，比如芬兰和澳大利亚，那里进行 SET 的比例非常高，也从中获益匪浅。

实验室实施 SET

影响移植胚胎数目的主要问题在于无法精确地评估一组胚胎中单个胚胎的发育潜能。在过去的 30 年里，形态学评估已经成为胚胎学家筛选胚胎的主要标准。从最初的 IVF 开始，人们就注意到那些卵裂快而且形态更好的胚胎更容易获得妊娠。形态学评分系统已经在过去的十年中逐步的完善，除了传统的对细胞数量和碎片的评估外，其他一些特点包括原核形态、2-细胞期早期卵裂、多核化、囊胚的内细胞团和滋养层的分级等也被列入观察范畴，这些都可以结合起来观察，从而对胚胎进行连续性评估。

在这种情况下，在未来的时间里，全球 IVF 中心将不得不仅选择 1 个或 2 个胚胎进行移植，我们也将被迫做出一定的改变。首先是可能要借助于温和刺激方案来产生较少数量的卵子；其次是改进胚胎筛选方式，以明确单个胚胎质量，使选择移植的胚胎更容易着床。

评估移植用胚胎

实验室采用非侵入性胚胎评估标准

各种形态学标志的评估方法已经成为实验室主要的选择移植胚胎的有效方法。甚至采用更为复杂的评估技术时，形态学评估依然是筛选胚胎的主要评估手段之一。IVF 实验室建立一种新的可行的评估程序必须满足一些标准。它必须能检测出：

1. 在不损伤胚胎的情况下，能预测出胚胎发育潜能方面的差异；
2. 快速检测出这种差异；
3. 这种差异应具有有效性和精确性。

胚胎培养液的非侵入性评估

根据两个不同动物模型的回顾性研究，明确了代谢参数与胚胎发育潜能相关。1980 年的研究发现，葡萄糖摄取水平高的牛囊胚比摄取水平低的发育好。随后，1987 年的实验表明，在将第 4 天的小鼠囊胚移植给代孕母鼠之前，检测单个胚胎的葡萄糖摄取量。能受孕并发育至足月的胚胎，其葡萄糖摄取量明显高于移植后不能继续发育的胚胎。更为重要的是，小鼠模型的数据显示，可以利用囊胚的代谢活动来筛选移植胚胎，与体内胚胎具有相似代谢谱的胚胎，具有最好的发育潜能；而代谢失常的胚胎几乎没有发育潜能。这些数据提供的强有力的证据表明，代谢功能与胚胎发育能力具有相关性，详见文献综述[2]。

评估人类胚胎代谢的研究

关于人类胚胎的营养摄取及其后续发育潜能的研究数量有限[2]。在一篇回顾性文章中，Conaghan 和他的同事观察到，2～8 细胞期胚胎的丙酮酸摄取与随后的妊娠之间存在负相关。最近，Gardner 和他的同事证实，第 4 天和第 5 天的胚胎摄取的葡萄糖量越多，囊胚越容易着床[3]。他们之前的研究表明，能形成囊胚的第 4 天人类胚胎对葡萄糖的消耗是不能形成囊胚的两倍[2]。有关人类胚胎对氨基酸利用方面的研究，Houghton 等人[4]发现，第 2 天和第 3 天释放到培养液中的丙氨酸含量最高的胚胎不能形成囊胚。Brison 等人[5]将人类合子置于含有氨基酸混合物的胚胎培养液中，利用高效液相分析观察培养 24 小时后氨基酸浓度的变化，他们发现天冬酰胺、甘氨酸和亮氨酸均与临床妊娠和活产显著的相关。

其他非侵入性评估技术

也有其他测量培养液内代谢参数技术的报道。然而，这些技术还有待 IVF 临床进一步验证。其中的一项技术就是利用微传感器系统测量发育胚胎的氧消耗量。最近，人们关注的重点集中在培养液内活性氧（ROS）水平与 IVF 周期结局的关系上。Bedaiwy 等人[6]的一项最新研究发现，第 3 天胚胎培养液中的 ROS 生成水平的增高对培养胚胎生长有不良影响，同时也影响了 IVF 和 ICSI 周期的临床妊娠率。

代谢组学

一个生物体系内发现的小分子代谢物的完整数组构成代谢组学，具有反映功能表型的作用。代谢组学是代谢物动态变化的系统研究，而不是对几个所选择的营养物和它们代谢终产物的分析。因此，以代谢组学为基础的研究方法将对许多参数进行分析，形成多种计算公式，这在理论上提高了筛选标准的能力。利用光谱的差异变化和分析方法，代谢组学试图确定与生理、病理状态相关的代谢分子。当然，妊娠与未妊娠的胚胎代谢谱的不同，进一步证实了既往关于胚胎代谢活动的数据[2, 7]。

采用靶向的光谱分析和生物信息学技术，通过分析胚胎生长的培养液来研究胚胎代谢组学，能准确地识别一组胚胎中最有活力的胚胎。Seli 和其同事[7]利用拉曼光谱和近红外光谱（near infrared，NIR）可检测出培养液中的差异。在最初的研究中，他们利用 30 位有临床结局（0～100% 的种植率）患者的共计 69 枚第 3 天胚胎的培养液的检测结果，计算出一个与胚胎生殖潜能相关的回归公式即"胚胎发育潜能评分（embryo viability score）"，发现有发育潜能的胚胎培养液的评分比种植失败胚胎的高。有意思的是，采用同样的 NIR 光谱技术检测形态学上相似的人类胚胎时发现，胚胎发育潜能评分有明显的不同，这表明看起来相似的胚胎，其代谢组学存在明显的差异。这项研究与 Katz-Jaffe 等人[8] 及 Gardner 等人[3] 的研究结果相一致，他们的结果表明，分级相同的人囊胚的蛋白质组和葡萄糖摄取存在个体差异。这再一次表明，胚胎形态不完全代表其生理机能。

随后将 Seli 创建的一种计算方法，通过检测培养液样本来预测胚胎妊娠的可能性。通过盲法计算了 16 个小组、收集于不同中心、使用不同类型的商用培养液培养的第 3 天胚胎，发现具有生殖潜能的胚胎的发育潜能评分明显高于种植失败的胚胎。随后开展了一项单胚移植周期的大型研究，在研究人员不知道移植结果的情况下，采用 NIR 光谱分析技术检测了冻存的第 2 天和第 3 天胚胎的培养液。用 7µl 的样本，每一个样本测量不超过 1min，他们建立了每份样本的代谢谱。计算出每个胚胎的发育潜能评分（如前所述），发现妊娠与非妊娠患者的胚胎发育潜能评分存在显著性差异（$P < 0.001$）。预测妊娠的截断值为 >0.3，当这个截断值联合形态学评估来确定单胚胎移植所用的胚胎时，质量好的胚胎获得妊娠几率显著的增加。

最近采用半定量法开展了一系列研究，使用盲法检测了那些与形成运算公式无关的样本，利用运算公式来预测第 2、3、5 天单胚胎移植结果。这些数据进一步证实计算出的胚胎发育潜能评分升高预示着胚胎种植率和胎心搏动（foetal cardiac activity，FCA）出现几率增加（详见图 27.1）。随后的数据也显示，这种趋势与胚胎形态无关，表现在形态相同的胚胎组内胚胎发育潜能评分与 FCA 相关。

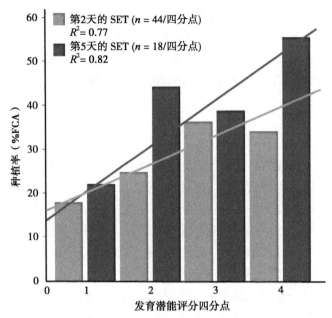

图 27.1 利用 NIR 光谱分析法检测第 2 天和第 5 天胚胎培养液，用发育潜能评分增高来盲法预测胚胎种植能力。种植率＝胎心搏动的数目（FCA＋）/全部单胚移植数目（SETs）（Molecular Biometrics Inc. 未发表的数据）

结论

随着多种技术的进步，开发了一种非侵袭性的胚胎培养液的评估方法，可以帮助我们预测胚胎发育潜能。除预测胚胎发育潜能外，相似的技术也完全有可能"非侵袭地"判断出包括异倍体和性别在内的更精细的胚胎特性[3, 10]。相信在不远的将来，快速的代谢或代谢组学评估工具将很可能成为筛选移植胚胎的常规方法之一。

（梁蓉，李森 译，陈曦 校）

参考文献

1. Adashi EY, Barri PN, Berkowitz R, *et al.* Infertility therapy-associated multiple pregnancies (births): an ongoing epidemic. *Reprod Biomed Online* 2003;**7**:515–42.

2. Sakkas D and Gardner DK. Noninvasive methods to assess embryo quality. *Current Opin Obstet Gyn* 2005;**17**:283–288.

3. Gardner DK, Wale PL, Collins R, Lane M. Glucose consumption of single post-compaction human embryos is predictive of embryo sex and live-birth outcome. *Hum Reprod* 2011; in press.

4. Houghton FD, Hawkhead JA, Humpherson PG, *et al.* Non-invasive amino acid turnover predicts human embryo developmental capacity. *Human Reprod* 2002;**17**:999–1005.

5. Brison DR, Houghton FD, Falconer D, *et al.* Identification of viable embryos in IVF by non-invasive measurement of amino acid turnover. *Hum Reprod* 2004;**19**:2319–24.

6. Bedaiwy MA, Mahfouz RZ, Goldberg JM, *et al.* Relationship of reactive oxygen species levels in day 3 culture media to the outcome of in vitro fertilization/intracytoplasmic sperm injection cycles. *Fertil Steril* 2010;**94**:2037–42.

7. Botros L, Sakkas D, Seli E. Metabolomics and its application for non-invasive embryo assessment in IVF. *Mol Hum Reprod* 2008;**14**:679–90.

8. Katz-Jaffe MG, Gardner DK, Schoolcraft WB. Proteomic analysis of individual human embryos to identify novel biomarkers of development and viability. *Fertil Steril* 2006;**85**:101–7.

9. Picton HM, Elder K, Houghton FD, *et al.* Association between amino acid turnover and chromosome aneuploidy during human preimplantation embryo development in vitro. *Mol Hum Reprod* 2010;**16**:557–69.

10. Gardner DK, Larman MG, Thouas GA. Sex-related physiology of the preimplantation embryo. *Mol Hum Reprod* 2010;**16**:539–47.

第28章 植入前胚胎遗传学诊断的作用

Anver Kuliev

前言

20 年前，植入前胚胎遗传学诊断（preimplantation genetic diagnosis，PGD）作为一种能避免遗传缺陷患儿出生，又无需面临着提前终止妊娠风险的方法而引入生殖医学领域（详见综述[1]）。然而，直到人们将它应用于识别染色体异常的胚胎，进而避免移植注定会在植入过程中或者植入后停止发育的胚胎，PGD 才得以广泛应用。由于在 IVF 操作中，传统筛选胚胎的方法依据的是形态学标准，虽说正常形态的胚胎与染色体的整倍体有一定的相关性，但许多形态正常的胚胎存在染色体的异常，作为一种重要的替代传统胚胎筛选的方法，PGD 为筛选出更具有发育潜能的胚胎提供了可能[1~3]。

基于以上优点，PGD 已在成千上万个预后不良的 IVF 周期中应用。但由于需要进一步提高 PGD 在检测非整倍体方面的精确性，PGD 的应用仍有一定的争议[3]。一方面，目前的检测技术只限于几个特定染色体；另一方面，广泛应用的卵裂球的检测似乎并不能有效地反映整个胚胎的染色体状态。不过，近年来随着能够检测所有 24 条染色体方法的出现，以及联合极体活检，PGD 技术在以上领域的应用都有了一定的进展。

PGD 的一个重要的应用价值在于它对染色体重组的检测，这已成为检测平衡易位携带者的特定诊断方法[1, 2]。本章节将对以上几方面的进展予以综述，旨在阐明 PGD 将成为一种真正的、能有效的筛选出具有良好发育潜能并获得妊娠的胚胎的辅助方法。

卵母细胞及胚胎的染色体异常

基于研究发现的卵母细胞及胚胎的染色体异常普遍性，PGD 在辅助生殖技术中的用途是显而易见的。在 3064 个 PGD 周期中，我们应用 FISH 技术分析了 20 986 个卵母细胞，结果显示其中 9812 个卵母细胞（46.8%）为非整倍体，该异常来源于第一次和第二次减数分裂的几率是相当的：31.1% 的卵母细胞染色体异常来自于第一次减数分裂，表现为第一极体染色质的获得或丢失；33.7% 来自于第二次减数分裂，表现为第二极体染色质的获得或丢失。通过对第一极体或第二极体的染色体 / 染色单体异常的诊断，证实 30.4% 异常卵母细胞仅为第一次减数分裂异常；39.8% 仅为第二次减数分裂异常；剩余的 29.8% 则是第一次减数分裂和第二次减数分裂的连续出现异常，表现为该卵母细胞的第一和第二极体均不正常。

上述结果有重要的临床意义，因为如果没有两次减数分裂的检测结果就无法预测所形成的合子核型。如单纯检测第一次减数分裂异常，就能至少减少三分之二胚胎的非整倍体率。尽管事实上剩余卵母细胞中大约有三分之一会在第二次减数分裂之后出现非整倍体，但对于预后差的 IVF 或 ICSI 的患者，通过第一极体的检测挑选极体染色体正常的卵母细胞行 ICSI 时，已足以提高胚胎种植率和妊娠率。当然，由于第一极体检测只能发现一半的第二次减数分裂异常，为避免植入由非整倍体卵母细胞形成的胚胎，需要同时对第一和第二极体检测。对于植入前和植入后的胚胎发育而言第一和第二极体均无生物学意义，因此，极体活检与检测也许能成为筛选染色体正常的卵母细胞的有效方法，这有助于筛选出能获得临床妊娠的发育潜能好的卵母细胞，进而提高 IVF 的成功率。

上述所有卵母细胞非整倍体的发生率与既往 PGD 检测发现的卵裂期胚胎非整倍体的检出率是相当的 [3]，考虑到会在受精过程产生的异常以及父源性减数分裂的异常，也应检测这一阶段的胚胎。但是，卵母细胞和胚胎异常的类型不同，这种差别主要源于高比率嵌合体胚胎，导致了高达一半的卵裂期染色体的异常。

所以，最精确的筛选植入胚胎的方法应该是依次取出第一极体、第二极体、卵裂球及囊胚，序贯性的检测第一次减数分裂、第二次减数分裂及有丝分裂阶段发生的异常。这样不仅能避免移植合子形成前染色体异常的胚胎，这恰是导致染色体异常的主要原因；同时也能发现整倍体合子来源的胚胎在有丝分裂过程中出现的异常，虽然其中一些检测可能没有临床意义。

当然，仍需要寻找新的能检测卵母细胞和胚胎所有染色体核型的方法，其中就包括微阵列技术的应用。虽然这一高通量技术的实施仍有一些限制，但是该技术方法依然能识别并避免移植商品化的 FISH 探针可能误诊为正常的非整倍体胚胎。

尽管全部染色体核型检测手段有了进展，PGD 对非整倍体检测的准确性取决于能否避免卵裂球嵌合现象所造成的误诊。假如二分之一的胚胎在卵裂或囊胚期出现嵌合，那么为了避免假阴性的诊断，获得每个胚胎减数分裂期的信息将是非常重要的。

PGD 对辅助生殖结局的影响

以上资料为非整倍体检测的临床应用提供了依据，已经明确的是目前关于 PGD 在 IVF 中应用的争议不在于它的可行性（因为能完全避免移植染色体异常的胚胎），而在于该技术的准确性及可靠性。卵母细胞及胚胎非整倍体的高发生率提示，如果不对染色体异常的胚胎进行检测及丢弃，那么将有 50% 的可能性植入异常胚胎，而这些胚胎注定会在种植或后续的发育中停止发育。因此，除了通过避免移植非整倍体胚胎而提高预后差 IVF 患者的临床结局方面所带来的显而易见的优点外，在目前应用的形态学标准选择胚胎的方法基础上纳入非整倍体的胚胎筛选技术，PGD 技术将会提高整体医疗水平。或许在将来不应用上述改良技术的 IVF 中心将会被淘汰，因为患者不愿意植入有 50% 的可能出现染色体异常的胚胎。大部分染色体异常的胚胎将会在植入前就会停止发育，而只有十分之一的妊娠来源于染色体异常的胚胎。

如未进行染色体检测，则可能移植非整倍体胚胎，会导致那些预后不良的 IVF 患者种植、妊娠失败或自然流产等临床结局。鉴于非整倍体检测能通过减少自然流产率，从而改善妊娠结局，不论是对高龄，还是对反复种植失败的 IVF 患者、复发性自然流产的患者，该项检查的应用均具有重要的临床意义 [3]。尽管仍需要随机对照研究来进一步确定通过整倍体合子的预先筛选移植胚胎的临床效果，但目前的数据已经提示了预先筛选的卵子、胚胎与临床结局之间具有相关性。另外，PGD 仍是一个高度复杂的检测工程，所涉及的对卵母细胞或胚胎的活检技术必须按最高的标准进行操作，否则将会对后续的胚胎发育产生不良的影响。同样，鉴于应用于单细胞的 FISH 技术本身的局限性，也要求操作者具有娴熟的技能和丰富的经验。

因此，最近一些关于非整倍体检测对改善辅助生殖结局无益的报道可能源于方法学的缺陷 [3]。在部分报道中是取出两个卵裂球进行检测的，这肯定在某种程度上降低了活检胚胎的植入能力，这种潜在的危害就算是选出了整倍体的胚胎也是无法弥补的。即使这些研究中 PGD 与非 PGD 两组的临床结局没有区别，但考虑到 PGD 组的第 3 天胚胎失去两个卵裂球对发育潜能的不良影响，也可说明提前筛选非整倍体胚胎是有益处的。然而，如在不考虑这些技术细节情况下，这些资料会被错误理解为 PGD 无法改善妊娠结局。此外，这种检测无益的结论也可能是由于该方法仅排除了几个关键性染色体的异常，或者是由于低效率的检测方法导致超过 10% 的错误率，而这些错误将直接影响胚胎的正确选择，甚至将发育潜能正常的胚胎排除在移植范围之外。

鉴于上述方法学的缺陷，这些数据不能被理解为提倡移植不经非整倍体检测的胚胎，这也说明植入染色体异常的胚胎是预后不良的 IVF 患者种植率低的主要原因，也说明了未进行 PGD 检测的患者自然流产率高的原因。通过对预后不良的、未行 PGD 检测的 IVF 患者的妊娠产物的检测，发现染色体非整倍体的发生率高，也证实了以上的结论。

因此，以上积累的经验已明确说明：为了达到预期结果，该项检测应在不损害胚胎活力的条件下严格按照目前的标准执行 [2, 5]。换而言之，非整倍体检测应用的益处毫无争议，最主要的问题是它的安全性及可靠性，相信在不久的将来一定会有所突破。

在缺乏设计合理的随机对照研究所提供的充分的数据情况下，假如以患者既往的辅助生殖治疗过程作为研究 PGD 效果的对照，通过比较同一个患者接受和不接受 PGD 治疗的结局，证实了 PGD 的有益作用。在两个大样本的研究中，对纳入的 500 多对夫妇比较了 PGD 前后的种植率、自然流产率及活产率。结果发现接受 PGD 后，种植率提高了 5 倍，自然流产率下降了 3 倍，最终活产率增加了两倍，这些结论充分说明对预后差的 IVF 患者，PGD 的改善临床结局的作用是显而易见的 [1, 6]。

对于染色体易位的患者而言，PGD 的作用就更明显了。行 PGD 后种植率可高达 61.6%；自然流产率可降低 6 倍（87.8% 降至 15.6%）；活产率可从 11.5% 升至 79.4%。

结论

综上所述，目前 IVF 常规中基于形态学标准的筛选胚胎方法并不适合预后差的 IVF 患者。除了获得一次不良妊娠的风险极高外；还会大大降低这些患者妊娠的几率，尤其是在目前将移植胚胎数目限制到 2 个的趋势下，其实也就平均只有一个胚胎有可能继续发育并完成妊娠过程。

因此，将来随着 PGD 技术的安全性和准确性的提高，PGD 技术势必通过提前筛选出能成功妊娠的高发育潜能的染色体正常胚胎，而取代目前的形态学方法，使辅助生殖医疗的整体水平得以提高。

（石程　译，梁蓉　校）

参考文献

1. Verlinsky Y, Kuliev A. *Practical Preimplantation Genetic Diagnosis*. London: Springer Verlag, 2006.

2. Verlinsky Y, Kuliev A. *Atlas of Preimplantation Genetic Diagnosis-Second Edition*. London: Taylor & Francis, 2005.

3. Munne S, Wells D, Cohen J. Technology requirements for preimplantation genetic diagnosis to improve assisted reproduction outcomes. *Fertil Steril* 2010;**92**:408–30.

4. Kuliev A, Zlatopolski Z, Kirillova I, Cieslak-Jansen J. Meiosis errors in over 20,000 oocytes in practice of preimplantation aneuploidy testing. *Reprod BioMed Online* 2010;**22**:2–8.

5. Preimplantation Genetic Diagnosis International Society (PGDIS). Guidelines for good practice in PGD. *Reprod BioMed Online* 2008;**16**:134–47.

6. Gianaroli L, Magli MC, Ferraretti A. The beneficial effects of PGD for aneuploidy support extensive clinical application. *Reprod BioMed Online* 2004;**10**:633–40.

第29章　辅助孵化

S. Das and M. W. Seif

前言

据世界卫生组织统计,六对夫妇中会有一对夫妇不能正常怀孕。越来越多的夫妇需要利用 IVF 或者卵胞浆内单精子注射(ICSI)这些辅助生殖技术(ART)来助孕。

IVF 周期的胚胎种植率一般不超过 20%[1],致使抱婴回家率通常很低。这样的结果可能与胚胎质量差、内膜容受性欠佳以及培养胚胎的透明带变硬所致的孵出率低有关。近年来,人们认为囊胚扩张后的透明带破裂失败可能是种植失败的原因之一。

透明带的结构和生理特性

人胚胎外面包裹着一层硫酸糖蛋白,即透明带。透明带由三种主要成分构成:ZP1,ZP2 和 ZP3。ZP1 保证了胚胎结构的完整性,而 ZP2 和 ZP3 具有生物学功能。ZP3 负责精子结合后的顶体反应启动,ZP2 活化后可以防止多精受精,并阻止其他种属的精子进入卵子。受精后,透明带维持着未融合胚胎在三维空间结构上的完整性,并有利于融合胚胎顺利从输卵管进入子宫腔,保护胚胎免受微生物和免疫细胞侵害。在受精 6 天后即着床之前,囊胚阶段的胚胎最终从这一保护层里孵化出来。

透明带硬化可能与不理想的胚胎体外培养、高龄、IVF/ICSI 周期中的激素刺激及吸烟有关,是糖蛋白交联的结果。在缺乏对透明带"硬度"评估的标准情况下,当透明带厚度超过 15μm,这反映着硬度,则认为可能会影响胚胎种植。大约有 15% 的胚胎透明带厚度超过 15μm。

辅助孵化的基本原理和适应证

不同于没有发生卵裂的胚胎,观察到只有处于活跃卵裂状态的胚胎才有透明带局部变薄的现象。与透明带局部变薄的胚胎相比,那些透明带厚度均一的胚胎更不易着床。也有研究表明,种植能力的缺失似乎与透明带的弹性有关,而与它的实际厚度无关。

透明带打孔能够促进胚胎释放及随后的种植,而不用考虑潜在的影响种植失败的原因——是源于透明带厚/硬还是缺乏弹性。

以下几种情况适于透明带操作：

- 年龄大的妇女（>35 岁）；
- FSH 水平高的妇女；
- 透明带硬化风险增加的情况 - 体外成熟培养；
- 冻融胚胎移植前；和
- 反复种植失败患者 [2]。

辅助孵化方法

人工破坏透明带称为辅助孵化（assisted hatching，AH），于 20 世纪 80 年代首次提出，后来应用于植入前胚胎遗传学诊断的胚胎活检过程。一些证据表明，实施 AH 的胚胎比未行 AH 的胚胎的种植时间提前一天。有多种辅助胚胎孵化的技术：

- 透明带机械切割法
- Tyrode 酸化学打孔 / 薄化透明带
- 激光切除法
- 压电式显微操作（Piezo）
- 借助液体静压力的机械扩张

机械法是最先使用的方法之一，通过对透明带进行机械切割以达到透明带薄化或开口的效果，从而有利于胚胎孵出。该方法是通过固定吸管轻柔地在一个位置上固定胚胎，然后将显微注射针在卵周隙最大的地方穿过透明带，并沿切线方向向前进针。松开固定吸管，由注射针把持胚胎，将注射针压向持卵针底部并轻柔地摩擦胚胎，使透明带出现一个切口。然后转动胚胎，直至在 12 点位置可见到裂隙。用持卵针再次牢固地固定胚胎，用同样方法切割透明带，生成一个十字型开口。该方法成功与否取决于操作者的技能，也会因胚胎的不同，使得透明带薄化程度容易出现较大差异。

化学法辅助孵化是用固定吸管固定胚胎，用一个含有酸性 Tyrode 溶液的 10μm 口径的吸管紧挨着卵周隙比较空的地方，用口吸控制装置将 Tyrode 酸吹向透明带外表面，形成一个缺口。随后，胚胎经过几次洗涤，去除多余的 Tyrode 酸，再转入标准培养液内等待移植。

机械法和化学法在透明带上制造均匀一致的缺口需要娴熟的技术技巧。

激光法辅助孵化是通过安装在显微镜物镜转换台上的 1480nm 的二极管激光器来实现的。激光法辅助孵化软件使胚胎定位、聚焦及测量变得容易，且激光校准方法简单。激光有低（35mW）、中（45mW）、高（55mW）3 种的能量强度，单击一次鼠标可以完成一次 25ms 的脉冲。低能量强度适用于非常薄（<10μm）的透明带打孔；中等能量强度适用于大多数胚胎透明带打孔（10～15μm），高能量强度适用于较厚（>15μm）或者硬度高的透明带打孔。因此，这种方法具有可电脑控制、非接触、精确及透明带薄化均匀一致等优点，已经证实激光法对胚胎不会造成热效应、致突变或者机械性损伤。

也有利用压电脉冲（piezoelectric pulse）的振动来精确而可控性地在透明带上打孔的报道，这种方法对胚胎没有任何毒性作用。

最近有报道利用液体静压的方法使透明带机械扩张。这种方法是将 HTF-HEPES 培养液注射入卵周隙，作者发现卵周隙注射后，透明带就会突然扩张，并且这种作用仅能维持 30 秒。他们假设这种短暂的扩张可以引起透明带超微结构的改变，促进胚胎孵出。初步研究已经证实研究组比对照组有更高的妊娠率[3]。

可以削薄、通透性打孔或完全移除透明带。一项研究比较了不同程度的激光法辅助孵化，结果表明在一个点上进行透明带通透性打孔不利于胚胎种植，而部分或者 1/4 透明带薄化则能明显改善预后差患者的种植情况[4]。另一项回顾性研究比较了机械法、化学法和激光法辅助孵化的种植率，结果提示三种方法均能提高预后差患者种植率，各种方法之间没有差异[5]。

透明带操作的位置一直是人们争论的课题。传统及逻辑上，一直是在远离内细胞团的位置进行透明带操作，目的是使对胚胎的损伤降低到最小。然而，Miyata 等人的一项最新的前瞻性随机对照研究的初步结果显示，在内细胞团附近行 AH 比在内细胞团对侧行 AH 能获得更成功的临床结果，这一结果清楚地表明胚胎在孵出过程中具有明显的极性[6]。这些发现和新技术如液体静压膨胀可能会在将来改变 AH 的方式。

然而，辅助孵化是否能显著地提高 IVF/ICSI 的成功率或它是否与不良结局相关，尚有待于进一步探讨。

辅助孵化与妊娠结局

我们研究小组在 2003 年进行了一项 Cochrane 研究，并于 2007 年再次更新[7]，以探讨助孕过程中胚胎辅助孵化是否能提高活产率和临床妊娠率。主要研究结果是每个随机分配的妇女的活产率，因为"抱婴回家率"在任何 ART 中都是至关重要的。

荟萃分析纳入了 28 个探讨辅助孵化的随机对照研究，共 1876 名妇女，并进行了亚组分析。尽管在评估 AH 技术的任何结局中，认为活产率没有实际意义，但是只有 25% 的研究满足入选标准。基于可获得的数据，结果提示 AH 在任何亚组中对活产率没有影响。

荟萃分析显示 AH 可显著地提高临床妊娠率（OR 1.29，95% CI 1.12～1.49）。当局限于更有说服力的研究时，差异的显著性会降低；事实上当局限于分析活产率时，这种差异就不存在了。

AH 能提高预后差的妇女的临床妊娠率（OR 1.04，95% CI 0.82～1.33），而预后好的妇女似乎并不能通过 AH 获益。

化学法和激光法 AH 可提高临床妊娠率（OR 1.38，95% CI 1.11～1.73；OR 1.27，95% CI 1.03～1.56）。机械法似乎没有什么益处，这可能归因于使用这种技术方法的研究比较少，样本量比较少的缘故。临床妊娠率的明显提高不依赖于辅助孵化的程度，无论是透明带削薄、打孔还是完全移除（OR 1.33，95% CI 1.04～1.72；OR 1.23，95% CI 1.01～1.50；OR 1.93，95% CI 1.21～3.09）。

使用 AH 后，无论是 ART 中 IVF 或 ICSI 类型还是新鲜胚胎和冷冻胚胎移植、初次 ART 和重复 ART 周期的妊娠率都不会受影响。

辅助孵化不会使流产率升高（OR 1.13，95% CI 0.74～1.73）。AH 似乎能明显提高多胎妊娠率（OR 1.67，95% CI 1.24～2.26），无论用哪种方法的辅助孵化都有 0.8% 的机会增加单卵双胎的可能。

结论

目前尚无足够数据说明 AH 对单卵双胎、胚胎损伤、先天和（或）染色体异常及体外囊胚发育等几个重要方面有影响。从少数报道来看，似乎可以认为实施 AH 并不会增加宫外孕、先天和（或）染色体异常及胚胎损伤风险。

总之，评估 AH 的优点及风险所依据的研究数据质量各有千秋。看起来 AH 应该是一个安全的技术，可以在患者中有选择地应用。尚无充分的证据表明 AH 有助于提高活产率。在将 AH 常规应用于辅助生殖技术之前，需要根据对"抱婴回家"率的影响来评价这一技术的花费。目前，AH 的应用更多是技术的驱使，而不是基于循证依据。

（陈曦 译，鹿群 校）

参考文献

1. Gardner DK, Lane M, Schoolcraft WB. Culture and transfer of viable blastocysts: a feasible proposition for human IVF. *Hum Reprod* 2000;**15** Suppl 6: 9–23.

2. Al-Nuaim LA, Jenkins JM. Assisted hatching in assisted reproduction. *Br J Obstet Gynaecol* 2002;**109**:856–62.

3. Fang C, Li T, Miao B, Zhuang G, Zhou C. Mechanically expanding the zona pellucida of human frozen thawed embryos: a new method of assisted hatching. *Fertil Steril* 2010;**94**:1302–07.

4. Mantoudis E, Podsaidly BT, Gorgy A, Venkat G, Craft IL. A comparison between quarter, partial and total laser hatching in selected infertility patients. *Hum Reprod* 2001;**16**:2182–86.

5. Balaban B, Urman B, Alatas C, *et al.* A comparison of four different techniques of assisted hatching. *Hum Reprod* 2002;**17**:1239–43.

6. Miyata H, Matsubayashi H, Fukutomi N, *et al.* Relevance of the site of assisted hatching in thawed human blastocysts: a preliminary report. *Fertil Steril* 2010;**94**:2444–7.

7. Das S, Blake D, Farquhar C, Hooper L, Seif MW. Assisted hatching on assisted conception (IVF and ICSI). *Cochrane Database Syst Rev* 2006: CD001894.

第30章　超声在胚胎移植中的作用

Hakan E. Duran and Bradley J. Van Voorhis

前言

　　无创、简便的胚胎移植（embryo transfer，ET）无疑会提高 IVF 的胚胎种植率和妊娠率。多项研究结果表明，胚胎移植的难易度与周期结局有显著的相关性。一项大型研究发现，容易的胚胎移植周期比困难的移植周期的成功率高 1.7 倍（详见综述 [1]）。移植管带血反映了移植中有内膜损伤，与妊娠率降低相关。尽管妊娠率下降的机制尚不明确，可能与内膜损伤形成不良的胚胎着床环境相关。此外，子宫底部与移植管的接触导致前列腺素释放，可能会刺激子宫收缩，随后使移植的胚胎排出。

移植准备

　　在大多数中心，通过试验性移植或"模拟"移植可以预测胚胎移植过程中出现的困难（详见 31 章）。宫腔测量是将移植管送到宫底，测量宫颈管至宫腔的全长。探查宫颈管后，记录应使用的窥阴器类型、移植管类型、是否需要使用宫颈钳，以及移植管放入子宫的方向和弯度。如果移植遇到困难，可以采取相应措施提高实现胚胎顺利移植的几率。如果遇到宫颈管狭窄，可以采用一系列技术扩张宫颈管，包括使用像海藻棒一类渗透性扩张器、放置 Malecot 导管甚至宫腔镜下进行颈管"矫正"术。文献报道，在宫颈粘连患者的胚胎移植前的 5 天内行宫颈扩张术，妊娠率会降低；而在移植前几周行宫颈扩张术，有助于提高妊娠率。因此，如果可能的话，应该在 IVF 周期开始前模拟胚胎移植。

　　除了宫颈狭窄，有时候极度屈曲的子宫也会造成胚胎移植困难。如果在模拟移植时做好标记，采取必要措施有助于确保顺利移植。对于子宫极度前屈病例，移植时充盈膀胱能使子宫位置变得直些，有利于胚胎移植。另外，移植时使用宫颈钳可以使子宫保持伸直位。由于放置宫颈钳会有疼痛、引起子宫收缩，对于预计的确需要调整子宫位置的病例，我们将在宫颈上缝一针，松松打结，以便移植时牵拉子宫，移植后轻松取出。

移植的过程

首先将窥阴器放入阴道内，暴露宫颈，用生理盐水或培养液擦净宫颈。有些学者推荐吸出过多的宫颈黏液，从而减少移植管被堵塞的风险。确认患者身份以后，将胚胎装入移植管内，将移植管通过宫颈插入宫腔内，推入胚胎，然后取出移植管，交给胚胎学家检查有无遗漏的胚胎。

凭临床感觉的胚胎移植

在传统的盲法胚胎移植中，要实现内膜无创伤的移植主要依赖于临床医师敏锐的触觉感受能力和个人经验。如果通过模拟移植了解了宫腔的深度、走行方向及移植管的曲度，能辅助临床医师顺利移植。传统的临床触感技术依靠感受移植管通过宫腔，管顶端与子宫底部触碰的感觉。再将移植管退回 5～10mm，推入胚胎。由于认识到移植管与子宫底接触会引起出血和子宫收缩，利用预移植中对宫腔深度的了解，开始改良移植技术。因此，移植管被放入距子宫底 1～2cm 处，避免了子宫收缩。今天，大多数凭临床感觉移植的临床医生都是使用这种改良的移植方法。

超声引导下胚胎移植

由于超声能引导移植管无创性的进入子宫，并将胚胎放在宫腔内正确的位置，超声引导成为优化胚胎移植的辅助方法[2]。使用经腹部的超声需要充盈膀胱来获得清晰的图像。市场上有一些移植管带有超声反射线，提高了超声下移植管的可视性，能实时反馈移植管的位置。传统的超声引导应用 3.5～5MHz 的二维超声从子宫和宫颈的正中矢状面或斜平面扫描。由于斜矢状面扫描能避开窥器上叶对超声波的干扰，我们认为从斜矢状面扫描优于从正中矢状面扫描。超声探头应该朝向患者腹部，以获得有助于移植管在正确的方向上"定位"的最佳图像为准。

无论是用传统的触感方式还是超声引导方式移植，大多数胚胎移植都能简单、快速地完成，超声引导下移植的推崇者认为超声引导下移植有如下优点。如果在促排卵前进行预移植，促排卵后由于激素水平升高和卵巢增大可能会使子宫深度和位置发生变化。如果采用临床触感移植技术，这就可能使胚胎放置在次优的位置上。许多研究提示，距子宫底部 10～20mm 之间的位置，是放置胚胎的最佳位置，但其他学者发现距子宫底部超过 2cm 的位置，也有相似的妊娠率。因此，目前超声引导下移植的优势仅处于理论阶段。对于子宫肌瘤引起的宫腔变形或者剖宫产瘢痕所致的宫腔异常，超声能引导正确的置管方向。腹部超声观察所需的充盈膀胱，能使宫颈 - 宫体角度平直，移植管容易进入，尤其适用于严重前倾前屈位的子宫。由于超声可以将移植过程实时反映给学员和教师，超声下移植尤其适于进行技术培训。我们已经让患者观看移植时的图像，让患者了解这个漫长而艰苦的治疗过程的最后一步，使他们得到莫大安慰。

超声引导下移植的缺点是需要一名超声助手、花费一些时间及患者充盈膀胱带来的不适感。有时超声显像不佳时，尤其是肥胖患者，手术者需移动移植管以便监测。这种移动可能损伤内膜。随着新型、有超声反射的移植管出现，很少需要这种移动了。

经阴道的超声对宫颈和宫腔的显影优于经腹部的超声，已经有研究采用阴道超声下胚胎移植[3]。其优点是不用充盈膀胱。然而，由于阴道内空间有限，在阴道探头放入阴道，再将胚胎移植管植入宫腔成为该技术的难点。一项前瞻性的随机对照试验未发现经阴道超声比经腹部超声胚胎移植有任何优势。然而，在子宫极度后屈时，经阴道超声引导可能更有益。或许随着阴道超声探头口径的缩小，尤其是设计出胚胎移植专用的带有窥阴器的阴道探头后，才能广泛应用这项技术。

另一项有望改善胚胎移植的技术可能是三维实时超声，即四维超声[4]。它能实时构建子宫的冠状切面腔，而不是二维矢状视图。目前仅有很少的文献提出，使用 3D 和（或）4D 超声技术能提高移植管的位置和胚胎移植点的可视性。子宫冠状切面能提高胚胎移植管放在宫腔中线位置，避免胚胎放在宫腔的两侧。然而，使用 4D 超声进行胚胎移植日益增多，需要研发更好的能够提供实时监测的图形处理器。这种技术的另一个障碍可能是在肥胖女性患者中的应用，尤其是使用经腹部超声时，4D 图像质量可能比二维图像更容易受到影响。

超声引导下胚胎移植还是凭临床感觉的移植——证据？

共有 17 项随机临床试验比较了超声引导下胚胎移植和凭临床感觉的胚胎移植，2010年一项 Cochrane 综述指出，所有研究都报道了临床妊娠率（定义为超声下可见的宫内妊娠，伴胎心搏动），仅 7 项研究报道了持续妊娠率（移植后宫内妊娠超过 12 周），3 个研究报道了活产率；其中后两项为主要研究指标[5]。超声引导下胚胎移植组的临床妊娠率比凭临床感觉组的高 30%（OR 1.31, 95% CI 1.18～1.46），超声引导下胚胎移植组的持续妊娠率也高于凭临床感觉组的（OR 1.38, 95% CI 1.16～1.64）。但是个别研究报道，两组间的活产率无显著性差异（OR 1.14, 95% CI 0.93～1.39）。另外 3 个荟萃分析也是类似的结果。鉴于缺乏活产率的数据，在超声引导对胚胎移植的效果有最终的结论前，多数研究认为这一结果是可靠的。然而，目前数据更支持超声引导下的胚胎移植方式。此外，有些研究认为超声引导胚胎移植可以减少宫外孕的发生。

在我们中心，开展超声引导胚胎移植已经有很多年了，并且这已经成为我们工作中不可分割的一部分。我们发现，它已经成为改善胚胎移植技术和临床训练的必备的工具。我们还发现，让病人夫妇看到移植的过程，有助于提高患者的信心和整体满意度。让我们团队回归到凭临床感觉胚胎移植就如同在黑暗中丢失了蜡烛一样会迷失方向。

结论

胚胎移植仍然是 IVF 周期中一个非常重要的、但低效率的步骤。超声引导下胚胎移植是一个旨在提高移植效率—即改善胚胎种植率、临床妊娠率和也许是活产率的手段，尽管这一结果仍需要进一步的研究。种植率的提高有助于增加单胚胎移植率，并能减少IVF 周期的多胎妊娠率。尽管超声下胚胎移植仍然需要进一步优化和研究，阴道超声及3D/4D 超声有望于在胚胎移植中应用。

（张蕾 译，薛晴 校）

参考文献

1. Mains L, Van Voorhis BJ. Optimizing the technique of embryo transfer. *Fertil Steril* 2010;**94**:785–90.

2. Strickler RC, Christianson C, Crane JP, *et al.* Ultrasound guidance for human embryo transfer. *Fertil Steril* 1985;**43**:54–61.

3. Porat N, Boehnlein LM, Schouweiler CM, Kang J, Lindheim SR. Interim analysis of a randomized clinical trial comparing abdominal versus transvaginal ultrasound-guided embryo transfer. *J Obstet Gynaecol Res* 2010;**36**:384–392.

4. Letterie GS. Three-dimensional ultrasound-guided embryo transfer: a preliminary study. *Am J Obstet Gynecol* 2005;**192**:1983–7;discussion 1987–8.

5. Brown J, Buckingham K, Abou-Setta AM, Buckett W. Ultrasound versus 'clinical touch' for catheter guidance during embryo transfer in women. *Cochrane Database Syst Rev* 2010 **20**;(1):CD006107.

第31章 预移植有用吗？

Ragaa Mansour

预移植

胚胎移植（embryo transfer, ET）是 IVF 中最后的，但非常关键的步骤。对大多数临床医生来说，胚胎移植仅仅是一个简单的操作：将移植管置入宫腔，注入胚胎即可。不幸的是，事实并非如此简单。

胚胎移植需要倾注大量的时间和精力。Meldrum 等 [1] 认为精准的胚胎移植技术是 IVF 成功的关键。辅助生殖技术中，这最后的一步将决定着从促排卵、取卵到冗长的高技术的实验室操作——这一漫长的过程和巨大付出的最终结局，更不用说患者抱有的巨大希望了。

预操作，也就是说，在真正实施胚胎移植前的预移植，能够提高妊娠率 [2]。这个步骤对于评估宫腔深度和方向、宫颈管及宫颈 - 宫体角度非常重要。预移植不仅可以帮助医生选择最合适的移植管，而且还可以发现插入导管过程中预料不到的困难如宫颈外口狭窄、发现宫颈息肉、宫颈肌瘤以及由于手术或先天发育异常所导致的宫颈解剖学上的变形。预移植可以在 IVF 周期前 1~2 月或实施胚胎移植前进行，推荐在以上两个时期均实施。操作步骤如下：患者取膀胱截石位，阴道窥器暴露宫颈。无菌纱布擦拭宫颈去除过多的黏液。无菌胚胎移植软导管经宫颈管插入子宫腔。如果软导管不能通过宫颈管，可选用稍硬且弯曲性良好的导管。在移植前为每一位患者选择最合适的导管，可避免装有胚胎的导管粗暴的通过宫颈管。

预移植过程中还应该记录宫腔深度和宫颈 - 宫体角度。

置入移植导管时的困难

每一位临床医生都必须意识到在实施胚胎移植过程中会出现各种各样的困难。

移植管经过宫颈内口失败的原因之一是忽略性的导管在宫颈管内出现了卷曲或弯曲，这会误导置入路径，使用软导管时尤为明显。有经验的操作者通过一个简单的试验就可以发现这种情况：即旋转导管 360°，如果导管向外弹回，意味着它在宫颈管内出现了卷曲。

移植管经过宫颈内口失败的另一个重要原因是笔直的移植管和弯曲或呈锐角的宫体 - 宫颈角度不一致。在装入胚胎之前，需要准确评估宫颈 - 宫体角度和判定导管需要的弯曲度，并将移植管弯曲，而应该避免当导管内装有胚胎时弯曲导管。这就是在胚胎移植前实施预操作、矫正以前子宫超声图像中形态异常的重要性。

根据宫颈 - 宫体夹角，弯曲移植管已证实能提高临床妊娠率。胚胎移植前，充盈膀胱能改变宫体 - 宫颈角度，使其变的平直[3]。超声引导下实施胚胎移植间接实现了这种效果。

促进导管置入的另一种简单方法是轻轻的放置阴道窥器的操作（阴道窥器打开的程度及进入阴道的深度）。

为了通过宫颈内口，有时需要使用硬管移植。这些硬导管的优点在于具有弯曲性。为了克服尖锐的宫颈 - 宫体角度，导管弯曲性是必须的。在放置软导管前，研究发现使用具有弯曲性的外套管能准确的进入宫颈管，对种植率和分娩率无不良影响。在部分患者中使用设计的特殊插管器克服置入移植管的困难亦有报道。

有研究使用一种射线无法穿透的导丝探讨了宫颈钳牵引宫颈在改变子宫 - 宫颈角度中的作用[4]。作者发现适度牵引宫颈可使子宫轴线变直。因此推论常规使用宫颈钳理论上可以使胚胎移植管更容易通过，且对内膜损伤更小。另一方面，需注意用宫颈钳钳夹宫颈可诱发子宫收缩。另外，宫颈钳钳夹宫颈时，患者感觉疼痛，应该在全身麻醉或局部麻醉下进行。

异常困难的移植管置入、甚至失败的情况极其少见，可能是由于宫颈手术史、肌瘤或先天发育异常导致宫颈解剖学上扭曲。子宫下段手术瘢痕或宫腔变形也会使导管置入困难。

Yanushpolosky 及其同仁等[5]证实，既往胚胎移植困难的患者通过宫腔镜检查和（或）矫正宫颈内腔，随后经宫颈放置 Malecot 管，平均保留 10 天，可使胚胎移植管置入更容易些。宫颈狭窄时可考虑宫颈扩张。然而，不推荐在宫颈扩张之后短时间内行胚胎移植。文献报道，在取卵日或行胚胎移植前两天行宫颈扩张，妊娠率极低。1997 年 Glatstein 报道了在开始 IVF 周期前一个月放置昆布[6]或者在促排卵前宫颈放置吸湿性棒条[7]是有用的。对于部分弯曲或狭窄的宫颈管，使用扩宫棒依次扩张宫颈的标准方法可能比较困难，而且可能会损伤宫颈。

总之，胚胎移植管通过宫颈内口进入子宫腔这一过程至关重要，否则整个 IVF 周期将功亏一篑。进行预移植非常重要：①选择最合适的移植管；②评估宫颈 - 宫体角度；③测量宫腔深度。预移植可以在 IVF 周期前 1～2 个月或实施胚胎移植前进行，推荐在以上两个时期均实施预移植。事实证明，预移植可显著提高妊娠率[2]。

（张阳阳 译，徐阳 校）

参考文献

1. Meldrum, DR, Chetkowski, R, Steingol, KA, *et al.* Evolution of a highly successful in vitro fertilization-embryo transfer program. *Fertil Steril* 1987;**48**:86–93.

2. Mansour, R, Aboulghar, M, Serour, G. Dummy embryo transfer: a technique that minimizes the problems of embryo transfer and improves the pregnancy rate in human in-vitro fertilization. *Fertil Steril* 1990;**54**:678–81.

3. Sharif, K, Afnan, M, Lenton, W. Mock embryo transfer with a full-bladder immediately before the real transfer for in-vitro fertilization treatment: the Birmingham experience of 113 cases. *Hum Reprod* 1995;**10**:1715–8.

4. Johnson, N and Bromham DR. Effect of cervical traction with a tenaculum on the uterocervical angle. *Br J Obstet Gynaecol* 1991;**98**:309–12.

5. Yanushpolsky EH, Ginsburg ES, Fox JH, Stewart EA. Transcervical placement of a Malecot catheter after hysteroscopic evaluation provides for easier entry into the endometrial cavity for women with histories of difficult intrauterine inseminations and/or embryo transfers: a prospective case series. *Fertil Steril* 2000;**73**:402–5.

6. Glatstein IZ, Pang SC, McShane PM. Successful pregnancies with the use of laminaria tents before embryo transfer for refractory cervical stenosis. *Fertil Steril* 1997;**67**:1172–4.

7. Serhal P, Ranieri DM, Khadum I, Wakim RA. Cervical dilatation with hygroscopic rods prior to ovarian stimulation facilitates embryo transfer. *Hum Reprod* 2003;**18**:2618–20.

第32章 胚胎移植：位置重要吗？

Wendy S.Vitek and Sandra A. Carson

前言

认识到胚胎移植对 IVF 成功率的重要性后，人们开始研究最佳的技术。不良的胚胎移植技术会损伤子宫内膜、诱发子宫收缩和将胚胎放置在种植欠佳的位置，从而降低种植率。成功的胚胎移植依赖于将胚胎无创伤地放置在有最大种植潜能的子宫中部。有证据表明，使用软导管可将子宫内膜损伤最小化（详见 33 章），通过预移植实现"轻松"胚胎移植（详见 31 章），最大限度地降低子宫收缩的技术以及超声引导（详见 31 章）实现了靶向的、理想的胚胎放置位置。因此，子宫的位置以及放置胚胎的位置是影响成功胚胎移植的关键因素。本章节的目的是总结子宫位置和移植管位置对胚胎移植结局影响的证据，并探讨优化以上因素的技术。

困难移植和子宫位置

尽管困难移植对种植率和妊娠率的影响存在争议，但一项纳入九个对照试验的荟萃分析发现"轻松"的胚胎移植与妊娠结局相关 [1]。而困难的移植患者的种植率（11.7% vs 18.7%，OR 0.64，95% CI 0.52～0.77）和妊娠率（22.3% vs 31.6%，OR 0.74，95% CI 0.64～0.87）显著地降低。困难的移植通常分为：需要宫颈或子宫操作的胚胎移植；需要加大牵引力量的胚胎移植；和（或）伴有损伤的胚胎移植。困难移植常见于宫颈狭窄或位置极其特殊的子宫，如极度前倾、后倾、前屈或后屈的子宫。宫颈钳钳夹宫颈有助于移植管通过狭窄的宫颈或极大的宫颈 - 宫体角度，但也会导致缩宫素和前列腺素的释放，导致子宫结合带的收缩或子宫内膜波浪状运动。Lensy 等通过运用数字化经阴道超声观察 20 名患者进行预移植的研究，证实使用宫颈钳可增加宫颈 - 宫底部反方向、无规律的子宫收缩 [2]。Franchin 等检测了胚胎移植过程中子宫收缩的频率，发现子宫收缩 <3 次 / 分时，临床妊娠率为 53%；而子宫收缩 >5 次 / 分时，可能由于子宫收缩导致胚胎排出，临床妊娠率下降至 14%（P < 0.001）[3]。除了增加子宫收缩之外，困难的移植还可导致子宫内膜损伤。子宫内膜损伤的间接表现为移植管表面血染。这与较低的妊娠率和较高的遗漏胚胎发生率相关 [4]。困难移植中，硬质导管有利于导管植入，但其力量和坚硬度的增加可导致子宫内膜损伤。一项荟萃分析发现，与使用软质导管相比，使用硬质导管会降低妊娠率 [5]。

预移植和子宫位置

预移植能将困难移植降到最低，这已经在本书第 31 章进行了详细论述。总之，促排卵前进行预移植可评估宫颈角度和宫腔深度。Mansour 等将 335 名患者随机分为两组：促排卵前进行预移植组和未预移植组[6]。其中预移植组中未出现困难移植，未预移植组中有 50 例（29.8%）出现了困难移植。未预移植组的种植率和妊娠率分别为 13.1% 和 4.4%；而预移植组中为 22.8% 和 7.2%。此研究中的低种植率受到了人们的质疑，但迄今为止尚无进一步的随机试验报道，也没有报道观察预移植时机的随机研究。

预移植一般在促排卵前或胚胎移植前进行。促排卵前的预移植便于采取必要的措施预防因宫颈狭窄或子宫极端位置造成的困难移植。对于宫颈狭窄的情况，促排卵前进行宫颈扩张，使因宫颈扩张引起的子宫内膜损伤有足够时间进行修复。放置昆布或 Malecot 管已经成为替代机械扩张的有效方法。通过极小的宫颈操作，常常能使极端的子宫位置变直。胚胎移植时，充盈膀胱可使极度前倾的子宫位置变直。取卵时在宫颈上缝一针，并留置长的牵引线，在使极度后倾的子宫变直方面，比宫颈钳操作的幅度小。

此外，在胚胎移植时进行预移植能避免因位于后穹窿的刺激后增大的卵巢使后屈子宫变成前屈子宫所做的不必要的准备。空预移植管进入宫颈内口水平以了解宫颈角度，同时也避免损伤子宫内膜。如果能顺利通过宫颈管，移植管就可装入胚胎进行胚胎移植。如果遇见宫颈狭窄或极大的宫颈 - 宫体角度，可使用硬外套管，植入至宫颈内口水平，以便引导软移植管进入宫腔，从而减少子宫内膜损伤。这种方法大大降低了胚胎在移植管中停留的时间。

极少数无法实现经宫颈的胚胎移植情况下，可使用经子宫肌层的胚胎移植，妊娠率亦较高，也称为 Towako 方法[7]。Towako 方法是在阴道超声引导下行穿刺，移植管经针芯进入宫腔。

超声引导和移植管位置

放置胚胎时移植管不同的位置与不同的妊娠率及异位妊娠率密切相关。早期 IVF 的成功通过"凭临床感觉的胚胎移植"技术，将移植管顶端放在距宫底 5～10mm 的位置。Woolcott 等发现移植管盲置法导致超过 25% 的移植管放在了宫底或输卵管开口处[8]。触碰宫底可刺激子宫收缩，引起更多的子宫内膜损伤。经腹超声引导下胚胎移植方法的兴起，能精确放置移植管，并改善妊娠结局，详见第 30 章。最近一项纳入了 17 个随机对照研究的 Cochrane 综述发现超声引导下胚胎移植比凭临床感觉的胚胎移植提高临床妊娠率（OR 1.38，95% CI 1.16～1.64）[9]。超声引导下胚胎移植为了解影响移植成功的因素提供了依据，如放置胚胎的最佳位置。Baba 等使用三维超声研究了胚胎移植的气泡和妊娠囊的位置关系，发现 80% 的胚胎种植在最初移植的位置[10]。鉴于胚胎在移植位置的附近种植，研究人员努力寻找种植率最高的胚胎移植精确位置。

Coroleu 等将 180 名进行超声引导下胚胎移植的患者根据移植时移植管顶端与宫底部的不同距离（10±1.5mm；15±1.5mm；或 20±1.5mm）分组。与移植管顶端距宫底

10mm 组相比，15～20mm 组的种植率显著升高（20.6% vs 33.3%，$P < 0.05$）[11]。鉴于患者的宫腔深度不同，Frankfurter 等比较了将胚胎移植到子宫中部到下段和宫底部的差异，从而替代了固定的距宫底部的距离（详见图 32.1）。在这项前瞻性队列研究中，将胚胎移植在子宫下段和中部比子宫底部的妊娠率升高（39.6% vs 31.2%，$P < 0.005$）[12]。随着三维超声的引入，胚胎移植的最佳位置需要进一步优化。Gergely 等利用三维/四维超声确定了最大胚胎种植潜能位点，该点位于沿两条输卵管方向各划一直线，其在子宫中部的交叉处（详见图 32.2）[13]。这项研究假设了自然妊娠种植在沿输卵管开口方向的子宫中部的后壁，该位置即为最大种植潜能位点。一项超过 5000 患者的队列研究使用三维/四维超声寻找最大的胚胎种植潜能位点，发现移植到此处，妊娠率能提高 10%[14]。避免宫底部胚胎移植不仅提高了妊娠率，而且可减少异位妊娠率。移植管顶端距离宫底部 < 5mm 可增加异位妊娠率[15]。Gergely 等也发现将胚胎放置于最大种植潜能位点可将异位妊娠率从 1.82% 降低至 0.49%（$P = 0.003$）。

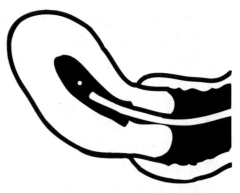

图 32.1 子宫中部胚胎移植的矢状图

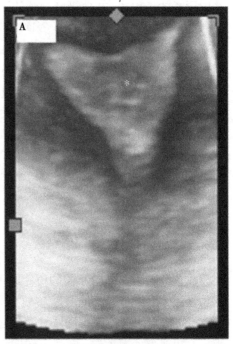

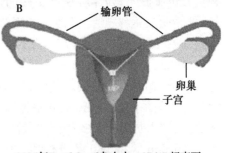

图 32.2 （A）* 表示的是三维超声图中的最大种植潜能位点（maximal implantation potential，MIP）。（B）MIP 点的结构图示。摘自 Fertility and Sterility，84（2），Gergely RZ，DeUgarte CM，Danzer H，Surrey M，Hill D，DeChemey A，Three dimensional/four dimensional ultrasound-guided embryo transfer using the maximal implantation potential point，pg 501，在 2005 年获得 Elsevier 的许可权

2005年Fertil Steril杂志中，3D/4D超声下 Gergely胚胎移植示意图

结论

总之，子宫位置和移植管位置是无损伤地将胚胎移植到子宫中部的两个重要的影响因素。随机对照研究证实预移植能最大限度地降低困难移植以及超声引导下将胚胎移植在子宫中部，能显著的提高妊娠率。超声技术的发展可进一步优化最大种植潜能位点，以便将胚胎移植到自然妊娠中种植的最佳位置。

（张阳阳 译，徐阳 校）

参考文献

1. Sallam H, Sameh S, Sadek S, Agameya A. Does a difficult embryo transfer affect the results of IVF and ICSI? A meta-analysis of controlled studies. *Fertil Steril* 2003;**80** (3 Suppl):127.

2. Lesny P, Killick SR, Robinson J, Raven G, Maguiness SD. Junctional zone contractions and embryo transfer: is it safe to use a tenaculum? *Hum Reprod* 1999;**14**:2367–70.

3. Fanchin R, Righini C, Olivennes F, *et al.* Uterine contractions at the time of embryo transfer alter pregnancy rates after in-vitro fertilization. *Hum Reprod* 1998;**13**:1968–74.

4. Goudas VT, Hammitt DG, Damario MA, *et al.* Blood on the embryo transfer catheter is associated with decreased rates of embryo implantation and clinical pregnancy with the use of in vitro fertilization-embryo transfer. *Fertil Steril* 1998;**70**:878–82.

5. Abou-Setta AM, Al-Inany HG, Mansour RT, Serour GI, Aboulghar MA. Soft versus firm embryo transfer catheters for assisted reproduction: a systematic review and meta-analysis. *Hum Reprod* 2005;**20**:3114–21.

6. Mansour R, Aboulghar M, Serour G. Dummy embryo transfer: a technique that minimizes the problems of embryo transfer and improves the pregnancy rates in human in vitro fertilization. *Fertil Steril* 1990;**54**:678–81.

7. Kato O, Takatsuka R, Asch RH. Transvaginal-transmyometrial embryo transfer: the Towako method; experiences of 104 cases. *Fertil Steril* 1993;**59**:51–3.

8. Wolcott R, Stanger J. Potentially important variables identified by transvaginal ultrasound-guided embryo transfer. *Hum Reprod* 1997;**12**:963–9.

9. Brown JA, Buckingham K, About-Setta A, Buckett W. Ultrasound versus "clinical touch" for catheter guidance during embryo transfer in women. *Cochrane Database System Rev* 2010; **20**:CD006107.

10. Baba K, Ishihara O, Hayashi N, *et al.* Where does the embryo implant after embryo transfer in humans? *Fertil Steril* 2000;**73**:123–5.

11. Coroleu B, Barri PN, Carreras O, *et al.* The influence of the depth of embryo replacement into the uterine cavity on implantation rates after IVF: a controlled, ultrasound-guided study. *Hum Reprod* 2002;**17**:341–6.

12. Frankfurter D, Trimarchi JB, Silva CP, Keefe DL. Middle to lower uterine segment embryo transfer improves implantation and pregnancy rates compared with fundal embryo transfer. *Fertil Steril* 2004;**81**:1273–37.

13. Gergely RZ, DeUgarte CM, Danzer H, *et al.* Three dimensional/four dimensional ultrasound-guided embryo transfer. *Fertil Steril* 2005;**84**:500–3.

14. Nazari A, Askari HA, Check JH, O'Shaughnessy A. Embryo transfer technique as a cause of ectopic pregnancy in in vitro fertilization. *Fertil Steril* 1993;**60**:919–21.

15. Gergely R. 3D/4D ultrasound-guided embryo transfer targeting maximal implantation potential (MIP) point increases pregnancy rates and reduces ectopic pregnancies. *Human Reprod* 2010;**25**(suppl 1):i87.

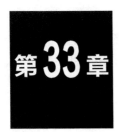

第33章　胚胎移植管

Amr Wahba, Ahmed Abou-Setta, Ragaa Mansour and
Hesham Al-Inany

前言

　　胚胎移植（ET）是 IVF 治疗中最后的关键步骤。尽管这一步骤看似简单，由于种植失败率高，胚胎移植仍然是制约 IVF 成功关键原因。移植为何是效率最低的一步仍然是个未解之谜。影响胚胎种植的主要因素包括子宫内膜容受性、胚胎质量和移植效率。在移植的有限步骤中，移植管作为关键因素之一，近期备受人们关注。移植管作为携带和转移 IVF 的珍贵产品的载体，可能在这决定成功的一步中起关键性的作用，临床医生作为驾驭胚胎载体的人，他的使命是小心翼翼地将这些胚胎以最安全的、创伤最小的方式转移到子宫腔中。文献报道移植管的选择是影响 IVF 成功的第三个主要因素。本章以循证医学方法探讨影响 IVF 成功的移植管的基本特征。

胚胎移植管的说明

　　胚胎移植管是 IVF 周期中将胚胎送入子宫腔内的无菌设备。所有的移植管均由无胚胎毒性的塑料和（或）金属管制备而成。胚胎移植管设计上的变化包括长度、口径、远端开口的位置（底部或侧开）、硬度、延展性、有或无外套管、有或无内部管芯或填塞器、透声度、材质和光洁度。

　　所谓的双腔导管是一种单腔移植管外加一个外套管，外套管作为引导管，而内管作为移植管。这些类型的导管有不同长度，通常是 18～23cm，内管可能是软的或硬的，末端开放，可拆卸的外套管通过鲁尔接口与内管连接。

　　软管创伤小，但穿过子宫颈的失败率高。硬管利用内部管芯或坚硬的外套管使导管易于置入宫颈，但可能会导致出血多、创伤、黏液堵塞和刺激子宫收缩。

胚胎移植管的种类

　　根据胚胎移植管的材质、是否有便于移植的引导外套管分类，常用的商品化的移植管详见表 33.1。

表 33.1　胚胎移植管的部分种类

		特性
软移植管	Cook® Soft-Trans	由近端 12.5cm 硬管和远端 4cm 软管组成
	Gynetics® Delphin	长 21cm，由软的可弯曲的内管和硬宫颈管组成，但是它比 Gynetics® Emtrac-A 移植管软
	Frydman®	外管：硬、由聚丙烯制备，长 14.5cm，外径 2.2mm。 内管：软、由聚氨酯，长 23cm，外径 1.53mm，末端开放
	Edwards-Wallace®	外管：硬、由聚四氟乙烯制备 内管：长 18 或 23cm，由聚丙烯制备，底端开放，外径 1.6mm，
	Cook® Sydney IVF	外管：长 19cm，有一个聚碳酸酯枢纽、球形顶端，尾部成角 内管：长 23cm，顶端 2.8 法国尺码
硬移植管	Gynetics® Emtrac-A	长 21cm，由软的、可弯曲宫腔内管和硬的宫颈管组成
	Tom Cat®	长 11.5cm，由聚丙烯制备，外径 1mm，内径 0.3mm
	Erlangen®	长 25cm，由金属引导套管（内配有阻塞器），外径 2mm，顶端呈椭圆形、直径 3mm 和内管组成。硅制可移动卡口通常位于顶端的 2～3cm 处。
	T.D.T.™（Tight Difficult Transfer）	长 18cm，聚乙烯 / 聚丙烯单腔套管（Frydman 4.5），部分聚乙烯、部分金属的移植管。作为标准的套管，配有可塑性的金属管，可以弯曲至合适曲度以通过宫颈
	Rocket® Embryon	长 18cm，内管由聚氨酯制备，外管由白色聚乙烯制备

胚胎移植管的特性影响胚胎移植的结局

研究发现，无论胚胎移植管有多少种变化，可能影响胚胎成功移植的主要特征是柔韧性、是否有外套管和透声性能。

胚胎移植管的柔韧性

一个系统性综述比较了移植软管和硬管对 IVF 结局影响，发现软管的胚胎种植率、临床妊娠率、抱婴回家率高，总体表现好[1]。软的胚胎移植管效果好的理论基础之一是减少了子宫内膜的损伤。制造移植管使用的材质越软，造成子宫内膜损伤的机会越小，引起子宫收缩排出胚胎的机会也越小。软移植管顺着子宫自然的弯曲度进入宫腔，与硬管相比，可能降低了探及前位子宫的后壁的风险。

由于文献报道胚胎移植后移植管顶端有血或者移植中实际发生了出血都会降低胚胎种植率和临床妊娠率，因此似乎最小的损伤和最轻柔的移植可以提高临床妊娠率。研究发现使用软移植管通过宫颈的失败率高，移植管顶端带血、黏液以及胚胎残留的几率也高，除了胚胎残留是否会影响妊娠率存在争议之外，其他并不影响种植率和妊娠率[1]。

最近的一个系统性综述和荟萃分析比较了使用软管（Cook 和 Wallace）和硬管（TDT、Frydman、Tomcat 和 Rocket）进行移植的结果，证实使用软管的临床妊娠率更高。TDT 移植管与软管、其他硬管的比较，发现使用 TDT 移植管的临床妊娠率下降。在同一个研究中，荟萃分析了 6 个前瞻性研究，发现 Cook 和 Wallace 移植管在临床妊娠率上没有显著性差异[2]。在关于硬管的综述中，TDT 移植管比其他硬管的临床妊娠率低。

是否有外套管

在一项随机对照试验中，发现双腔软管比单腔硬管的妊娠率提高了 50%。在移植困难的病例中，柔软的内管借助硬的外套管克服了胚胎移植的困难。较硬的外管起固定作用，软管携带着胚胎进入宫腔，完成胚胎移植。然而，值得一提的是，为了发挥软管的优势，外套管应该放置在刚刚进入子宫内口的位置，否则可能会引起前列腺素释放、导致子宫收缩。

双腔软管效果好的原因之一，通过宫颈时，位于外套管内的内管顶端受外套管的保护，能有效地减少宫颈黏液对胚胎的污染。文献报道移植管顶端污染会降低妊娠率，IVF 的活婴出生率也受移植管顶端细菌污染的影响。另外，引导管可以保护胚胎在通过宫颈管时不受到物理损伤。

反射性和超声可见度

已证实，在既往移植困难的病例中，应用超声引导下移植是十分有效的。近期的荟萃分析以强有力的证据表明，腹部超声引导的胚胎移植比单凭临床感觉的移植效果好[4]。

一项研究比较了 Rocket 移植管和 Wallace 移植管在超声下的可视性，发现在超声下清楚地看到 Rocket 移植管的几率比 Wallace 移植管多，但是两者的种植率和妊娠率没有显著性差异[5]。

由此可推论，新型的超声下易于识别的反射型胚胎移植管的出现可能会优化胚胎移植技术，通过无创的精确定位的胚胎移植而提高 IVF 的成功率。市场上已经销售具有这一特征的移植管，分为顶端反射型移植管（Cook 为顶端反射型移植管，Cook 妇产科部，斯宾塞湾，美国；改良的软顶 Wallace 移植管，在移植内管的顶端有反射型不锈钢）或全长反射型的移植管（SureView Wallace 胚胎移植管）。在这些移植管进入宫腔时，易于识别、追踪，这样可以最大限度地减少移植管顶端来回移动，减少对子宫内膜的损伤，提高种植率。然而，研究发现这种新型的反射型移植管能简化胚胎移植过程，但是与标准管相比，并没有显著的增加妊娠率[6]。一项研究发现，使用新型移植管增加了双胎妊娠的发生率。

然而，Aboul Foutouh 等[7] 认为，在现代临床 IVF 中心实施超声引导下胚胎移植后，个体化的选择移植管不会影响临床妊娠率，这是由于超声引导技术减少困难移植和内膜损伤的发生。

结论

证据表明，胚胎移植管的种类会影响 IVF 成功率。理想的胚胎移植管应该是足够软，以免损伤子宫颈和子宫内膜；又有一定可塑性，以便通过宫颈管；并能防止细菌污染，而且在超声下容易辨认。

（张蕾 译，薛晴 校）

参考文献

1. Abou-Setta AM, Al-Inany HG, Mansour RT, Serour GI, Aboulghar MA. Soft versus firm embryo transfer catheters for assisted reproduction: a systematic review and metaanalysis. *Hum Reprod* 2005;**20**: 3114–21.

2. Buckett WM. A review and meta-analysis of prospective trials comparing different catheters used for embryo transfer. *Fertil Steril* 2006;**85**:728–34.

3. Abou-Setta AM. Firm embryo transfer catheters for assisted reproduction: a systematic review and meta-analysis using direct and adjusted indirect comparisons. *Reprod Biomed Online* 2006;**12**:191–8.

4. Abou-Setta AM, Mansour RT, Al-Inany HG, *et al.* Among women undergoing embryo transfer, is the probability of pregnancy and live birth improved with ultrasound guidance over clinical touch alone? A systemic review and meta-analysis of prospective randomized trials. *Fertil Steril* 2007;**88**:333–41.

5. El Shawarby SA, Ravhon A, Skull J, *et al.* A prospective randomized controlled trial of Wallace and Rocket embryo transfer catheters. *Reprod Biomed Online* 2008;**17**: 549–52.

6. Karande V, Hazlett D, Vietzke M, Gleicher N. A prospective randomized comparison of the Wallace catheter and the Cook Echo Tip® catheter for ultrasound-guided embryo transfer. *Fertil Steril* 2002;**77**:826–30.

7. Aboulfotouh I, Abou-Setta AM, Khattab S, *et al.* Firm versus soft embryo transfer catheters under ultrasound guidance: does catheter choice really influence the pregnancy rates? *Fertil Steril* 2008;**89**:1261–2.

Giuseppe Botta and Gedis Grudzinskas

第**34**章 胚胎移植后的卧床休养

前言

循证医学附带的价值在于为生殖医学的专业人员和医生们提供了用事实来取代他们内心的感受的勇气，迄今为止这已经成为现代医学的特征。胚胎移植（ET）前、中、后期的行为在很大程度上未经过严谨的科学研究，因为它一直是体外受精 - 胚胎移植过程中最后的，也许是唯一的不属于严格的科学研究范畴的环节。

我站起来会如何？这是患者常问一个问题。在缺乏证据的情况下，一般建议妇女短时间内保持水平位或者 24 小时持续卧床休息。

有充足的经验能说明保持水平位一段时间是有益的吗？而这个问题是否给女性和她们的丈夫造成的不必要的困扰？

强有力的证据表明围排卵期的子宫收缩力最强，这一现象可理解为在自然状态下有利于快速运动的精子运输到卵细胞处。这与辅助生殖技术有什么相关性？

这篇简短的综述分析了胚胎移植后休息能否提高活产率的证据，尚未有证据支持这一观点。我们现在是否应该建议所有胚胎移植后的患者立即站起来，如常活动？

胚胎移植后的卧床休养：数据

胚胎移植后卧床休养成为常规想必是来源于传统的医学理念，认为休息有利于身体复原，尤其是有利于取卵这种更具侵入性的开放手术操作的术后恢复，而事实上迅速复原有利于 IVF 早期的胚胎种植。考虑到当时的社会风气和这项生育技术的先驱性质，这一观点可能已被大众虔诚的遵循了。毕竟如果不这样，如何在当时低种植率和低活产率的情况下理解人类胚胎种植的过程。于是乎，对于有一定的经济基础的夫妇，不仅建议她们休息，还劝说住院治疗。在一些社会，这一建议旨在将妇女从她们繁忙的家务劳动中解放出来；而在另一些国家，则让妇女远离医生们担心的有"沉重"婚姻责任的人（即她们的丈夫和家庭）的影响。因此，多年来休息成为胚胎移植后的常规。如果不这么做，就会被认为可能是导致整个过程失败的一个原因，进而产生不可避免的内疚之情。随着取卵技术、麻醉和镇痛的发展，创伤性减小，妇女和其他人开始质疑在胚胎移植之后严格地限制几乎所有活动至少一天的必要性。尽管要求妇女胚胎移植术后卧床休息这一方式可能是出于好意，但随着越来越多的妇女在胚胎移植后不愿或因经济问题而无法在家里或医院病床上卧床休息却依然怀孕了，胚胎移植术后卧床休息很快开始受到质疑。因此，正如许多医疗和手术操作上的变化，不仅仅是辅助生殖技术领域，一些传统的方法的作用开始受到人们质疑，并在某种程度上需要经过科学验证。

我们的研究结果表明，与胚胎移植后卧床休息 20 分钟相比，休息 24 小时并不能有更好的妊娠结局[1]。我们认为："在胚胎移植几分钟后，妇女可以站起来，排空膀胱、回家，这对胚胎种植无明显的影响。移植后，不需要限制患者的日常活动。这项观察性研究具有重要的经济意义：胚胎移植后短暂的卧床休息避免了多在诊所待一日，节省相关的费用。此外，患者早日回归日常生活促使她迅速回到工作中而不造成生产力的损失。"作为挑战该主题公认理念的最早的随机对照试验（RCTs）之一，很难恰当地评价我们的研究结果会有什么影响价值。可以推测，我们的研究结论为那些出于需要必须立即下床行走的妇女提供了理论支持，而这样的需求常被专业人士所忽视。然而，一些妇女本能地认为休息是有益的，仅仅是感情上的需要。后续的研究，特别是观察性研究，证实了我们的发现。随着辅助生殖技术的效率提高，众多生殖中心报道活产率比 20 世纪 80 年代提高了 2～3 倍，可以用更可靠的研究设计检测胚胎移植后制动 / 卧床休息的利弊。

英国国家临床卓越研究所（The UK National Institute of Clinical Excellence，NICE）在 2004 年发布了 NICE 临床生育指南 011 中提出了如下建议[2]：

1.11.9.4 应当告知患者，至少有一项随机对照试验结果表明，胚胎移植后超过 20 分钟的卧床休息不能改善体外受精治疗的结局。这项建议源自 A 级证据。

来自其他可靠研究的数据也与此一致，同样认为胚胎移植后卧床休息是无意义的[3]。

Abou-Setta 等[4]利用 Cochrane 图书馆进行筛选，选择了两位不同的综述作者引用的 2436 个可能相关的试验引文。四项前瞻性真正的随机对照试验达到了入选标准。这些试验比较了接受 IVF 和 ICSI 的妇女的两种不同的移植后干预措施或是干预与不干预处理的结果。在胚胎移植后休息方面，任何试验中均未报导主要研究指标（活产率），仅有一项试验比较了卧床休息 30 分钟后和立即下床行走的持续妊娠率，没有证据说明卧床休息有益（OR 1.00; 95% CI 0.54～1.85）。临床妊娠率在所有的入选试验中都有提及，但作为次要研究指标偶有涉及。休息时间长短对这一结果并无显著影响（OR 1.13; 95% CI 0.77～1.67）。

带着胚胎去散步？

Kucuk 及其同仁[5]报道接受辅助生殖治疗的妇女进行中等强度的运动比那些低强度运动的女性有更高的种植率和活产率，这为"辅助生殖治疗后进行中等强度的运动有益"这一观点提供了新的证据。鉴于辅助生殖技术涉及取卵这一小手术操作，对于妇女不进行高强度的运动不足为奇，但至少他们的数据不推荐制动或减少体力活动。值得注意的是，没有一位接受辅助生殖治疗的妇女进行高强度的运动，所以询问她们体力活动情况并强化 / 建议她们保持正常中等强度的运动是非常有意义的。毕竟我们没有采取干预措施，究竟是运动直接作用于胚胎种植过程还是通过复杂神经内分泌通路带来益处，这都是次要的了。

结论

综上所述，与休息相比，带着胚胎散步或进行其他中等强度的运动会带来更高的活产率，所以应该鼓励妇女去尝试。

（曾诚 译，薛晴 校）

参考文献

1. Botta G, Grudzinskas G. Is a prolonged bed rest following embryo transfer useful? *Human Reproduction* 1997;**12**:2489–92.

2. The UK National Institute of Clinical Excellence (NICE). NICE *Clinical Guidelines 011 for Fertility* 2004:112–14.

3. Lambers MJ, Lambalk CB, Schats R, Hompes PG. Ultrasonographic evidence that bedrest after embryo transfer is useless. *Gynecol Obstet Invest* 2009;**68**: 122–6.

4. Abou-Setta AM, D'Angelo A, Sallam HN, Hart RJ, Al-Inany HG. Post-embryo transfer interventions for in vitro fertilization and intracytoplasmic sperm injection patients. *Cochrane Database Syst Rev* 2009;**7**:CD006567.

5. Kucuk M, Doymaz F, Urman B. Effect of energy expenditure and physical activity on the outcomes of assisted reproduction treatment. *Reprod Biomed Online* 2010;**20**:274–9.

第35章　胚胎移植期间的性生活

Kelton P. Tremellen

前言

体外受精（IVF）技术打破了性生活与受孕之间的正常联系。许多夫妻在胚胎移植期间忌性生活，因为他们害怕性高潮时的子宫收缩或者阴茎与宫颈接触造成的压力会导致胚胎丢失。此外，许多医生积极地阻止病人在胚胎移植期间性生活，因为他们担心性生活可能导致卵泡的破裂 [1]。除了这些顾虑，大量的证据提示，在胚胎种植期间女性的生殖道暴露于男性的精液 / 精浆能实现最高的生育效率。一些动物实验证实，精液的成分能改善体内胚胎的发育潜能和提高种植率 [2]。例如，去除雄性啮齿动物产生精浆的副性腺虽然不能影响自然怀孕，但会导致囊胚发育受损和不良的妊娠结局 [3]。可见，胚胎移植期间的禁欲政策不仅没有必要而且有潜在的不良影响。本章旨在寻求为什么胚胎移植期间进行性生活对 IVF 结局有益的证据。

性生活对 IVF 受孕作用的临床研究

迄今为止，只有一项研究探讨在胚胎移植期间进行性生活对 IVF 种植率的影响 [4]，而有多项研究关注了全精液或精浆的授精对 IVF 受孕率的影响 [5~7]。这些研究中的一项最大研究纳入了接受 IVF 的卵巢刺激治疗（400 周期）和冷冻胚胎移植（200 周期）的夫妻，随机分为禁欲或性生活组（在胚胎移植前两日和后两日），均进行卵裂期胚胎移植 [4]。和禁欲组相比，性生活组的临床种植率提高了 50%，这意味着性生活确实有助于胚胎种植。

有三项研究探讨了取卵期间人工暴露于全精液或精浆是否能改变 IVF 的种植率。第一项研究将 113 位妇女随机分为行阴道夫精（未处理的精液）人工授精组和未授精组，发现人工授精组的妊娠率增长了 2 倍 [5]。有趣的是，这种妊娠率提高的现象甚至会出现在输卵管因素不孕组，排除了人工授精所致怀孕的可能。第二项研究在取卵期间使用了人工授精，发现无显著性差异。因为当用于授精的精液的量不足时，许多原本分配到人工授精组的夫妻被转入对照组，这种不恰当的随机分组使得这项研究结果的可靠性降低 [6]。此外，研究者们未提及是否告知了受试夫妻在取卵期间禁欲，因而产生了"未授精"的对照组通过性生活接触到精液的可能性。最后一项随机对照研究将取卵期的患者分为使用自己配偶的精浆或者生理盐水做安慰剂行阴道人工授精 [7]。这项纳入了 168 位患者，精浆暴露组种植率提高了 45%，但这一结果并没有统计学意义。综上所述，绝大多数的证据表明，无论通过人工"授精"还是性生活的方式使女性生殖道暴露于精液 / 精浆，都对 IVF 的结局产生了正面的影响。

围移植期的性生活可能有助于IVF受孕的机制

整体而言，现有证据都显示胚胎移植期间的性生活不仅对 IVF 受孕无害，而且可能对胚胎成功种植有益。在行全精液人工授精的输卵管因素不孕 [5] 或无精子的精浆人工授精 [7] 的女性中都观察到 IVF 妊娠率的提高，提示机制并不是单纯的自然怀孕，而是对胚胎发育或子宫内膜容受性的有益作用。动物实验的证实，性生活时雌性生殖道暴露于精液可能产生对受孕有益的"免疫启动"反应 [2, 8]。暴露于精液的雌性啮齿动物模型的子宫内膜产生炎症性反应，释放有助于胚胎发育的细胞因子，如粒细胞巨噬细胞集落刺激因子（GM-CSF）[8]。尽管性生活和人工暴露于精浆已发现能在人类宫颈产生炎性反应和上调培养的人类内膜产生的内膜细胞因子 [9]，现在仍不能肯定足量的精浆进入宫腔并启动可能有助于胚胎发育的内膜细胞因子反应。然而，性生活后宫颈炎性反应可能有助于母体对精子抗原的摄取，而精浆免疫抑制因子如 TGFβ 和前列腺素 E_1，有助于建立一个有益的免疫"耐受"，从而防止母体的免疫系统排斥半异体（免疫性异体）胚胎 [8]。此外，性生活后数小时中性粒细胞和巨噬细胞涌入宫颈可能有助于减少宫颈外口的细菌量，进而减少细菌随胚胎移植置管接种到宫腔，形成具有胚胎毒性的子宫内膜炎的几率。

结论

一项大型的独立的随机对照试验显示，在胚胎移植期间进行性生活有助于提高 IVF 的种植率。另两项相对小型的随机对照研究则表明胚胎移植前暴露于精液或精浆可能有助于提高 IVF 妊娠率。尽管产生这一结果的机制还不完全清楚，但可能与精液 / 精浆能诱导女性生殖道的免疫反应，进而促进胚胎发育和提高内膜容受性。从负面来看，由于超促后增大的卵巢含有大量易碎黄体，容易在性生活过程中破裂，进而引起疼痛或严重的腹腔内出血，胚胎移植期间性生活可能对妇女产生危害。因此，除了少数因卵巢过度刺激反应而产生盆腔不适的患者外，我们鼓励患者在胚胎移植期间进行性生活，促进 IVF 受孕。

（曾诚 译，薛晴 校）

参考文献

1. Cahill DJ, Jenkins JM, Soothill PW, Whitelaw A, Wardle PG. Quadruplet pregnancy following transfer of two embryos: Case report. *Hum Reprod* 2003;**18**:441–3.

2. Robertson SA. Seminal fluid signalling in the female reproductive tract: lessons from rodents and pigs. *J Anim Sci* 2007;**85** (13 Suppl): 36–44.

3. Wong CL, Lee KH, Lo KM, *et al.* Ablation of paternal accessory sex glands imparts physical and behavioural abnormalities to the progeny: an in vivo study in the golden hamster. *Theriogenology* 2007;**68**:654–62.

4. Tremellen KP, Valbuena D, Landeras J, *et al.* The effect of intercourse on pregnancy rates during assisted human reproduction.

Hum Reprod 2000;**15**:2653–8.

5. Bellinge BS, Copeland CM, Thomas TD, *et al.* The influence of patient insemination on the implantation rate in an in vitro fertilization and embryo transfer program. *Fertil Steril* 1986 **46**:252–6.

6. Fishel S, Webster J, Jackson P, Faratian B. Evaluation of high vaginal insemination at oocyte recovery in patients undergoing in vitro fertilization. *Fertil Steril* 1989;**51**:135–8.

7. von Wolff M, Rösner S, Thöne C, *et al.* Intravaginal and intracervical application of seminal plasma in in vitro fertilization or intracytoplasmic sperm injection treatment cycles – a double-blind, placebo-controlled, randomized pilot study. *Fertil Steril* 2009;**91**:167–72.

8. Robertson SA, Guerin LR, Moldenhauer LM, Hayball JD. Activating T regulatory cells for tolerance in early pregnancy – the contribution of seminal fluid. *J Reprod Immunol* 2009;**83**:109–16.

9. Gutsche S, von Wolff M, Strowitzki T, Thaler CJ. Seminal plasma induces mRNA expression of IL-1beta, IL-6 and LIF in endometrial epithelial cells in vitro. *Mol Hum Reprod* 2003;**9**:785–91.

第36章　IVF 中肝素和阿司匹林的辅助治疗

Rodney D. Franklin 和 William H. Kutteh

肝素药理和作用机制

　　肝素是一种来源于猪黏膜的硫酸双糖聚合物，聚糖链的长度决定分子的特性：短链的是低分子量肝素，长链的是高分子量肝素（或普通肝素）。肝素与抗凝血酶结合，诱导抗凝血酶构象改变，增强其抗凝作用。普通肝素同时与凝血酶和抗凝血酶结合，有利于凝血酶的失活。肝素引起抗凝血酶构象的改变使分子黏附并使参与凝血级联反应中的因子失活。低分子量肝素比普通肝素对因子Ⅸa 和因子Ⅹa 抑制剂的亲和力强。使用普通肝素提高不孕妇女妊娠率，引起了人们对更有优势的低分子量肝素在这个领域应用的兴趣。鉴于低分子量肝素抗血栓形成的作用机制，使它在孕期应用不需频繁监测，长的半衰期可以允许每天给药一次，这些优势使它应用受到提倡。而且，低分子量肝素的安全性与普通肝素相似，严重出血、血小板减少症和骨丢失发生率很低（详见表 36.1）。其次，低分子量肝素是唯一部分可用硫酸鱼精蛋白中和的物质。

　　在降低胚胎种植失败方面，肝素潜在的治疗作用机制如下。在体内肝素可以作用于：①免疫调节细胞或体液免疫阻止抗磷脂抗体（aPL）的产生或改变其作用；②产生独立于 aPL 的抗血栓形成作用，以抵消 aPL 的作用；③直接或间接阻碍 aPL 的作用；④有利于从体内清除 aPL。抗磷脂抗体是一组与磷酸根负离子结合的自身抗体，因它与血栓栓塞事件、不良妊娠结局有关，从而认为它有临床意义。使用肝素原理在于，它能对抗 aPL 与磷脂、β- 糖蛋白或其他交叉反应底物结合，起阻止血栓形成的作用。最近的研究表明：在 aPL 相关的反复流产中，最常见的组织学异常是血管内滋养细胞侵袭受损，而不是大量的绒毛间血栓形成。有证据表明，抗磷脂抗体抑制滋养细胞分化、增殖和迁移，并且这些效应可能导致反复胚胎种植失败。另外，aPL 通过干预膜表面抗原导致细胞活性改变，从而在滋养层发挥作用。aPL 通过补体介导的各种作用，会造成细胞损伤、炎症反应和微血管栓塞。体外研究表明普通肝素促进绒毛外滋养层细胞分化成巨型多核细胞。此外，体外研究显示低剂量的普通肝素抑制 aPL 与心磷脂、磷酸丝氨酸结合的效果超过低分子量肝素。

表 36.1 预防性普通肝素与低分子量肝素的比较

特征	普通肝素	低分子量肝素
来源	猪黏膜	猪黏膜
结构	黏多糖	黏多糖
大小（道尔顿）	约 15 000	约 5000
作用机制	凝血酶-AT → ↓Xa	AT → ↓Xa
穿过胎盘	否	否
用药频率	每天 2 次	每天 1 次
皮下注射的半衰期	约 2 小时	约 3～6 小时
硫酸鱼精蛋白逆转率	100%	约 50%
预防治疗每周花费	$46 美元（US）	$532 美元（US）$372
严重出血	<1%	<1%
血小板减少症（HIT）	<<1%	<1%
骨质疏松症	罕见	罕见
出血相关腹部手术	3%	4%
出血相关 DVT 治疗	3%	4%
严重瘀斑	0	0
贫血	<1%	<1%
硬膜外血肿	低	增加

AT＝抗凝血酶；Xa＝因子 Xa；HIT＝肝素诱导的血小板减少症；DVT＝深静脉血栓
来源于：Sanofi-Aventis product insert information for FDA approval of enoxaparin sodium.

小剂量阿司匹林的用途及药理

小剂量阿司匹林（81～100mg）是一种快速的、不可逆的血小板环氧化酶抑制剂，它阻止花生四烯酸转化为一种强效的血管收缩剂和血小板聚集刺激物—血栓素 A_2。每日口服小剂量阿司匹林可促进血栓素 A_2 向前列环素的转化，它能抑制血小板聚集、导致血管扩张并且增加血液灌流。理论上来说，阿司匹林抑制血小板聚集的抗栓效应与肝素共同促进和提高胚胎的种植率。大剂量阿司匹林的作用正好相反，抑制血栓素和前列环素的产生。

文献报道小剂量阿司匹林通过增加子宫血流而提高胚胎种植率。在移植失败患者中进行的一些研究结果表明，子宫血流下降可能会降低子宫内膜容受性。与之相应，其他研究根据多普勒血流超声影像提示小剂量阿司匹林可以增加子宫血流灌注。

aPL 阳性的患病率和 IVF 结局

为了评价包括 aPL 在内的不同免疫因子与诊断的生育失败患者亚群的相关性，Buckingham 和 Chamley 进行文献综述，发现 aPL 不能预测 IVF 不良结局 [1]。他们分析了 1984 年到 2007 年间发表的 100 多篇相关文章，其中 27 篇文章报告了 IVF 不孕症女性的 aPL

特征。在研究的 4617 名妇女中，不孕女性 aPL 的平均阳性率为 22.2%；各研究报告的 aPL 阳性率不同，0 到 66% 不等；同时，作者也指出了不同研究间 aPL 抗原检测的差异，不同实验室所采用的 aPL 和狼疮抗凝检测技术及判断 aPL 阳性阈值不同。

十项研究评价了 aPL 状态与 IVF 妊娠和出生结局的关系（详见表 36.2）。Gleicher 等回顾性研究了有一个或多个磷脂抗体阳性的 aPL 患者，发现抗体阳性和阴性组间临床妊娠率或活产率没有显著性差异。一项由 Sher 等开展的更大规模的前瞻性研究发现，在 aPL 阴性和阳性组间临床妊娠率（分别为 16.0% 和 27.5%）没有显著性差异。随后，Kutteh 等使用更严格的标准定义 aPL 阳性，发现在临床妊娠率或活产率中没有显著性差异。只有一项由 Lee 等开展的研究发现 aPL 阳性妇女比 aPL 阴性妇女的活产率更低。总之，这些研究说明 aPL 对 IVF 的妊娠率或活产率没有影响。基于日渐增多的关于 aPL 对 IVF 没有影响的证据，2008 年美国生殖医学会临床委员会提出，反对在这一人群中进行 aPL 的检测和治疗。

表 36.2　抗磷脂抗体阳性女性的 IVF 结局（n＞50）总结

作者, 年	研究类型	例数	临床妊娠率 %		活产率 %		P
			aPL 阳性	aPL 阴性	aPL 阳性	aPL 阴性	
Gleicher, 1994	回顾性	105	32.8%	23.9%	26.3%	15.8%	NS
Sher, 1994	前瞻性	196	16.0%	27.5%			NS
Birdsall, 1996	前瞻性	240	38.9%	36.1%	27.9%	25.5%	NS
Kutteh, 1997	前瞻性	191	35.3%	39.7%			NS
Kowalik, 1997	前瞻性	525	57.7%	46.2%	49.7%	43.8%	NS
Denis, 1997	回顾性	793	65.7%	55.3%	67.8%	57.0%	NS
Chilcott, 2000	前瞻性	380	9.0%	9.0%	12.4%	12.0%	NS
Buckingham, 2006	前瞻性	99	31.6%	15.8%	36.3%	23.8%	NS
Lee, 2007	前瞻性	54	20.5%	37.5%	17.6%	80.0%	＜0.05
Sanmarco, 2007	前瞻性	101	27.5%	19.7%	22.5%	13.1%	NS

CPR，临床妊娠率；LBR，活产率

IVF 治疗中使用肝素和阿司匹林的安全监测

使用肝素时，建议临床医师在周期启动前获得活化的部分凝血活酶时间和血小板计数的基础值。部分 aPL 阳性的妇女存在狼疮抗凝物，可以使活化的部分凝血活酶时间延长。此外，大多数肝素诱导的血小板减少症病例不是预防性肝素剂量而引起的，而是在肝素应用前已经诊断血小板减少症或低血小板。正常妊娠期间血小板计数大约每毫升下降 50 000。

aPL 阳性但没有血栓史的女性，在取卵前没有肝素治疗的指征。aPL 阳性，没有血栓形成史，但有预防治疗指征的女性，预防剂量肝素应该从胚胎移植时开始使用，以减少自黄体期开始增加的血栓形成风险 [2]。基于妊娠相关的血栓形成的风险增加，另一些临床医师会等到妊娠试验阳性后才开始预防性治疗。aPL 阳性和有血栓形成史的妇女在诱导排卵期间应该停止口服抗凝药物治疗，改为治疗剂量的肝素治疗。在取卵前 12～24 小时停止肝素治疗，以减少出血这一并发症；待出血风险降至最低，并且患者病情稳定，即取卵 6 小时后再开始使用肝素。也可以添加小剂量阿司匹林，但应该在取卵前 5～7 天停用，以避免出血。

药物治疗和 IVF 结局

传统的观点认为 aPL 阳性和反复流产相关，并且使用肝素联合小剂量阿司匹林的治疗是安全、有效的。一项循证医学综述揭示了相互矛盾的结果。Gelbaya 等的荟萃分析纳入了 6 个研究，超过 2500 名患者，发现服用小剂量阿司匹林或安慰剂之间没有显著性差异（RR 1.09，95% CI 0.92～1.29）[3]。在同一年，Banerjee 等对 1200 多名进行 IVF 治疗妇女的荟萃分析发现，小剂量阿司匹林与安慰剂在 IVF 活产率上没有显著性差异（RR 0.94，95% CI 0.64～1.39）。Roupp 等 2008 年进行的荟萃分析，纳入了十个研究、2800 多名患者，发现与安慰剂组相比，IVF 妇女应用小剂量阿司匹林的临床妊娠率略有提高（RR 1.15，95% CI 1.03～1.27）。我们最新进行的荟萃分析（详见表 36.3）纳入了 12 项研究、4374 名 IVF 助孕妇女，结果发现与安慰剂组相比，患者应用小剂量阿司匹林有轻微受益，但是无显著性差异（RR 1.13，95% CI 0.99～1.29）。基于这些荟萃分析，使用小剂量阿司匹林最多能获得很小的受益。

外源性肝素抑制 aPL 和磷酸根的结合，滋养细胞产生的内源性肝素以同样的方式发挥作用。少数研究探讨了 aPL 阳性的妇女在进行 IVF 助孕治疗中使用肝素和小剂量阿司匹林的效果。在 1997 年，Schenk 等和 Kutteh 等分别报告了行 IVF 助孕的 aPL 阳性妇女

表 36.3　在 IVF 治疗中使用阿司匹林的前瞻性临床试验

作者，年	妊娠数 / 总 TX		比率	下线	上线	权重
	低剂量阿司匹林	对照				
Weckstein, 1997	9/15	4/13	3.37	0.70	16.17	0.69
Check, 1998*	2/18	6/10	0.08	0.01	0.58	0.45
Rubinstein, 1999*	67/149	42/149	2.08	1.29	3.37	7.36
Urman, 2000	55/139	59/136	0.85	0.53	1.38	7.40
Bordes, 2003*	27/69	15/69	2.31	1.09	4.89	3.04
Lentini, 2003	13/42	10/42	1.43	0.55	3.77	1.83
Van Doreen, 2004	31/85	29/85	1.11	0.59	2.08	4.30
Waldenstrom, 2004*	249/703	203/677	1.28	1.02	1.60	33.49
Pakkila, 2005	44/186	48/175	0.82	0.51	1.32	7.59
Frattarelli, 2008	116/417	250/833	0.90	0.69	1.17	25.14
Dirckx, 2009	31/97	30/96	1.03	0.56	1.90	4.63
Lambers, 2009	28/84	26/85	1.13	0.59	2.17	4.07
总计	672/2004	722/2370	1.13	0.99	1.29	—

*　表示研究有统计学差异。大多数荟萃分析的 95% CI（显示低于上线和高于下线）包括 1.00，因此没有显著性差异。总 TX＝治疗或完成胚胎移植总妇女人数

无论是否采用肝素治疗，其种植率和妊娠率无显著性差异。Stern 等 [5] 采用前瞻性随机研究观察了 143 名 aPL 阳性或抗核抗体阳性且以前至少移植十个胚胎而妊娠失败的妇女，采用 5000IU 肝素，每天两次，联合 100mg 阿司匹林每天一次，发现治疗组与安慰剂组的种植率和妊娠率相同。2008 年 Nelson 和 Greer 对确诊抗磷脂综合征或 IVF 反复失败妇女的系统综述表明，自诱导排卵时开始应用低分子量肝素和阿司匹林可提高 IVF 周期的妊娠率。2009 年英国生殖协会政策与临床委员会报告，在 IVF 治疗中，用低分子量肝素和小剂量阿司匹林对诊断明确的抗磷脂综合征和反复胚胎种植失败的妇女的经验性治疗是可行的 [4]。但该委员会注明该建议证据水平较弱（C 级），且是在缺乏高质量的临床研究的直接证据的情况下制定的。

临床的建议和结论

抗磷脂抗体不影响 IVF 成功，因此在 IVF 前常规检测 aPL 是不必要的。使用小剂量阿司匹林改善种植率的想法似乎是可行的，但最有力的证据表明小剂量阿司匹林作为辅助治疗使进行 IVF 助孕妇女获益极小。最好的随机对照临床试验不支持在 aPL 阳性的 IVF 失败患者中使用肝素和阿司匹林 [5]。前瞻性随机试验证实，使用肝素和阿司匹林治疗 aPL 阳性和 IVF 种植失败女性没有意义。由于 IVF 的成功和 aPL 阳性之间存在的争议，美国生殖医学协会就此发布了一个报告。用 aPL 和 IVF 作为检索词进行了循证文献检索，合并已发表的资料，aPL 阳性患者中临床妊娠率和活产率分别是 57% 和 46%，aPL 阴性患者中临床妊娠率和活产率分别是 49.2% 和 42.9%。这个报告的结论指出，在 IVF 患者中检测 aPL 是不必要的，缺乏其他血栓形成风险因素的 aPL 阳性患者不是治疗指征。

（王健 译，赵君利 校）

参考文献

1. Buckingham KL, Chamley LW. A critical assessment of the role of antiphospholipid antibodies in infertility. *J Reprod Immunol* 2009;**80**:132–45.

2. Bellver J, Pellicer A. Ovarian stimulation for ovulation induction and in vitro fertilization in patients with systemic lupus erythematosus and antiphospholipid syndrome. *Fertil Steril* 2009;**92**: 1803–10.

3. Gelbaya TA, Kyrgiou M, Li TC, Stern C, Nardo LG. Low-dose aspirin for in vitro fertilization: a systematic review and meta-analysis. *Hum Reprod Update* 2007;**13**:357–64.

4. Nardo LG, Granne I, Stewart J. Policy & Practice Committee of the British Fertility Society. Medical adjuncts in IVF: evidence for clinical practice. *Hum Fertil (Camb)* 2009;**12**:1–13.

5. Stern C, Chamley L, Norris H, Hale L, Baker HW. A randomized, double-blind, placebo-controlled trial of heparin and aspirin for women with in vitro fertilization implantation failure and antiphospholipid or antinuclear antibodies. *Fertil Steril* 2003;**80**:376–83.

第37章 胚胎移植后黄体期雌激素补充的价值

Francisco J. Ruiz Flores and Juan A. Garcia-Velasco

前言

早在 1980 年，就有人提出促排卵可能引起黄体功能不全，这是潜在的 IVF 失败原因。

在 IVF 周期中，使用促性腺激素释放激素激动剂（GnRHa）会抑制黄体生成激素（LH）的分泌，这种影响会持续至最后一次使用 GnRHa 之后的 10 天。同时，超促排卵过程中超生理水平的类固醇激素分泌将强烈的抑制 LH 分泌。在没有 LH 信号刺激的情况下，将会出现黄体功能失调，随后雌激素（E_2）和孕激素（progesterone，P4）的分泌异常。在缺乏适当的 E_2 或 P4 的刺激下，子宫内膜容受性可能下降，导致胚胎种植率和妊娠率下降。由于 GnRH 激动剂周期和拮抗剂周期的黄体特征相似，因此可以推测激动剂和拮抗剂方案的补充治疗方案也是一样的。

认识到这个问题后，医生们开始使用人绒毛膜促性腺激素（hCG）进行黄体支持。在黄体期使用 hCG 的目的是维持对黄体的刺激，使其产生足量的 E_2 和 P4，促进发育的胚胎植入。除非进行激素支持治疗，否则 IVF 周期中血清中 E_2 和 P4 水平将在黄体晚期降低，进而导致胚胎种植率和妊娠率降低。自外源性 hCG（卵母细胞最后成熟时给予的）的清除至胚胎植入后内源性 hCG 的升高之间，进行黄体支持治疗是至关重要的，这已经被普遍接受。

使用 hCG 进行黄体期支持会增加卵巢过度刺激综合征的风险，这一原因足以将黄体支持方案改为使用 P4，P4 补充方案是当前最常用的黄体期支持。在卵巢刺激周期中，P4 作为黄体支持的作用已经被证实。

因为黄体不仅产生 P4，还产生 E_2 和其他类固醇激素，E_2 和 P4 联合补充治疗是否能提高种植率仍然受到质疑。随后一些研究者揭示，进行供精人工授精的有生育能力女性的妊娠和非妊娠周期的血清中 E_2 浓度有显著性差异。妊娠失败周期的 E_2 水平下降高度提示围种植期内膜发育缺陷的可能性。E_2 在卵泡期的作用已经被证实，它不仅是子宫内膜发育所必要的，而且还促进宫腔表面上皮、腺体、基质和血管的增殖。E_2 在黄体期的作用仍然不清楚，人类黄体期 E_2 的缺失没有对宫腔内膜的形态发育产生负面影响。已有资料显示在 IVF 周期中，黄体早期高水平的 E_2 使垂体产生强烈的负反馈，使 LH 的分泌降到很低的水平。然而，在有规律月经周期的妇女的黄体早期给予高剂量 E_2 不会引起黄体过早崩解，这提示可能还有其他的因素引起卵巢刺激周期的黄体功能不全。补充 E_2 的益处仍有争议，一些报道倾向于使用 E_2，然而另外一些则没有观察到任何潜在的益处。

已有的证据

2002 年 Pritts 和 Atwood[1] 发表的荟萃分析,试图用已得到的随机试验去评估黄体期补充 E_2 是否对 IVF 的结局有益处。有 3 个试验观察了在黄体期标准的 P4 治疗的基础上添加 E_2 的作用。在这 3 个试验中,黄体期支持方案不同,用药时间自 2 周、至 3 周或者妊娠的 12 周不等。E_2 的剂量从每天口服 2mg 至 6mg 不等,而孕激素均为阴道或肌内注射用药。结论是在 P4 支持时,添加 E_2 可能会提高 GnRH 激动剂的长和短方案的着床率(IR),并且添加 E_2 的效果可能与药物剂量有关。

2005 年,Lukaszuk 及其同仁 [2] 发现 P4 联合口服 E_2 进行黄体期支持有显著的效果,这说明补充 E_2 可以帮助那些 E_2 产生的不足的胚胎,或者适于母源性反应的不足的情况。与未补充 E_2 的组比较时,6mg E_2 补充组似乎有较高的妊娠率,而 2mg 组则没有。

2006 年,一项随机对照试验(RCT)[3] 像既往大多数 GnRH 激动剂的研究一样,观察了 GnRH 拮抗剂周期中联合使用 E_2 和 P 进行黄体支持的效果,发现在 P4 的黄体支持中添加 4mg E_2 未能提高妊娠率。

在 2008 年,我们观察了 GnRH 激动剂或者拮抗剂周期进行 IVF 或者 ICSI 患者中,在标准的黄体期 P4 治疗中添加 E_2 的效果。患者随机分为阴道用 P4 组或阴道用 P4 联合经皮吸收 E_2 组,分别进行黄体支持,发现是否使用 E_2 进行黄体支持无统计学差异。结论是在 IVF/ICSI 周期,添加 E_2 进行黄体支持似乎不能改善妊娠结局。

2008 年,Gelbaya 及其同仁 [5] 在一篇系统综述和荟萃分析中报道了在 P4 中添加 E_2 进行黄体支持不能提高 IVF/ICSI 周期的妊娠率。

也是在 2008 年,Kolibianakis 及其团队 [6] 发表了一篇系统综述和荟萃分析,以 β-hCG 阳性率、妊娠率、活产率来比较 IVF 周期中 E_2 和 P4 联合应用与单独使用 P4 进行黄体期支持的效果。结论是目前的证据提示在黄体支持中添加 E_2 不能提高妊娠的几率。

2010 年由 Jee 及其同仁 [7] 最近发表的荟萃分析,旨在阐明在标准的 P4 黄体支持中添加 E_2 是否对 GnRH 激动剂和拮抗剂周期有益。他们纳入了七项研究,合并后的数据提示在标准黄体支持方案中,添加 E_2 均未改善 GnRH 激动剂和拮抗剂周期的结局。在这篇荟萃分析中,合并了 E_2 的 2mg 组和 6mg 组的数据,发现试验组和对照组间没有差异。这个结论和先前 Lukaszuk 研究中得出的结论正好相反。

关于在黄体期补充 E_2 有益处的假说,大多数已发表的临床试验不具备说服力,这也是为什么荟萃分析比已发表资料能更正确的解释结果的原因。需要注意的是,在被纳入的合格试验中最大样本量或甚至用于敏感度的分析最大样本量远远低于要明确回答这个问题所需要的理想样本量。因此,显然需要更多随机对照试验以更强有力的方式来评估黄体期补充 P4 的基础上添加 E_2 对妊娠率的影响。

结论

既往的各种荟萃分析的结果提示在 P4 黄体支持的基础上添加 E_2 不会改善 IVF 的结局。

尽管所有荟萃分析证实常规添加 E_2 的作用似乎不明显,但在特殊的 IVF 病人添加 E_2 是否有益有待于进一步证实。添加 E_2 可能获益病人亚群以及添加 E_2 的最佳剂量,准确的开始及结束添加时间都有待于进一步明确。使用 E_2 方式尚有争议,尽管已证实传统的口服 E_2 是较好的选择,但是仍然有其他给药途径可供选择,如经阴道或经皮给药,这些途径可避免肝脏首过效应,并且有助于提高治疗依从性。更有趣的是,经阴道途径更符合生理状态,因为已证实 E_2 从阴道黏膜吸收直接进入子宫内膜,即首先通过子宫。添加 E_2 的效果是取决于添加剂量还是使用途径仍然不清楚。为了避免目前报道间的异质性,将来的试验应该多报道使用较少的 GnRH 拮抗剂方案中添加 E_2 的效果,以及不同给药途径的结局。同样,将来的试验终点应该是活产率,这是源于活产率比生化或临床妊娠率能更清楚反映药物对周期的影响。

总之,黄体期添加 E_2 对人类胚胎成功植入的影响有待于深入研究。尽管一些荟萃分析发现 IVF 周期中黄体期补充 E_2 没有作用,但鲜有真正的证据,并且受到试验的有限性、异质性的影响,无法得出清楚、明确结论。因此,仍然需要一个大的、设计合理,有足够说服力、考虑到添加 E_2 最佳方案(剂量和途径)的 RCT 来进一步阐明 IVF 周期的黄体期添加 E_2 的作用。

基于目前现有的最好证据,尚未证实 IVF 周期 P4 黄体支持基础上要常规添加 E_2。

(刘丹 译,赵君利 校)

参考文献

1. Pritts EA, Atwood AK. Luteal phase support in infertility treatment: a meta-analysis of the randomized trials. *Hum Reprod* 2002;**17**:2287–99.

2. Lukaszuk K, Liss J, Lukaszuk M, Maj B. Optimization of estradiol supplementation during the luteal phase improves the pregnancy rate in women undergoing in vitro fertilization–embryo transfer cycles. *Fertil Steril* 2005;**83**:1372–6.

3. Fatemi HM, Kolibianakis EM, Camus M, *et al.* Addition of estradiol to progesterone for luteal supplementation in patients stimulated with GnRH antagonist/rFSH for IVF: a randomized controlled trial. *Hum Reprod* 2006;**21**:2628–32.

4. Serna J, Cholquevilque JL, Cela V, *et al.* Estradiol supplementation during the luteal phase of IVF-ICSI patients: a randomized, controlled trial. *Fertil Steril* 2008;**90**:2190–5.

5. Gelbaya TA, Kyrgiou M, Tsoumpou I, Nardo LG. The use of estradiol for luteal phase support in in vitro fertilization/intracytoplasmic sperm injection cycles: a systematic review and meta-analysis. *Fertil Steril* 2008;**90**:2116–25.

6. Kolibianakis EM, Venetis CA, Papanikolaou EG, *et al.* Estrogen addition to progesterone for luteal phase support in cycles stimulated with GnRH analogues and gonadotrophins for IVF: a systematic review and meta-analysis. *Hum Reprod* 2008;**23**:1346–54.

7. Jee BC, Suh CS, Kim SH, Kim YB, Moon SY. Effects of estradiol supplementation during the luteal phase of in vitro fertilization cycles: a meta-analysis. *Fertil Steril* 2010;**93**:428–36.

<... >
</...>

第38章 黄体支持

Luciano G. Nardo and Lamiya Mohiyiddeen

孕激素在人类生殖过程中起至关重要的作用,是由月经后半周期的黄体分泌的。孕激素诱导子宫腺体的转化、增加子宫内膜基底层血管化、使子宫内膜稳定,为胚胎着床做好准备。研究发现孕激素可与 γ/δT 细胞上孕激素受体结合,诱导孕激素诱导的封闭因子表达,抑制子宫内膜上的自然杀伤细胞(NK)破坏作用。研究发现孕激素治疗可以提高黄体功能不全的女性的妊娠率。

IVF 周期中黄体支持的理由

已经证实用于阻止早发性 LH 峰的促性腺激素释放激素(GnRH)激动剂或拮抗剂对黄体功能有负面影响。IVF 周期中黄体支持的荟萃分析发现,补充孕激素比安慰剂获得了更高的出生率[1, 2]。在控制性促排卵周期,黄体期持续的垂体功能抑制使内源性促性腺激素分泌下降,导致出现早发性的黄体溶解。

促性腺激素释放激素拮抗剂比激动剂引起的垂体持续抑制作用弱,似乎有理由认为拮抗剂周期比激动剂周期的黄体功能受累小。然而,Beckers 等[3]证实在促性腺激素释放激素拮抗剂方案中不给予黄体期支持(luteal phase support, LPS)的患者存在黄体期功能缺陷。

黄体期支持是对抗各种原因引起的对建立和维持的早期妊娠有不良影响的黄体功能不全所必须的。IVF 周期中的黄体支持常用孕激素、人绒毛膜促性腺激素(hCG)、雌激素(E$_2$)、或者联合使用这些激素。

天然孕激素的用药途径

孕激素通常耐受性较好。副作用取决于用药途径。肌内注射孕激素用于治疗不孕症和流产已有 45 年多的历史了。它吸收迅速,但当溶解于油性介质,如花生油、橄榄油、或者乙酰油酸中,则清除速度减慢。孕激素肌肉注射的副作用包括过敏反应、无菌性脓肿、注射部位肌肉内血出和疼痛等。有几例孕激素肌肉注射后发生急性嗜酸性粒细胞肺炎的报道。

美国的口服孕激素是每片 100mg 和 200mg 的片剂,首过代谢效应使得孕激素很快地被清除而失效。尽管口服孕激素的血清浓度能达到较高水平，但在子宫内膜中的浓度并不高[4]。因此，孕激素口服比肌内注射或阴道用药的效能低。继发于口服孕激素代谢物的副反应包括：头昏、眩晕、嗜睡和胃部不适。欧洲常用的口服孕激素为地屈孕酮。

由于阴道给药孕激素具备患者使用舒适和效果好的优势，已经在临床上广泛应用。阴道给药作用于局部，提高了孕激素的生物利用度，因此使子宫组织的孕激素水平比预期的还要高，但血清孕激素水平低。阴道给药能达到与肌内注射相似的子宫内膜组织改变。

合成的孕激素阴道栓剂已经使用了 20 多年了。常用的剂量是 300g 到 600mg，有两、三种剂型。由于药物布满阴道，可引起阴道刺激。近期很多人去尝试提高阴道给药的疗效，并减少其副作用。

阴道给药的孕激素凝胶，即雪诺同，尽管血清孕激素水平较低，但子宫内膜组织的孕激素水平却比肌内注射的高。每天一次的 90mg 孕激素凝胶可达到相当于 400～600mg 合成孕激素阴道栓剂的孕激素水平。凝胶的主要副作用是阴道刺激，但比阴道栓剂的程度显著的减轻，耐受性更好。

子宫内膜阴道片剂是最新的孕激素阴道片剂。与栓剂相比，片剂的主要优点是能吸收阴道的分泌物，然后分解为具有黏附性的粉末，附着到阴道上皮便于吸收。一项研究发现 200mg 的子宫内膜片剂（endometrin）使用 6 天后可以达到与 800mg cyclogest 相同的血清水平，并且片剂引起的阴道刺激比 cyclogest 更弱。一项大样本的多中心随机研究比较了 8% 的阴道凝胶和一天两到三次阴道片剂的作用，发现两者临床妊娠率相当。并且孕激素肌内注射和阴道片剂给药的持续妊娠率也无显著性差异。

一项注册的多中心试验正在进行 IVF 黄体期使用新型孕激素环的研究。初步的数据显示，孕激素环效果与其他制剂相同，并且是所有孕激素制剂中耐受性最好的。

孕激素与 hCG 用于黄体支持的比较

通常认为 hCG 能挽救 IVF 周期中即将退化的黄体。使用 hCG 能提高黄体产生的雌激素和孕激素的量。在一项前瞻性的随机试验中[5]，比较使用 hCG、单纯每日使用阴道给药的孕激素和 hCG 联合阴道给药孕激素进行黄体支持的疗效，三组在持续妊娠率上无显著性差异。当使用标准化的不舒服感觉尺度评价时，发现单纯使用孕激素组的抱怨最少。由此可见，单纯使用孕激素进行黄体支持能达到与 hCG 同样的持续妊娠率，但给患者带来的不适最少。

一些研究比较了使用阴道给药的孕激素和 hCG 进行黄体支持的效果，发现两组的临床妊娠率相似。荟萃分析研究发现肌内注射孕激素和 hCG 进行黄体支持的临床妊娠率没有差异，但是使用 hCG 组增加了发生卵巢过度刺激综合征（OHSS）的风险，这一风险约是孕激素组的两倍。

在既往有失败史的女性中，少数研究观察 hCG 联合孕激素是否优于单纯使用孕激素的效果，发现在黄体中期低 E_2 水平的患者中，二者联合效果较好。其他试验观察阴道给药的孕激素联合 hCG 与单纯使用阴道给药孕激素进行黄体支持的效果，发现两组的妊娠率无任何差异。

孕激素基础上加用雌激素的黄体支持

尽管黄体支持中孕激素的作用已经明确，但在 IVF 刺激周期中补充雌激素是否有益尚不十分清楚。

在 GnRH 激动剂长方案中，一些随机试验评估了微粒化 E_2 效果，发现每日补充 6mg 的微粒化 E_2 提高了着床率和临床妊娠率。其他报道中，随机接受 600mg 微粒化阴道给药的孕激素与 600mg 微粒化孕激素联合 4mg 口服戊酸酯 E_2 患者的临床妊娠率相似。

近期一项评估 GnRH 拮抗剂周期中阴道给药的孕激素基础上添加雌激素的试验，显示雌、孕激素联用和单纯使用孕激素组的内分泌情况相似。作者认为在 GnRH 拮抗剂周期添加雌激素不会提高妊娠率。在一篇纳入 10 个试验研究的系统综述和荟萃分析中指出，在 IVF 周期中雌激素、孕激素联合的黄体支持不会提高妊娠率 [6]。补充雌激素的治疗已在 37 章中有详细探讨。

GnRH 激动剂周期和拮抗剂周期中使用 GnRH 激动剂进行黄体支持

在使用 GnRH 拮抗剂促排卵且有 OHSS 风险的患者中，推荐使用 GnRH 激动剂激发排卵。和自然周期及标准剂量的 hCG 刺激卵母细胞最后成熟相比，使用 GnRH 激动剂激发排卵时促性腺激素释放总量明显较低。使用 GnRH 激动剂激发排卵会诱发 FSH 和 LH 峰，从而会使 MII 卵母细胞数量显著地增加 [7]。

两项前瞻性的随机试验比较了 GnRH 激动剂和 hCG 激发排卵的效果，两组均使用阴道给药的孕激素进行黄体支持，发现 GnRH 激动剂激发排卵的患者妊娠率较低 [7]。推测低的妊娠率是由于黄体功能不全所致，而不是对成熟卵母细胞数量、受精率和胚胎质量有不利作用所致。通过随机将卵子捐赠者分为 GnRH 或者 hCG 激发排卵，而受卵者的妊娠率没有差别的研究而证实这一假设。

一项研究报道，在使用 400mg 孕激素和 4mg E_2 的基础上添加 0.1mg GnRH 类似物比单独使用雌、孕激素进行黄体支持组的妊娠率、着床率和活产率显著地增加 [8]。另一项试验验证了在整个黄体期使用 GnRH 激动剂进行支持的新方案，发现每天接受 GnRH 激动剂组有较高的妊娠率。

在近期一项随机对照试验中，激发排卵分别采用 10 000IU hCG 或者 0.5mg GnRH 类似物（布舍瑞林），GnRH 类似物组在取卵日加用 1500IU hCG[9]。这两组都接受孕激素进行黄体支持。与仅给予 GnRH 激动剂激发排卵组相比，联合单次 hCG 组的早期妊娠丢失显著地降低。由此可见，孕激素联合单次低剂量 hCG 的黄体支持能挽救黄体，提高临床妊娠率和活产率。

黄体支持的时间

关于黄体支持的时间鲜有文献报道。根据一项已发表的来自全球 21 个中心的调查，发现全世界 IVF 中心进行黄体支持的时间不同 [10]。大多数医生自取卵后开始使用孕激素,并持续到妊娠8~10周。几乎没有随机试验探讨开始黄体支持时间。

在一个随机对照试验中,所有妇女接受 GnRH 激动剂长方案治疗,自胚胎移植日开始使用阴道给药的孕激素进行黄体支持至 hCG 检测阳性。试验组自 hCG 检测阳性日起停止使用孕激素,而对照组在接下来的三周内继续使用孕激素。这个试验的结论是早期妊娠阶段延长孕激素支持时间对流产率和活产率没有影响,因此,在妊娠阳性试验时停用孕激素支持是安全的。

研究发现自取卵日与胚胎移植日开始黄体支持的结局没有差异。另外一项研究显示,在 hCG 日、取卵日或胚胎移植日开始黄体支持,持续妊娠率没有显著性差异。已发表研究证实黄体支持的时间不应该晚于取卵后的三天。

妊娠早期内源性 hCG 水平的升高能弥补因 IVF 刺激周期引起的内源性 LH 的不足。延长黄体支持至妊娠的前三个月,可能会推迟自然流产的发生,但不能提高活产率。

结论

孕激素是黄体支持的首选药物已经成为共识。阴道给药和肌内注射孕激素的着床率和临床妊娠率相近,但患者偏爱使用阴道给药的孕激素。单独使用孕激素、雌孕激素结合、孕激素和 hCG 结合、单独使用 hCG 进行黄体支持的 IVF 成功率没有显著性差异。使用 hCG 进行黄体支持增加了患 OHSS 的风险。在黄体期使用 GnRH 激动剂进行黄体支持,尤其是在 GnRH 拮抗剂方案中,似乎是有益的。

黄体支持通常在取卵后和胚胎移植之前开始,现在还没有证据表明黄体支持的时间是超过第一次 hCG 检测阳性的时间,还是到检测到胎心的时间。

(刘丹 译,赵君利 校)

参考文献

1. Daya S, Gunby J. Luteal phase support in assisted reproduction cycles. Cochrane Database Syst Rev 2004:CD004830.

2. Nosarka S, Kruger T, Siebert I, *et al.* Luteal phase support in in-vitro fertilization: meta-analysis of randomized trials. *Gynecol Obstet Invest* 2005; **60**: 67–74.

3. Beckers N, Macklon N, Eijkemans M, *et al.* Non-supplemented luteal phase characteristics after the administration of recombinant human chorionic gonadotropin, recombinant luteinizing hormone, or gonadotropin-releasing hormone (GnRH) agonist to induce final oocyte maturation in in vitro fertilization patients after ovarian stimulation with recombinant follicle stimulating hormone and GnRH antagonist cotreatment. *J Clin Endocrinol Metab* 2003; **88**: 4186–92.

4. McAuley JW, Kroboth FJ, Kroboth PD. Oral administration of micronized progesterone: a review and more experience. *Pharmacotherapy* 1996; **16**: 453–7.

5. Ludwig M, Finas A, Katalinic A, *et al.* Prospective, randomized study to evaluate the success rates using hCG, vaginal progesterone or a combination of both for luteal phase support. *Acta Obstet Gynecol Scand* 2001; **80**: 574–82.

6. Gelbaya TA, Kyrgiou M, Nardo LG. The use of estradiol for luteal phase support in in vitro fertilization/intracytoplasmic sperm injection cycles: a systematic review and meta-analysis. *Fertil Steril* 2008; **90**: 2116–25.

7. Humaidan P, Bredkjær HE, Bungum L, *et al.* GnRH agonist (buserelin) or hCG for ovulation induction in GnRH

antagonist IVF/ICSI cycles: a prospective randomized study. *Hum Reprod* 2005; **20**: 1213–20.

8. Tesarik J, Hazout A, Mendoza-Tesarik R, *et al*. Beneficial effect of luteal-phase GnRH agonist administration on embryo implantation after ICSI in both GnRH agonist- and antagonist-treated ovarian stimulation cycles. *Hum Reprod* 2006; **21**: 2572–9.

9. Humaidan P, Bredkjaer HE, Westergaard LG, *et al*. 1500 IU human chorionic gonadotropin administered at oocyte retrieval rescues the luteal phase when gonadotropin-releasing hormone agonist is used for ovulation induction: a prospective, randomized, controlled study. *Fertil Steril* 2010; **93**: 847–54.

10. Aboulghar MA, Amin Y, Al-Inany H, *et al*. Prospective randomized study comparing luteal phase support for ICSI patients up to the first ultrasound compared with an additional three weeks. *Hum Reprod* 2008; **33**: 857–62.

第39章 糖皮质激素在 IVF 治疗中的作用

Pedro N. Barri and Buenaventura Coroleu

前言

在 IVF 周期的黄体期应用糖皮质激素是临床研究的经典话题。应用原理是通过免疫抑制，以减少那些对早期胚胎有侵蚀、损害作用的子宫淋巴细胞、外周免疫细胞以及自然杀伤细胞产生。这将避免子宫内膜炎症，并使细胞因子的表达谱系正常化。

此外，似乎没有必要去研究那些需要糖皮质激素治疗的自身免疫疾病中抗磷脂抗体水平。就此而言，近期的一篇综述表明抗磷脂抗体阳性与不孕症诊断类型无关，并且不影响治疗结局，因此没有治疗指征 [2]。美国生殖医学学会不推荐在反复种植失败的 IVF 患者中进行自身免疫性疾病系统筛查 [1]。

这篇简短的综述的重点是区分糖皮质激素用于正常 IVF 和移植前对胚胎透明带进行辅助孵化处理的患者或自身免疫性疾病的患者。区分在围着床期应用糖皮质激素联合天然黄体酮和在此基础添加乙酰水杨酸制剂（acetylsalicylic acid，ASA；阿司匹林）也是研究的重点。最后是 IVF 的黄体期应用糖皮质激素治疗安全性和不良反应。

鉴于在效率方面不一致的结果，大多数发表的文章不足以得出一个有力的结论，分析该领域已发表的系统综述和荟萃分析是基础。

药物治疗

多数研究使用的药物及剂量有很大的差异。根据使用频率，常用的药物依次排序为泼尼松、地塞米松和氢化可的松。泼尼松每日的用药剂量自 4mg 到 60mg 不等，地塞米松每日的剂量为 0.5～1mg，氢化可的松静脉注射剂量为 100mg。有些研究也提到采用低剂量阿司匹林联合泼尼松进行治疗 [4]。

药物治疗的时间也有很大的差异性，但大多数研究是自取卵日开始使用糖皮质激素，连续使用 14 天。

临床结局

值得一提的是，我们用以下列指标评估临床研究结果：

- 活产率
- 妊娠率
- 种植率
- 不良事件

活产率

对于没有明确疾病的正常患者,尚无研究显示使用糖皮质激素治疗能提高活产率。

持续妊娠率和妊娠率

大多数研究以持续妊娠率和妊娠率作为主要观察指标;与对照组相比,干预组的持续妊娠率和妊娠率没有显著提高[3, 5]。

在按照使用的助孕技术的亚组分析中,一些研究发现在常规 IVF 周期中应用糖皮质激素有提高持续妊娠率和妊娠率的趋势,差异呈临界性;而在卵胞浆内单精子显微注射(ICSI)中未显示这种作用。在不孕的病因、糖皮质激素的剂量,或使用的时间方面未观察到显著的差异。

种植率

所有研究报道的种植率相似,没有一项研究提示应用糖皮质激素可明显提高种植率。应用糖皮质激素对自然流产率没有影响。然而,在没有应用糖皮质激素的对照组中,多胎妊娠率有增高的趋势,但是没有统计学意义。

不良事件

对异位妊娠和卵巢过度刺激综合征(OHSS)的发生率无影响,尽管有研究提示接受泼尼松联合阿司匹林治疗可明显降低 OHSS 的风险。关于使用一定时间的低剂量糖皮质激素后,未见感染并发症和胎儿畸形发生的报道。

糖皮质激素在自身抗体阳性患者中的应用

自身抗体阳性是否与低生育结局、甚至与不良 IVF 结局相关尚有争论。文献报道,自身抗体阳性患者血管收缩和子宫胎盘血栓形成的风险较高,糖皮质激素治疗可能通过抑制这些抗体而使患者获益。

一项随机对照试验(RCT)表明,对抗核抗体、抗心磷脂抗体或狼疮抗凝抗体阳性患者,在 IVF 整个周期中使用低剂量的糖皮质激素(强的松,5mg/d)尽管不能降低抗体滴度,但能显著地提高妊娠率。另一项对有非器官特异性自身抗体的子宫内膜异位症患者开展的 RCT 研究显示,应用糖皮质激素可显著地提高妊娠率。

抗甲状腺抗体阳性的患者使用糖皮质激素似乎不会改善妊娠率。然而,一些回顾性研究和非对照研究表明抗卵巢抗体阳性患者每日使用强的松(0.5mg/kg),可显著降低抗体滴度并提高妊娠率。作者推测糖皮质激素能改善胚胎质量和子宫内膜容受性,有双重作用。关于抗精子抗体高滴度的妇女,有一项 RCT 研究表明,在周期治疗的最初两周给予高剂量的糖皮质激素治疗可显著提高妊娠率[5]。

糖皮质激素在辅助孵化IVF患者中的应用

对于反复种植失败的患者,常规建议通过激光或化学方法在透明带上打一个小孔,使胚胎更容易孵出及种植。然而,透明带上的显微操作可能会改变它的保护能力,随着胚胎的发育,这些小洞可能会扩大,使免疫细胞入侵。在这种情况下,使用糖皮质激素可能会减少胚胎周围免疫细胞的浓度,因此提高胚胎种植。

在一项针对高龄和卵泡刺激素(FSH)大于10IU/L患者的冻融胚胎行辅助孵化处理的随机研究中,在围种植期给予甲基强的松龙(16mg/d)和四环素治疗四天,发现可提高妊娠率。

出于同样的原因,由于ICSI涉及透明带的穿刺,这些患者似乎应给予糖皮质激素治疗。然而,关于这个主题唯一的RCT研究未能显示糖皮质激素对ICSI患者有任何益处。

糖皮质激素改善卵巢反应

推荐应用糖皮质激素改善卵巢对促排卵的反应和卵子质量。关于这方面的文献表明,排卵前卵泡内皮质醇水平升高说明糖皮质激素在卵母细胞最后成熟中起作用。然而,一些研究表明,继发于糖皮质激素使用后的雄激素水平降低可能对生理卵泡发育有不良影响,这使得有卵巢低反应病史的患者能否从糖皮质激素治疗中获益引起了质疑。

从临床观点来看,采用糖皮质激素和促性腺激素联合对高雄和卵巢多囊状态的患者治疗的三项随机对照研究未显示有任何益处。

糖皮质激素治疗的风险

绝大部分研究推荐在围着床期短时间(4~7天)使用低剂量的糖皮质激素(<10mg/d强的松)。在这种情况下,继发的副作用是极少见的,治疗是安全的。与此不同的是,接受高剂量糖皮质激素(30~60mg/d强的松)治疗者,出现并发症的风险增加。并发症可从轻微的皮肤擦伤到感染、消化性溃疡、血糖控制失调。出于这个原因,既往有消化性溃疡或糖尿病病史者必须绝对避免使用糖皮质激素治疗。

由于强的松或地塞米松能穿过胎盘屏障并进入胎儿循环,牢记妊娠期间给予激素治疗的风险非常重要。对妊娠期间服用糖皮质激素的几项研究的系统性综述认为,激素治疗与腭裂发生的高风险相关。一项患者接受阿司匹林联合强的松治疗的随机对照研究中,高血压、糖尿病和早产风险显著的增加。另一项研究表明,糖皮质激素治疗可能与胎儿生长受限、成年后表现的心血管、代谢及神经内分泌等宫内发育源性疾病的发生率增高相关。这是由于糖皮质激素影响滋养细胞发育和分化,并限制滋养细胞在蜕膜中的侵入生长所致。出于这些原因,除了一些严重的母体疾病需要激素治疗外,在整个孕期不推荐持续使用糖皮质激素。

结论

虽然关于不孕症患者进行辅助生殖技术治疗中联合应用糖皮质激素有很多的参考文献，但是没有高质量、设计合理的研究能得出使用这个药物可能受益的明确结论。

综上所述，我们认为额外使用糖皮质激素治疗似乎不会明显的提高 IVF 患者的周期妊娠率。我认为 IVF 与 ICSI 在激素治疗方面的差异没有意义，即使用糖皮质激素对常规 IVF 周期有利，而不是 ICSI 周期，这是因为在 ICSI 周期中，使用糖皮质激素治疗未出现妊娠率的显著提高。对既往卵巢低反应的患者，应用糖皮质激素治疗后是否能改善卵巢反应也不清楚。在采用辅助孵化技术助孕的患者中，观察到的额外益处的临床价值很小，这是因为几乎没有使用这项技术的指征，无论是常规还是特定情况如高龄、高 FSH 或反复移植失败者中都不是使用这项技术的指征。

然而，对既往有自身免疫病且使用糖皮质激素治疗患者的处理是两码事，因为她们是可能受益的人群。对于这种情况下，尽管没有设计严谨的研究，但在围着床期的 4～6 天给予低剂量的糖皮质激素治疗似乎是合理的。除非患者患有某些系统性疾病需要在整个孕期持续应用的糖皮质激素治疗，否则一旦诊断为临床妊娠，必须尽快停止糖皮质激素治疗。

（刘丽 译，赵君利 校）

参考文献

1. The Practice Committee of the American Society for Reproductive Medicine. Antiphospholipid antibodies do not affect IVF success. *Fertil Steril* 2006;**86**: Suppl 4: 224–5.

2. Cervera R, Balasch J. Bidirectional effects on autoimmunity and reproduction. *Human Reprod Update* 2008;**14**: 359–66.

3. Boomsma CM, Keay SD, Macklon NS. Peri-implantation glucocorticoid administration for assisted reproductive technology cycles. *Cochrane Database Syst Rev* 2007:CD005996.

4. Revelli A, Dolfin E, Genarelli G, *et al.* Low-dose acetylsalicylic acid plus predisolone as an adjuvant treatment in IVF: a prospective, randomized study *Fertil Steril* 2008; **90**–5:1685–91.

5. Boomsma CM, Macklon NS. Does glucocorticoid therapy in the peri-implantation period have an impact on IVF outcomes. *Curr Opin Obstet Gynecol* 2008;**20**:249–56.

第40章 IVF 种植失败的免疫治疗："以防万一"还是"恰如其分"？

Mohamed Taranissi and Tarek El-Toukhy

前言

大多数 IVF 周期失败发生在胚胎种植阶段。反复的胚胎种植失败无论对生殖医学专家还是不孕夫妇都是极具挑战性的难题。

从广义上讲，反复胚胎种植失败的原因可以归结为胚胎因素或子宫（子宫内膜）因素。为了选择着床率最高的胚胎进行移植，做了大量的工作，主要是通过改善卵巢刺激和延长胚胎培养 / 囊胚移植。然而，极少有着重于子宫的各种因素，如解剖、内分泌和免疫方面异常的研究。尤其是，反复种植失败的女性潜在的免疫机制依然是辅助生殖技术中尚未探究的领域。

在很长的一段时间，假设胚胎和胎儿半异体移植的免疫耐受异常可能是反复种植失败的原因。近年来有两种理论日益流行。一是外周血自然杀伤（NK）细胞升高（通常定义为 $CD56^+CD16^+/CD3^-$ 的淋巴细胞比率超过 12%）和 NK 细胞的细胞毒性是 IVF 种植失败的免疫基础。静脉注射用的免疫球蛋白（Intravenous immunoglobulin，IVIG）是一种从人血浆分离出的，用于治疗多种疾病的血液制品，是一种广谱性的免疫抑制剂，但确切的作用机制尚未完全明确。它能降调体内、体外 NK 细胞的活性，并改变 NK 细胞产生细胞因子谱系。它在反复种植失败和反复妊娠丢失患者中应用后，提高了 NK 细胞水平，与良好的妊娠结局相关[1, 5]。

二是认识到妊娠期辅助性 T 细胞平衡的重要性。T 辅助细胞 1 型和 2 型（Th1/Th2）细胞因子谱系发生向 Th1 为主的偏移在复发性流产和反复性种植失败中起重要作用。因此，对抗 Th1 细胞因子的靶向治疗，尤其是肿瘤坏死因子 -α（tumour necrosis factor-α，TNF-α）能恢复 Th2 占优势而非 Th1 占优势的 Th1/Th2 比值的平衡。常用流式细胞仪定量分析经体外刺激而表达 TNF-α 或白细胞介素 -10（interleukin 10，IL-10）的 CD4$^+$ T 细胞来监测 Th1 偏移。为了提高既往有种植失败史患者的 IVF 成功率，已有专项研究探讨了肿瘤坏死因子 -α 抑制剂即 Adalimumab（Humira，雅培公司，北芝加哥，意大利，美国）在这些患者中的使用。

已发表文献

关于 IVIG 和 Humira 对反复种植失败患者潜在益处，现有文献尚未进行深入的研究，需要进一步探索。

静脉注射用的免疫球蛋白

Clark 及其同仁[1] 批判性地总结了静脉注射用的免疫球蛋白（IVIG）在反复 IVF 失败患者中的使用价值。作者汇总了 IVIG 在反复 IVF 失败患者使用的三个随机对照试验和两个队列研究（未发表）的结果，通过小的计算需数（number needed to treat，NNT）能达到的额外增加 3.7 的活产效果，发现 IVIG 能显著地提高每名女性的活产率（$P < 0.001$）。这篇综述因将未发表的观察（非随机）数据和随机试验的数据合并而受到质疑。然而，即使仅分析来自三个随机试验的数据，使用 IVIG 仍然能显著地提高活产率（$P = 0.012$）和相对较低的 6 个 NNT。

Van den Heuvel 及其同仁[2] 研究了 31 名有反复种植失败或妊娠丢失史的女性采用 IVIG 治疗的效果，发现与无 NK 细胞升高或自身免疫证据的女性相比，NK 细胞升高的女性的妊娠率更高（$P = 0.018$）。

最近，Heilmann 及其同仁（2010）回顾性分析了一项有 188 名反复种植失败女性参与的队列研究，采用 IVIG 治疗后，进行了 226 周期的 IVF，发现与未匹配的历史对照相比，活产率显著地提高（42% vs 16.1%）。

Humira

与使用 IVIG 治疗的反复种植失败患者的文献相比，评价应用 TNF-α 阻断剂 Humira 的研究堪称罕见。在 2009 年，Winger 及同仁报道了 75 名细胞因子 Th1/Th2 比值升高且年龄小于 38 岁女性，IVF 前分别在给予或不给予 IVIG 治疗的基础上，每隔两周注射 40mg Humira 2 次的效果[3]。发现与对照组相比，治疗组种植率、妊娠率和活产率显著的升高，提示使用 TNF-α 阻滞剂能改善反复种植失败且细胞因子 Th1/Th2 的比值升高的年轻女性 IVF 结局。

同一研究组的另一项研究，纳入了 84 名治疗前已证实 Th1/Th2 比值升高的女性，无论治疗前细胞谱系升高的程度如何，与未治疗的对照组（n＝8）相比，Humira 和 IVIG 治疗组（n＝76）行 IVF 治疗后胚胎种植率、妊娠率和活产率显著的提高。这两组患者的基础特征，如年龄、既往行 IVF 的次数、妊娠史以及 IVF 周期的参数相近。这一研究结果表明，纠正升高的 Th1/Th2 细胞因子比值与改善 IVF 结局的有关，因此作者认为，Humira 改善 IVF 结局的作用可能是不依赖于 IVIG 或具有增强 IVIG 的作用。

当前资料的局限性

已发表的研究表明免疫治疗在改善反复种植失败的患者 IVF 的成功率方面有很好的应用前景。

事实上，一些研究已经证实在这部分困难患者群体取得了令人可喜的成功率。然而，证明干预治疗有效的最佳方法是通过有足够影响力和精心设计的随机对照试验。大多数已发表的使用 IVIG 和 Humira 治疗反复种植失败患者的研究受方法的限制，这些不足表现在回顾性设计、非标准化的病人入选标准、没有排除同时存在的自身免疫性疾病或血栓形成倾向状态的证据、每项研究中纳入的女性数量少、免疫干预治疗的时间和剂量异质性，以及缺乏足够数量的对照组或使用不匹配的历史对照等。此外，由于在已发表的各项研究中应用的免疫诊断试验及其结果解释的不一致、对免疫治疗可能受益的高风险女性的定义不一致，不同研究间入选适合做干预治疗的女性标准不一。另外，一个研究组使用多个干预措施，开展多项研究，使人们很难确定哪种特定干预措施改善了成功率。最后，虽然免疫治疗的安全性已在一些非对照研究中证实，仍需开展包括干预的成本效益评价的大型研究。

展望

一些初步研究和我们过去数年的经验表明，使用 IVIG 和 Humira 对反复种植失败女性进行免疫治疗，有助于提高 IVF 成功率。迫切需要进一步研究，最好是设计良好的、有足够说服力的随机试验或大样本的病例对照研究，来证实 IVIG 和 TNF-α 阻断剂免疫治疗的有益作用，并将它们推广到临床。这些试验需要针对那些对这些干预措施最有可能受益的患者，如卵巢储备功能好、原因不明的反复种植失败的年轻女性，这些女性有向 Th1 细胞因子偏移或升高的 NK 细胞水平和（或）细胞毒作用的表现。这些研究需要采用公认的和易于重复的纳入、排除标准，特别是实验室参数。根据我们的经验，为了使药物发挥最大效果，还需要制定明确的框架，通过初始的和随访的实验室数据来指导实施免疫药物的剂量、时间、用药频率。在这些研究能得出结论之前，ART 领域围绕免疫治疗的争议将继续吸引更多 IVF 专家的兴趣，并且它的潜在治疗作用仍然扑朔迷离。

（成洁 译，赵君利 校）

参考文献

1. Clark DA, Coulam CB, Stricker RB. Is intravenous immunoglobulins (IVIG) efficacious in early pregnancy failure? A critical review and meta-analysis for patients who fail in vitro fertilisation and embryo transfer (IVF). *J Assist Reprod Genetic* 2006;**23**:1–13.

2. Van Den Heuvel M, Peralta CG, Hatta K, Han VK, Clark DA. Decline in number of elevated blood CD3+ CD56+ NKT cells in response to intravenous immunoglobulin treatment correlates with successful pregnancy. *AJRI* 2007;**57**:447–59.

3. Winger EE, Reed JL, Ashoush S, Ahuja S, El-Toukhy T, Taranissi M. Treatment with adalimumab (Humira) and intravenous immunoglobulin improves pregnancy rates in women undergoing IVF. *Am J Reprod Immunol* 2009;**61**:113–20.

4. Winger EE, Reed JL, Ashoush S, El-Toukhy T, Ahuja S, Taranissi M. Degree of TNF-α/IL-10 cytokine elevation correlates With IVF success rates in women undergoing treatment with Adalimumab (Humira) and IVIG. *Am J Reprod Immunol* 2010; doi: 10.1111/j.1600–0897.2010.00946.x. [Epub ahead of print].

5. Hutton B, Sharma R, Fergusson D, Tinmouth A, *et al.* Use of intravenous immunoglobulin for treatment of recurrent miscarriage: a systematic review. *BJOG* 2007;**114**:134–42.

第41章 中医治疗

Sheryl de Lacey and Caroline Smith

前言

在不孕症的诊疗过程中,患者使用互补药物和治疗（complementary medicines and therapies，CM）一直备受争议。有证据表明,30%～60% 的采用辅助生殖技术（ART）助孕的患者同时使用 CM[1]。文献报道,尤其是女性,由于对主流药物治疗不满意,加上她们希望得到更个性化的治疗,而倾向于使用 CM。另外一些人推崇 CM 的营养理念,和（或）希望自己拥有的保健权利[2]。在各种各样的医疗保健背景下,CM 正与主流医疗越来越多的联合应用。这种联合可能提供了选择和互补的效应,但也可能潜在的混淆了两种治疗方法效果检测。

全世界范围内,在自然疗者、针灸师和其他一些 CM 治疗师的指导下,人们广泛使用 CM。但在一些病例中,CM 是患者自己给自己下药的,这些药来源广泛,来自药房、超市或者保健品店。CM 包括一系列的方式,其中之一是传统中医疗法（traditional Chinese medicine，TCM）。它有针灸、中药、艾灸、按摩,饮食疗法,运动如太极、气功[3] 等各种不同的方式。针灸的应用将在第 43 章详述,因此在本章中,我们将集中探讨中药（Chinese herbal medicine，CHM）的使用及其效果。

什么是传统中医疗法及其如何促进健康和生育?

起源于 5000 多年前中国的 TCM 理论来源于几千年来对宇宙和人体细致的观察,在西方国家它已经成为一种替代治疗方法。在亚洲的大多数国家,它依然是一种主要的医疗方式,随着时间的推移,它已经延伸到全球各个角落,因此在当今的西方国家,TCM 与一系列主流医疗措施共存。这种疗法可以用于各种急、慢性身体机能紊乱的治疗、保健和促进康复,并且它有自己独特的方式和体系。就像其他一些 CM,TCM 采用传统的观点理解人体健康,正如道教所描述的。根据诊断而实施治疗,通过对不同证候的区分,随后指导着治疗的实施。根据对患者症状、体征、舌象和脉象诊断而开出个体化的中药方子和剂量。

中医大夫采用 TCM 方法治疗男女不孕,它在 IVF 中的应用受到 TCM 的专家 Jane Lyttleton[4] 的教学和论著的影响。Lyttleton 的方法强调以产生健康配子为目的的个体化治疗。在实践中，TCM 大夫除了中药、针灸疗法外，还建议改变生活方式，包括饮食、运动、睡眠和压力调整。因此，在辅助生殖技术之前进行治疗，旨在改善卵子营养、生长和排卵及输卵管"拾卵"的环境。CHM 也能提高子宫内膜的厚度和质量，和（或）改善男性精子的健康[3]。中药有时也在妊娠早期，有先兆流产的症状或者母亲身体虚弱时应用。

在妇科方面，关于 CHM 治疗效果的研究集中在影响生育的疾病，如多囊卵巢综合征、慢性盆腔炎、激素失调、压力、免疫性不孕、精子运动和子宫内膜异位症等[3,5]。发表在西方杂志上的临床研究罕见，因此，有些人对使用 CHM 及其有效性持怀疑态度。然而，越来越多的患者采用中医治疗，他们表示不愿向主流医学者透漏他们使用 CM[2]。由于 CHM 和主流医疗间可能有相互作用，重要的是要明确在不孕症中使用 CM 和 CHM 的指征。与患者公开的交流使用 CHM、安全性、有效性；并区分是由训练有素的、有经验的大夫实施的 CHM 治疗，还是患者自己开 / 实施的 CHM 治疗，都至关重要的。

中药及其在改善生育、妊娠中的作用

中国关于评估 CHM 在改善女性生育效果的文献，目前正被一个 Cochrane 系统综述进行评价。迄今为止，可利用的证据主要由临床研究而不是随机临床试验（RCTs）组成，然而，首个 CHM 的 Cochrane 系统综述讨论的内容如下。

Flower 等人筛选了 13 个在 1994～2000 年间发表的关于 CHM 治疗子宫内膜异位症效果的随机对照试验，认为中药具有调节内分泌和免疫系统、改善血循环和抗炎作用[5]。在这篇文献中，Flower 等人检索到的 110 个中国开展的，并用中文报道的随机对照试验。然而，按照入选方案包括重点在人群选择、实施、损耗、检测偏倚等评估后，只有 2 个 RCT 试验能被纳入综述中，仅一个试验报道了妊娠结局。在这个试验中，比较了 CHM 与孕三烯酮治疗的子宫内膜异位症的效果。在 CHM 组中，确诊妊娠的女性人数为 4 人（在 3 个月时）、17 人（4～6 个月）、8 人（7～12 个月）、2 人（13～24 个月）和 1 人（超过 24 个月）；而孕三烯酮组，确诊妊娠人数分别为 0 人、12 人、12 人、3 人和 2 人。两组间总的妊娠率分别为 69.6% 和 59.1%（RR: 1.18, 95% CI: 0.87～1.59），且在症状缓解方面，均无显著性差异。CHM 组没有严重的不良事件发生；与孕三烯酮组相比，副作用少。

临床研究

在西方国家，一项招募了 50 名不明原因性不孕女性的前瞻性临床队列研究说明了 CHM 在临床上的应用[6]。在治疗前的一个月经周期，要检测入选女性的内膜厚度、血清 FSH、卵泡数、血清孕激素、黄体大小和妊娠率作为基础值。然后，经过传统中医检查和评估后，进行三个月经周期以上的个体化 CHM 治疗，取得了令人振奋的结果。发现治疗后成熟卵泡的大小、内膜、孕激素水平、黄体大小和血管形成方面均有显著的差异。在研究期间，56% 的女性获得了妊娠，7 名女性随后流产，11 名女性活产。未报道有副作用。然而，由于这项研究没有设立对照组或没有随机选择样本，尚需要进一步的研究。

中药方子通常含有多种成分，根据个人情况以茶、胶囊、药酒或者粉末等形式服用，或者是标准化的配方。在一篇关于 CHM 和不孕的综述中，Huang 和 Chen 报道了二至天葵方（Erzhi Tiangui Recipe, ETR）联合 FSH 应用，可有效地降低 FSH 使用量、改善卵巢反应和卵母细胞质量、提高妊娠率。相反地,他们报道了使用另外一种 CHM 配方,可以促进血循环,缩小卵巢体积。据报道,对有抗精子抗体的女性,CHM 和宫腔内人工授精(IUI)联合应用比单纯 TCM 或 IUI 治疗效果好 [3]。

CHM 作为 ART 的辅助治疗

评估 CHM 作为 ATR 辅助治疗的效果的临床研究很少。近期,丹麦的一项研究比较了在 ART 治疗期间自发使用 CM 超过 12 个月和未使用 CM 的妊娠率和活产率。通过问卷调查收集数据,收集关于如卵巢的反应、胚胎移植、治疗结局等医疗记录的数据。使用 CM 的女性描述使用的干预方式,如针灸、足底按摩、运动、顺势疗法、愈合疗法、使用中药和芳香疗法。这项研究结果表明,尽管 CM 的使用者比未使用者进行 IVF/ICSI 周期次数多,平均胚胎也多,但是使用 CM 超过 12 个月的持续妊娠率 / 活产率较低 [1]。然而,这项研究有很多的局限性,首先,因为 40% 的女性都使用了一种以上的干预方式,无法确定 CM 的类型、CM 联合应用及其与治疗结局之间的关系。其次,该研究没有报道女性使用的 CM 是自己决定的还是由经过训练的 TCM 大夫下的医嘱。这项研究中更大的局限性是无法确定治疗失败与 CM 使用之间的因果关系。因此,目前仍然不清楚的是 CM 的使用引起了治疗失败还是因预后差而使用 CM。

CHM 和心理结果

使用 TCM 女性的定性研究提供的证据表明,这是一个需要进一步的关注和探索的领域。近期澳大利亚的一项研究报道,使用 CHM 对抗他们认为由年龄增大、生育力下降而致的不孕。但是,除了用于提高生育能力外,患者使用 CHM 还有别的目的。除了妊娠外,其他方面的试验效果是肯定的。女性都认为通过这种个性化、整体性和关注健康的治疗及与体贴的、支持性的和非家长式的交流沟通,能促进健康。女性们还认为健康的改善、压力的减轻与她们感觉重新获得控制自己身体和治疗决定权有关 [2]。

这项研究结果受到参与者量少的限制,然而,一些定性研究中参与者通过不同的健康措施也取得了类似的结果,从而提高它的可信度。

安全性问题

安全性是至关重要的。一些使用者和 TCM 医生认为 CHM 是安全的且有很好的耐受性,但很少有研究报道中药对母亲和胎儿的近期和远期的影响。重要的是检测 CHM 产物的剂量、副作用;鉴于中药因出产地、收获季节、不可避免的批次间的差异可能导致的反应差异,需要提供每种中药的药理一致性的证据。

结论

使用 CHM 的不孕和低生育力的夫妇在日渐增加。临床研究中发现了一些有趣的效应,然而,大部分研究是在中国开展,并用中文发表的,因此很难融入西医卫生保健体系中。然而,尽管已做了许多临床试验,但这个领域缺乏那些通常认为是评价疗效的金标准,即大型的 RCT 试验。由于存在混杂因素如各种各样的 CHM 联合使用、不清楚 CHM 是由患者自己使用还是由一个有资格的 TCM 医生开出以及样本量小等,导致临床队列研究结果的相互矛盾,造成困扰。尽管普遍认为 CHM 安全、有效,并在社会上的广泛使用,但是关于安全性和有效性仍然是零星报道。因此需要进一步的研究探索,期望将来的研究要采用透明、实事求是、极精细的临床方法来提供更严谨的证据 [5]。

（刘丹 译,赵君利 校）

参考文献

1. Boivin J, Schmidt L. Use of complementary and alternative medicines associated with a 30% lower ongoing pregnancy/live birth rate during 12 months of fertility treatment. *Hum Reprod* 2009;**24**:1626–31.

2. Rayner J, McLachlan H, Forster D, Cramer R. Australian women's use of complementary and alternative medicines to enhance fertility: exploring the experiences of women and practitioners. *BMC Complement Altern Med* 2009;**9**:52–61.

3. Huang S, Chen P. Traditional Chinese medicine and infertility. *Curr Opin Obst Gynecol* 2008;**20**: 211–15.

4. Lyttleton J. *Treatment of Infertility with Chinese Medicine*. London; Churchill-Livingstone, 2004.

5. Flower A, Liu J, Chen S, *et al.* Chinese herbal medicine for endometriosis: Review. 2009. *The Cochrane Collaboration Library* 3. http://www.thecochranelibrary.com.

6. Wing T, Sedlmeier E. Measuring the effectiveness of Chinese herbal medicine in improving female fertility. *J Chin Med* 2006;**80**:22–28.

第42章

改善子宫内膜发育的辅助治疗——西地那非和（或）高压氧治疗

Mark Bowman

有两种情况需要考虑进行促子宫内膜发育的辅助治疗。一是在辅助助孕过程中，一部分女性尽管有适当的雌激素／激素启动，但超声监测子宫内膜较薄。往往没有明确的病因（虽然多次刮宫可能是影响因素），子宫内膜本身的组织学是完全正常的。二是子宫内膜可能受到损伤，如是手术损伤或严重子宫内膜炎所致。在这些情况下，辅助治疗旨在促进子宫内膜修复或再生，这不是类固醇激素治疗能达到的效果。治疗的策略是改善子宫内膜血流或通过增加氧合作用促进内膜修复或生长，这是本章讨论的重点。

从一开始，就应该认识到病理组织学正常的薄型子宫内膜是否会导致低种植率尚未达成共识。De Geyter 等人[4] 发现薄型子宫内膜本身和 IVF 成功率降低之间无关。Chen 等人[3] 发现当移植优质囊胚时，薄型子宫内膜不存在负面影响。通常，高龄女性的卵母细胞质量下降、雌二醇峰值低且子宫内膜薄，这三者联合与成功率低密切相关。尽管这些女性持续的子宫内膜薄，但赠卵受孕的机会还是很高的。然而仍需关注薄型子宫内膜及其解决办法。

西地那非

一氧化氮通过环鸟苷酸（C-GMP）介导的通路舒张血管平滑肌。枸橼酸西地那非是一种 5- 磷酸二酯酶抑制剂，阻止 C-GMP 降解而导致血管舒张，包括子宫血管的舒张。因此，阴道放置西地那非通过提高子宫动脉血流灌注已经成为一种促进子宫内膜发育的手段。

经初步试验性研究，Sher 和 Fisch 报告了 105 名使用西地那非的妇女，这些妇女既往有与薄型子宫内膜相关的 IVF 助孕失败史（他们将薄型子宫内膜定义为小于 9mm）。其中有些人曾有子宫内膜炎病史，但 17% 为原因不明的薄型子宫内膜。所有患者均接受口服避孕药 - 长方案促排卵。西地那非栓 25mg，特制成阴道给药制剂，在整个 FSH 刺激过程中每日四次给药[10]。

作者报告其中一组（70% 的患者）子宫内膜厚度超过 9mm，持续妊娠率为 45%。相反，给予西地那非后，子宫内膜仍旧过薄的这一组（30% 的患者）无持续妊娠。这种结局不良的主要原因是既往有子宫内膜炎病史。

在文章发表后的通信中，Check 和 Graziano[1] 指出了很多潜在的混杂变量可能影响了 Sher 的结果。许多患者仅两个治疗周期失败，决不能由此得出子宫内膜薄是导致失败的原因的结论。其他未在文中阐明的潜在的导致 IVF 失败的原因的确会对结果有影响。许多患者对 IVF 促排卵反应的变异表明，不考虑使用西地那非的原因，许多女性的子宫内膜已经发育到适当厚度。

在这些信中，作者提到了自己的研究（随后发表的文章，Check 等人[2]）无法证实西地那非有益作用。选取拟行冻胚移植患者，随机分为阴道用雌激素或西地那非。结果提示西地那非组的子宫内膜厚度并没有改善。他们还指出，薄型子宫内膜的女性妊娠率尚可，尤其是这组中很多的人有卵巢储备功能下降和其他导致不孕的（卵巢源性）的病因。

尚无探讨西地那非促进子宫内膜发育和提高胚胎着床率的后续随机对照试验。最近的一项研究表明，西地那非治疗可降低反复流产妇女子宫内膜中自然杀伤细胞比率，但这项研究本质上是纯粹的观察性研究[5]。从这一点上推论，西地那非辅助治疗在 IVF 治疗中没有作用。

高压氧

海底潜水意外导致的耳气压伤常用高压氧治疗，高压氧也用于促进疾病的痊愈或缺血组织的恢复。高压氧治疗期间，患者在一个特别设计的高压氧舱内，在高压下吸入高浓度的氧气。

高压氧治疗可导致一系列的生理变化。最主要的，高压力的氧气往往通过增加外周阻力和降低心率而导致心输出量的减少。尽管由于各种原因所致的局部／外周血流量分布出现显著的差异，但这种生理反应在增加外周氧分压方面似乎适得其反[7]。在高压力下增加氧气的吸入，是指更多的氧气运送到缺血组织，并促进新血血管形成。这一现象为高压氧疗法治疗慢性缺氧性创伤提供了依据，因此有理由将这一治疗用于由以前创伤所致的女性子宫内膜瘢痕的辅助治疗中。

从首要原则看，如果既往子宫内膜的破坏非常严重，只留下致密纤维化组织而没有残存有功能的子宫内膜，在 IVF 过程中行高压氧治疗对子宫内膜发育产生影响的希望渺茫。然而，在有些情况下，损害导致弥漫性纤维化，但仍然有功能的子宫内膜组织存在。在这种情况下，高压氧治疗可能会促进新血管形成和增加氧合，从而促进子宫内膜细胞修复与再生。

我们报道了一例严重的子宫内膜瘢痕布满宫腔的女性经高压氧治疗后成功妊娠的案例。该患者第一次怀孕时，因发生严重产后出血，为止血行宫腔填塞而导致子宫内膜严重的瘢痕[6]。随后因继发性不孕症寻求 IVF 治疗，但多次失败。她在倒数第二个 IVF 周期单纯使用西地那非辅助治疗，仍然没有成功。

复查宫腔镜证实子宫内膜存在广泛的瘢痕，患者在接下来的 IVF 周期中用高压氧和西地那非综合治疗。于子宫内膜增生期患者接受每日一次 90 分钟的高压氧治疗。该患者在胚胎移植后妊娠，随后剖宫产获得一健康的婴儿。

鉴于高压氧与周围血管阻力增加的相关，有理由认为联合使用西地那非有望通过它的一氧化氮介导的血管舒张作用来抵消这种阻力。

在 IVF 过程中使用高压氧治疗，主要用于不明原因不孕的女性，已报道 32 名妇女的结果都得以改善[8]。然而，依据个人经验，经过高压氧治疗的特发性子宫内膜薄的 IVF 患者，超声监测并没有发现子宫内膜厚度得以改善。

高压氧治疗可通过随机双盲试验进行正确的评估，治疗组和对照组变量相同，均给多次高压氧治疗。迄今为止尚未开展这样的试验。将高压氧治疗这一本应用于其他治疗（例如，烧伤，感染，或癌症病人）的有限而昂贵的资源用于治疗不孕患者，两者将会在使用方面形成竞争，完成这个试验面临的最大挑战包括如何适当地分配不孕患者在高压舱中的治疗时间。

结论

从这一点来看，尚无高质量的证据表明辅助治疗如西地那非或高压氧治疗可以改善 IVF 周期中子宫内膜厚度或提高 IVF 治疗的持续妊娠率。但组织学上正常的子宫内膜可通过扩张血管得以改善的论点仍未被证实，这些患者是否存在胚胎种植下降的问题也存在很多质疑。对于子宫内膜有瘢痕的妇女，虽然逻辑上有功能的子宫内膜存在是决定治疗成功的因素，有理由考虑进行辅助治疗。仍需要进一步正式地评价高压氧治疗的疗效，尤其是联合使用西地那非的患者。

（成洁 译，赵君利 校）

参考文献

1. Check J, Graziano V. Multiple confounders – measured with error? *Fertil Steril* 2003;**79**:1073–6.

2. Check J, Graziano V, Lee, G, *et al.* Neither sildenafil nor vaginal estradiol improves endometrial thickness in women with thin endometria after taking oral estradiol in graduating doses. *Clin Exp Obstet Gynecol* 2004;**31**:99–102.

3. Chen C, Zhang X, Confino E, Milad, M, Kazer, RR, *et al.* Thin endometrial strip does not predict poor IVF treatment outcome following embryo transfer on day 5. *Fertil Steril* **78**; Suppl 1: S120.

4. De Geyter C, Schmitter M, De Geyter M, *et al.* Prospective evaluation of the ultrasound appearance of the endometrium in a cohort of 1186 infertile women. *Fertil Steril* 2000;**73**:106–13.

5. Jerzak M, Kniotek, M, Mrozek J, *et al.* Sildenafil citrate decreased natural killer cell activity and enhanced chance of successful pregnancy in women with a history of recurrent miscarriage. *Fertil Steril* 2008;**90**:1848–53.

6. Leverment J, Turner, R, Bowman M, Cooke, CJ. Report on the use of hyperbaric oxygen therapy (HBO2) in an unusual case of secondary infertility. *Undersea Hyperb Med* 2004;**31**:245–50.

7. Mathieu D ed. *Handbook on Hyperbaric Medicine* Dordrecht: Springer, 2006.

8. Mitrović A, Nikolić B, Dragojević S, *et al.* Hyperbaric oxygen as a possible therapy of choice for infertility treatment. *Bosn J Basic Med Sci* 2006;**6**:21–4.

9. Neuman T, Thom S. *Physiology and Medicine of Hyperbaric Oxygen Therapy.* Philadelphia: Saunders Elsevier, 2008.

10. Sher G, Fisch J. Effect of vaginal sildenafil on the outcome of in vitro fertilization (IVF) after multiple IVF failures attributed to poor endometrial development. *Fertil Steril* 2002;**78**:1073–6.

第43章 针灸在 IVF 中的作用

Tarek El-Toukhy and Sesh Kamal Sunkara

前言

大多数 IVF 周期失败的主要原因是胚胎着床率低。临床医生和病人都在不断寻求新的治疗策略，以改善 IVF 结局。近年来，针灸作为一种提高 ART 成功率的辅助治疗方法已经得到了推广。

针灸是中国古老传统治疗方法之一，它是将针刺入机体特定位置的皮肤，通过称为经络腧穴的特异通道来控制贯通身体的能量流（称为气）。在生殖医学领域中，针灸的作用及其有效性还不太清楚。在 IVF 治疗中，应用针灸还缺乏科学依据，但是理论上主要集中于它通过增加血液灌注和维持子宫静止状态，发挥提高子宫的容受性的作用。此外，针灸后患者感觉焦虑情绪和压力减轻也常被视为证据之一。然而，支持这一观点的令人信服的证据还有待于进一步的研究。

已经发表的文献

一些随机试验报道了 IVF 周期中针灸治疗的作用。这些研究由于方法学、临床方面的异质性而导致互相冲突的结果不足为奇，表现为很难决定是否在 IVF 周期中推荐针灸治疗。然而，在 Menheimer 及同仁的一篇系统综述 [3] 和 Cheong 等人 Cochrane 综述均报道，在胚胎移植时进行针灸有助于提高 IVF 的临床妊娠率。文章发表后，针灸作为 IVF 辅助治疗得到认可。最近，El-Toukhy 及同仁 [2]、Sunkara 等 [4]、El-Toukhy 和 Khalaf[5]、Cheong 及同仁等 [6] 发表的文献都与上述两个综述的结果相抵触。

证据分析

文献报道，IVF 治疗中使用针灸的时间是取卵或者胚胎移植时。

取卵时的针灸应用

迄今为止，有五项随机对照试验报道了取卵时应用针灸的结果。其中四项是比较针灸和传统的镇痛药在取卵时的镇痛作用，仅一项研究以妊娠率为主要观察指标。五项研究都没有在对照组使用安慰剂（即假针灸）。

Cheong 等人近期的综述中,纳入这五项研究中的两个,以活产率为研究结果进行荟萃分析 [6],结果显示针灸组和对照组之间活产率无显著性差异（OR 0.87,95% CI: 0.59～1.29）。

El-Toukhy 和 Khalaf[8] 的综述汇总了这五个试验的临床妊娠率（N＝877）,发现针灸组和对照组的临床妊娠率无显著性差异（RR 1.06,95% CI 0.82～1.37）。

Cheong 等人的综述中,以流产为研究结果,对 5 个研究中的 4 个进行的荟萃分析,发现针灸组和对照组间无显著性差异（RR 0.81,95% CI 0.46～1.46）。

胚胎移植时针灸的应用

迄今为止,十项随机对照试验比较了胚胎移植时,应用针灸与不使用针灸或者使用安慰剂（假针灸）的对照组的 IVF 治疗结局。这些研究共纳入了 2600 名以上的随机抽取的妇女。与观察针灸在取卵时作用的研究不同,所有的这些研究旨在评价针灸在胚胎移植时对 IVF 结局的作用,主要观察指标是每个 IVF 周期的临床妊娠率。这十项研究在针灸方案、每个研究中针灸的特定穴位、实施针灸治疗的大夫的临床经验以及对照组干预的措施方面,存在着明显的方法学不同与临床异质性。

在胚胎移植时应用针灸的研究包括仅在胚胎移植当天进行针灸和在胚胎移植日以及随后两到三天后重复针灸的。Cheong 等人 [6] 将这些单独的研究汇总到一起进行荟萃分析,发现仅在胚胎移植当天针灸,试验组和对照组的活产率无显著性的差异（RR 1.43,95% CI 0.77～2.65）;在胚胎移植当天及此后的两到三天后再重复针灸的活产率也无显著性差异（RR 1.79,95% CI 0.93～3.44）。此外,作者还发现,仅合并胚胎移植时使用假针灸（安慰剂）对照组的研究,与针灸试验组比较,活产率仍无显著性差异（RR 1.12,95% CI 0.83～1.52）。

在 El-Toukhy 和 Khalaf 的综述中 [5],九项在胚胎移植时针灸的随机对照试验的荟萃分析显示,针灸组和对照组的临床妊娠率无显著性差异（RR 1.16,95% CI 0.91～1.48）。他们的综述中,还合并分析了九项研究中的五项以假针灸作对照组的研究,显示对照组和针灸组的临床妊娠率也无显著性差异（RR 1.18,95% CI 0.85～1.62）。

近期 Anderson 等人 [7] 发表的随机对照双盲试验是迄今为止最大的比较胚胎移植时针灸和假针灸对 IVF 结局影响的研究,纳入了 635 名女性,发现试验组和对照组的持续妊

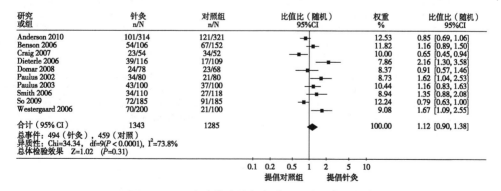

图43.1 胚胎移植时针灸与对照组的临床妊娠率

娠率和活产率无显著性差异。针灸组和对照组的持续妊娠率分别为25%（95% CI 22～32）和32%（95% CI 27～37），活产率分别为25%（95% CI 20～30）和30%（95% CI 25～30）。包括该研究和既往的九项胚胎移植时针灸的荟萃分析的研究结果显示针灸与对照组的临床妊娠率无显著性差异（RR 1.1，95% CI 0.90～1.38）（详见图43.1）。

结论

现代西方医学的支柱之一就是一项干预措施常规用于临床之前必须得到其有效性的证据。针灸治疗其他疾病有效，但是现有的证据，包括从近期的有较强说服力的随机对照研究中提供的证据，不推荐使用针灸提高 IVF 的成功率。尽管针灸的优势是无严重副作用，但应该告知女性，没有证据证实使用针灸增加治疗费用可以改善 IVF 的治疗结局。根据迄今为止的 Anderson 等人 [7] 开展的最大的研究结果，计算将来开展评价针灸在 IVF 中的作用的高质量和足够有效的临床试验的样本含量，需要招募超过 4000 名女性才能在 IVF 临床妊娠率方面检测出与使用针灸相关的显著性差异。毋庸置疑的是，要想发现对活产率的影响，也需要一个比较大的样本量。考虑到已发表文献存在相当多的异质性，缺少一个适于 IVF 患者的标准针灸治疗方案和一个可接受的安慰剂干预措施，将来要设计这样的研究也是不现实的。所以，针灸对 IVF 无益的结论将来仍然是正确的。此外，由于在 IVF 治疗中，缺乏感知针灸益处的貌似可信的生物学基本原理，很难证实它在临床实践应用的效果。

（刘丹 译，赵君利 校）

参考文献

1. Cheong YC, Hung Yu, Ng E, Ledger WL. Acupuncture and assisted conception. *Cochrane Database Syst Rev* 2008:8; CD006920.

2. El-Toukhy T, Sunkara SK, Khairy M, *et al.* A systematic review and meta-analysis of acupuncture in in vitro fertilisation. *Br J Obstet Gynaecol* 2008:**115**;1203–13.

3. Manheimer E, Zhang G, Udoff L, *et al.* Effects of acupuncture on the rates of pregnancy and live birth among women undergoing in vitro fertilisation: systematic review and meta-analysis. *BMJ* 2008:**336**;545–9.

4. Sunkara SK, Coomarasamy A, Khalaf Y, El-Toukhy T. Acupuncture and in vitro fertilization: updated meta-analysis. *Hum Reprod* 2009:**24**;2047–8.

5. El-Toukhy T, Khalaf Y. The impact of acupuncture on assisted reproductive technology outcome. *Curr Opin Obstet Gynecol* 2009:**21**;240–6.

6. Cheong Y, Nardo LG, Rutherford T, Ledger W. Acupuncture and herbal medicine in in vitro fertilisation: a review of the evidence for clinical practice. *Hum Fert* 2010:**13**:3–12.

7. Anderson D, Lossl K, Nyboe Anderson A, *et al.* Acupuncture on the day of embryo transfer: a randomized controlled trial of 635 patients. *Reprod BioMed Online* 2010:**21**;366–72.

8. El-Toukhy T, Khalaf Y. A new study of acupuncture in IVF: pointing in the right direction. *Reprod BioMed Online* 2010:**21**;278–9.

第44章 关于 IVF 治疗时的心理问题

Cora de Klerk and Nick Macklon

IVF 治疗的经历

尽管一个周期获得妊娠的几率相对较低,但是很多女性是对 IVF 成功抱有超出现实的期望而开始治疗的。这就是 Kalbian 所谓的"希望故事"[1]:不孕女性坚信生殖医生能帮助她们成功的获得妊娠,但是要达到这个目标,她们就要完全屈从于医生的摆布。事实上,很多女性反映,她们在助孕治疗期间感觉处于无法控制状态。助孕治疗期间,她们对医生开出的一些有创性的检查及治疗程序等医嘱,除了遵循外别无选择。她们生活中非常隐私的方面,即生殖,已被医学化了。这一过程的结果,使不孕症妇女感觉失去尊严。即使成功的获得妊娠,许多不孕妇女回顾性描述她们的助孕治疗过程是一个身心痛苦的经历,甚至还有一些妇女感到受到"伤害"或"损害"[2]。

不孕症治疗也会影响妇女的生活和工作。在治疗周期中,常常要搁置各种社会活动,相当多的女性不能或不愿意与其他人分享自己的经历。此外,频繁的就医使她们工作缺勤。各种治疗的需要也会给夫妻关系带来压力。夫妇双方对不孕症治疗的压力采用不同的应对方式,这造成了他们对是否继续治疗产生意见分歧。不孕症的诊断可能会激发这些妇女强烈的母亲角色缺失感。她们感觉到来自于家庭、朋友、甚至是社会的生育压力。因此,个体的社会背景往往塑造了她们不同的不孕经历。

IVF 治疗对心理的影响

量化研究结果表明,即将开始 IVF 治疗的女性比对照人群更加焦虑,尽管一些研究未发现有差异。不孕症治疗期间,女性往往有焦虑症状,尤其是在取卵时及妊娠试验检测前。尽管在 IVF 治疗时男方也像女性一样,有同样的情绪反应,但他们的情绪通常会轻些。大部分女性对 IVF 治疗失败的自我调节能力较好,但是文献报道仍然有 25% 以上的女性在 IVF 治疗失败后出现临床诊断水平的抑郁症[3]。在 IVF 治疗妊娠后,负性情绪往往消失,这表明 IVF 相关的抑郁症是由不能妊娠而造成的,而不是治疗本身引起的。然而,IVF 治疗本身也会使女性出现心理问题[4]。

忧虑与 IVF 结局

从病因学来说,通常认为心理问题对生育有不良的影响。这种观念起源可以追溯到 20 世纪 50 年代。在此期间,发表了一些心理学的文章。在这些文章中,认为不孕是不孕症女性无意识的冲突的结果,包括对母亲角色和性的恐惧。直到 20 世纪 80 年代,从生物医学角度观察不孕和心理活动之间的关系的不孕症全心理性模式,已经成为主要的观点[5]。尽管目前大多数学者反对不孕症全心理模式,这一模式的修改版本在 IVF 研究中仍然很流行。应激循环模式提出不孕症可以导致忧虑,忧虑对妊娠几率产生负面影响[5]。根据这一观点,忧虑通过应激相关激素或免疫机制,调节 T 细胞活性,直接影响 IVF 妊娠结局。忧虑也通过如不健康的饮食习惯、吸烟及酗酒等不良生活习惯,对 IVF 结局产生间接影响。

尽管 IVF 治疗会增加忧虑,但是忧虑与 IVF 妊娠结局的关系仍不能肯定。近期 Boivin 等的一篇荟萃分析发现,忧虑对早孕试验阳性的几率有显著的影响,但对持续妊娠率或活产率没有明显的影响[6](详见图 44.1)。令人惊讶的是,我们发现在治疗前感觉愤怒、抑郁、不确定性和(或)焦虑等负性情绪较少的女性,比有中等程度负性情绪反应的女性,第一次 IVF/ICSI 周期获得足月活产的几率小[7]。然而,因为大多数参与研究的女性没有达到抑郁或焦虑的临床诊断标准,该结果不能排除有严重的忧虑情绪的患者比中等程度者的 IVF 结局更差。我们并不是首次发现忧虑情绪与 IVF 结局呈正相关的。很明显,患者的忧虑情绪与 IVF 的成功率可能呈曲线关系,而不是线性关系。有人可能会争议说,有一些忧虑情绪的人会改变不良的生活习惯,如吸烟。极低程度的忧虑情绪也许反映的是对 IVF 治疗所产生的负性情绪的有意识的压抑。

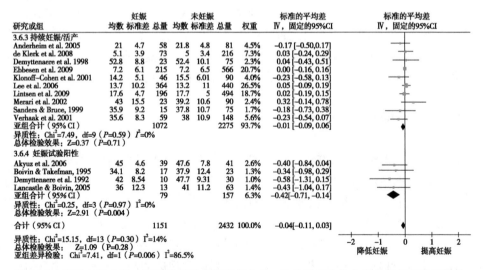

图 44.1 探讨心理应激对 IVF 结局影响的荟萃分析。这些研究的终点限于妊娠测试阳性时,显示心理应激与妊娠呈负相关。然而,心理应激与持续妊娠率或活产率无显著的相关性。(此图经 Boivin J et al.,BMJ 2011 允许)

总之, 忧虑情绪与 IVF 成功率的相关性似乎要比传统的观点复杂的多。通俗的观点认为忧虑情绪与 IVF 结局呈负相关, 并可能导致 IVF 治疗未妊娠患者的羞耻感和内疚感。医生应该在患者中进一步探究这些观点并再次确认 IVF 治疗前、治疗中的忧虑情绪对活产率没有显著的影响。

IVF 治疗中的心理咨询

当今认为心理问题是对不孕症有影响而不是导致不孕的原因。自 19 世纪 80 年代不孕症的心理后果模式已经普及, 不孕领域的专业人士们向有生育问题的夫妇推荐心理咨询。不孕症的心理咨询帮助患者探索、理解和处理不孕症及不孕症治疗相关问题。根据英国人类生殖和胚胎机构的临床指南, 在不孕症治疗过程中, 咨询有明确的任务。一个心理咨询师可帮助夫妇收集和理解做不孕治疗决策需要的相关信息, 以及这些决定对情感和社会的影响, 如进行含义和决策咨询。当 IVF 治疗引发患者的忧虑情绪时, 心理咨询师应该提供精神支持, 以帮助他们积极应对治疗中的紧张情绪, 如支持咨询服务。当需要解决关于不孕症或治疗的具体问题时, 应该提供治疗咨询。尽管许多开始 IVF 治疗的夫妇欢迎接受一些形式的心理咨询, 但缺乏阐明这个群体心理干预有效性的研究。

我们观察了对首次行 IVF 周期治疗的夫妇双方进行的心理咨询干预的效果。在既往研究提示的压力最大的时期, 即第一次周期治疗开始前、等待 IVF 治疗结果期间, 对夫妇双方进行心理咨询, 并在完成首次周期治疗后进行再次咨询。不孕夫妇被随机分为两组: 接受心理咨询和不接收受心理咨询组。接受心理咨询的夫妇以经验性的心理治疗原则一致, 主要关注个体与他人的相处方式。与既往的一些研究结果一致, 心理咨询干预对首次 IVF 治疗周期女性忧虑情绪的程度几乎没有什么效果 [8]。并且, 心理咨询对 IVF 治疗的男方忧虑也无效。行妊娠试验检测时, 额外接受心理咨询的女性要比仅接受常规治疗的女性负性情绪少, 这也就提示心理咨询干预可减少女性对于 IVF 成功率不现实的幻想。有趣的是, 被邀请参与研究的许多不孕夫妇并没有表达为减少 IVF 治疗中的忧虑而寻求心理咨询的任何需求。而且, 大多数女性参与者在首次 IVF 周期治疗期间并没有

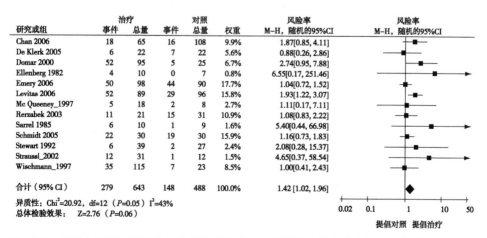

图 44.2　以减少应激为目标的心理咨询干预对 IVF 结局影响的荟萃分析。整体效果很明显。(此图经牛津大学出版社, Hum Reprod Update 2009, Hämmerli K 等允许)

出现临床典型的忧虑心理。因此，我们的研究结果不倾向对首次 IVF 周期治疗的所有夫妇进行心理咨询。心理咨询可能对首次 IVF 治疗周期开始时就有较高程度忧虑情绪的夫妇更有益。今后研究的目标应该定位于识别治疗期间容易产生忧虑情绪的夫妇。

关注于信息提供及技能培训的教育干预比关注于情感表达和情感支持的咨询干预更能使不孕夫妇产生积极的改变[9]。与咨询干预相比，教育干预常常采取更多人数的团体性多期授课形式。这些特点也就解释了为什么教育干预比心理咨询对人们的健康有益。但是 Hämmerli 等的荟萃分析认为心理干预对不孕患者的精神健康没有影响，但它可能会增加妊娠率，可能是通过影响被打乱的性行为而发挥作用[9]（详见图 44.1）。因此，应该考虑可选择减轻 IVF 治疗相关的忧虑如以乐观的医患间的日常交流为目标的简单干预。

（刘丽 译，赵君利 校）

参考文献

1. Kalbian AH. Narrative ARTifice and women's agency. *Bioethics* 2005;**19**:93–111.

2. Redshaw M, Hockley C, Davidson LL. A qualitative study of the experience of treatment for infertility among women who successfully became pregnant. *Hum Reprod* 2007;**22**:295–304.

3. Verhaak CM, Smeenk JM, *et al.* Women's emotional adjustment to IVF: a systematic review of 25 years of research. *Hum Reprod Update* 2007;**13**:27–36.

4. de Klerk C, Heijnen EM, Macklon NS, *et al.* The psychological impact of mild ovarian stimulation combined with single embryo transfer compared with conventional IVF. *Hum Reprod* 2006;**2**:721–7.

5. van Balen F. The psychologization of infertility. In: Inhorn MC, Balen van F, eds. *Infertility around the Globe: New thinking on childlessness, gender and reproductive technologies.* Berkeley: University of California Press, 2002:79–98.

6. Boivin J, Griffiths E, Venetis CA. Emotional distress in infertile women and failure of assisted reproductive technologies: meta-analysis of prospective psychosocial studies *BMJ* 2011;**342**:d223.

7. de Klerk C, Hunfeld JA, Heijnen EM, *et al.* Low negative affect prior to treatment is associated with a decreased chance of live birth from a first IVF cycle. *Hum Reprod* 2008;**23**:112–6.

8. de Klerk C, Hunfeld JA, Duivenvoorden HJ, *et al.* Effectiveness of a psychosocial counselling intervention for first-time IVF couples: a randomized controlled trial. *Hum Reprod* 2005;**20**:1333–8.

9. Boivin J. A review of psychosocial interventions in infertility. *Soc Sci Med* 2003;**57**:2325–41.

10. Hammerli K, Znoj H, Barth J. The efficacy of psychological interventions for infertile patients: a meta-analysis examining mental health and pregnancy rate. *Hum Reprod Update* 2009;**15**:279–95.

第45章

年轻女性癌症患者未来的生育力：保护、保存或两者兼用？

Kate Stern

前言

最近的几十年，随着癌症治疗方法的改进，大多数患癌症的年轻女性得到治愈。因此，和保障一个"无病状态"一样，医学专家必须要为她们化疗后能有最佳"生活质量"，包括保留生育力而努力。这就促进了一些既不降低化疗疗效且生殖风险最低的方案诞生，为保护和保存生育力提供可能。

这个问题有多大？ 年轻女性患癌症的风险

随着年龄的增加，癌症发病率增加，但年轻女性患癌症风险不高。2007年来自美国国立癌症研究院的数据显示，年龄小于20岁的年轻女性癌症的发病率为16/100 000，20~39岁女性的发病率为184/100 000（http://www.seer.cancer.gov/faststats/selections.php?#Output）（详见图45.1）。

年轻女性最常见的癌症包括乳腺癌、血液系统恶性肿瘤包括霍奇金淋巴瘤和非霍奇金淋巴瘤、脑肿瘤。图45.2重点说明了转诊到墨尔本的皇家女性医院和墨尔本IVF中心的保留生育力服务机构的疾病情况（2003—2009年）。

癌症治疗对生育力破坏

许多抗癌药物主要对正在分裂的细胞发挥作用。化疗的毒性作用可能包括对细胞分裂的抑制，也会对卵巢内正在分裂的颗粒细胞、卵泡膜细胞、卵泡内的卵子的DNA功能产生不利影响。

此外，已经证实在化疗期间各种烷化剂（特别是环磷酰胺和甲基苄肼）对卵巢产生呈年龄依赖性的影响[1, 2]。随着年龄的增长，卵母细胞的数量逐渐下降，年长女性的卵巢比年轻女性及女孩的更脆弱，受性腺毒性药物的影响更大。每一个体发展为卵巢早衰的几率与年龄增长、诊断及使用的具体治疗方法有关。放疗、化疗尤其是烷基化剂的使用，都会增加卵巢早衰的风险。骨盆放疗也会对子宫，尤其是子宫内膜及肌层造成严重的损害。颅内放射治疗也会影响垂体激素的产生和释放。

表 45.1 显示的是常见癌症放、化疗相关的一系列风险[3]。然而，由于缺乏大多数癌症治疗后不孕症发生率的数据，肿瘤学专家很难为患者提供具体和准确的不孕症发生风险的资料。

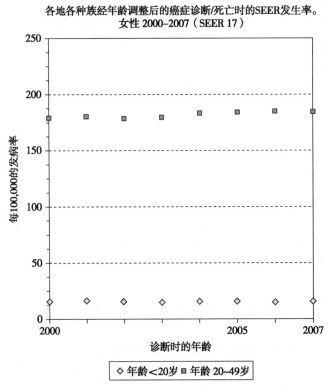

图 45.1 经年龄调整后的癌症诊断 / 死亡时的 SEER 发生率。除非单独标记，癌症包含浸润癌。地域发生率：SEER 17 个地区（San Francisco, Connecticut, Detroit, Hawaii, Iowa, New Mexico, Seattle, Utah, Atlanta, San Jose-Monterey, Los Angeles, Alaska Native Registry, Rural Georgia, California excluding SF/SJM/LA, Kentucky, Louisiana and New Jersey）。发病率是每 100 000 人的发病率和年龄校正后 2000 美国人口发病率（19 岁年龄段 P25-1130）。采用版本 3.4.3 的连接点回归程序进行回归分析

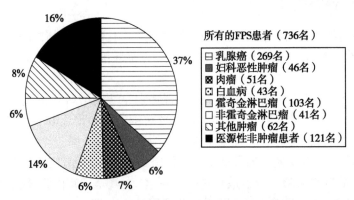

图 45.2 年轻女性的癌症（2010 年 ESHRE 报道的 2003—2009 年墨尔本 IVF 中心的转诊患者）

表45.1　儿童及青年常见癌症治疗后卵巢功能衰竭的发生率[3]

疾病	卵巢早衰的概率
乳腺癌：标准化疗	
年龄<30岁	<10%
年龄30～40岁	20%～40%
肉瘤	<10%～40%
霍奇金淋巴瘤	<10%（除强化治疗外）
非霍奇金淋巴瘤	10%～40%
白血病（早期）	<10%
高剂量治疗和干细胞移植	>80%～90%

　　患者对化疗药物，特别是烷化剂，在临床和内分泌反应方向差别极大。通常在化疗过程中/化疗后出现暂时停经和不排卵[1]，并伴有潮热和闭经。这很可能会演变成"永久"卵巢早衰和过早绝经，或在6至18个月后恢复，因此只有在回顾性分析中才能诊断为"暂时的"。然而，有时临床或体内激素水平评估均提示卵巢功能正常。如许多年轻的患者化疗后仍有规律的月经，或者在一段时间的闭经后恢复月经，但形态学和超声评估证实卵泡数目减少、内分泌检查显示卵泡刺激素（FSH）、抗苗勒管激素（AMH）、抑制素B和促黄体激素（LH）水平改变，提示有卵巢早衰的可能[2]。因此，癌症治疗后卵巢功能恢复的报告可能会误导医生和患者对潜在的严重的长期生育能力影响的缺乏正确的认识。

生育力保存与保护的选择

　　鉴于化疗药物对卵巢的毒性作用，有导致暂时或长期的卵巢功能衰竭的风险，因此对于年轻女性及其家庭来说，进行生育力保护及保存是非常重要的。目前，接受化疗女性群体对生育力保存措施的选择是有限的，包括癌症治疗前保存胚胎、卵子或卵巢组织以及在整个治疗期间使用促性腺激素释放激素类似物保护卵巢的功能[4]。

胚胎冷冻

　　在细胞毒性治疗之前进行一个周期IVF治疗，行胚胎冷冻保存，是为那些因化疗导致不孕的女性提供的最佳的获得妊娠的机会。目前，胚胎冻融后的存活率为75%～90%，种植率（每一个移植胚胎的临床妊娠率）为30%～37%（2008年澳大利亚国家围产期统计组提供的资料），接近于自然妊娠率。如果获得多个胚胎，累积妊娠率可以超过60%。

　　不幸的是，在患肿瘤的情况下实施这项技术有时是很困难的。通常，癌症诊断后需要立即开始化疗，因此没有足够的时间来完成10～16天的IVF周期。此外，年轻女性或青少年可能还没有稳定的伴侣，并且年轻女性也不适于考虑使用捐赠精子。在一些地区，如果夫妻离异，在前夫不允许的情况下，法律不允许女方使用这些胚胎。此外，许多患恶性肿瘤的女性对标准的促排卵方案反应不良，也许与癌症诊断后强烈的生理和心理应激有关，所以获得的卵子数量和（或）质量可能不理想。最后，控制性超促排卵（COH）产生数量适宜的卵子所致的高水平雌激素可能对激素敏感性肿瘤有不良影响，理论上是有顾虑的。对于雌激素受体阳性的乳腺癌女性，与他们的肿瘤医生商议后而决定采用促排卵，尽管缺乏长期随访的资料，联合使用的他莫昔芬或来曲唑可能有一些保护作用。

卵子冷冻

促排卵后冷冻成熟的卵子是替代胚胎冷冻的方法。虽然仍然会遇到超促排卵的问题，但因为不需要伴侣或精子捐赠，使其保持着一定的自主性。多年来，与冷冻胚胎相比，卵子脆弱、易损伤的特点阻碍了卵子复苏的存活率（见图 45.3），但是随着近期冻融方法如玻璃化冷冻的改进，文献报道超过 60% 的成熟卵子复苏后存活，随后的受精率现在已接近新鲜 IVF 周期中卵子的受精率，这成为一个非常可靠的选择（详见表 45.2）。

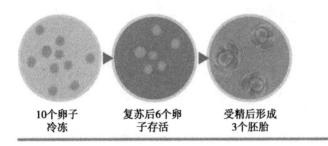

10个卵子　　　　复苏后6个卵　　　受精后形成
冷冻　　　　　　子存活　　　　　3个胚胎

图 45.3　冻融后存活的卵母细胞（经墨尔本 IVF 中心授权后改编）

表 45.2　成熟卵子的利用率

成熟卵子冷冻效果						
	慢速冷冻			玻璃化冷冻		
	0.1 Msuc	0.2 Msuc	0.3 Msuc	EG	EG+DMSO	EG+PROH
存活率 %	51	71	73	85	93	80
受精率 %	54	80	73	77	87	70
100 个冻融卵子所获胚胎	23	53	48	62	75	30
着床率 %	10	17	6	14	14	13
每 100 个冻融胚胎的着床率	2	9	3	9	11	4

Fert rate＝受精率，imp rate＝着床率，imp/100 thawed＝每 100 个冻融胚胎的着床率，suc＝蔗糖，DMSO＝二甲基亚砜，PROH＝1,2 丙二醇，EG＝乙二醇

到 2009 年底，文献报道超过 930 个婴儿通过卵子冷冻技术出生，并发症如流产或先天性异常的发生率没有大幅度的增加[7]。然而，像胚胎冷冻一样，需要药物促排卵和时间，对一些即将开始化疗的年轻女性，这就阻碍了卵子冷冻技术的应用。

卵巢组织冷冻和移植

在一些中心，患者在癌症治疗之前有机会冷冻卵巢组织。在腹腔镜下通常取一个卵巢三分之一的组织进行冷冻。如果计划使用高剂量化疗或盆腔放疗来治疗癌症时，可以取整个卵巢。

这种方法的优势是时间短（与促排卵并获得卵细胞的所需时间相比）。然而，患者需要行腹腔镜手术，大约有 0.5%～2% 的机会转为开腹手术，并有 1/12 000 死亡率。

表 45.3 卵子和卵巢组织冷冻
a) 癌症患者的卵子和组织切片数量；b) 不同方法的实用性比较

a)

	冰冻的组织切片	冷冻的卵子	冷冻的胚胎
平均数	140	14.6	6.8
范围	28～538	3～45	3～15

b)

	卵子冷冻	卵巢组织冷冻
创伤范围	最小	中等
所需时间	2 周多	1 天
成功的希望	如果有足够的冷冻卵子，则为中等	目前较低

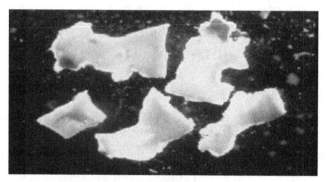

图 45.4 准备冷冻的菲薄的卵巢组织切片
（Courtesy of Dr Deb Gook，墨尔本 IVF 中心）

目前报道全球通过冻融卵巢组织移植后，获得的活婴只有 14 个（ESHRE 2010 年）。移植卵巢组织中卵泡的发育往往没有典型的周期，这使自然生育几率低，与常规 IVF 相比，这种 IVF 的难度增加。阻碍成功的主要因素包括极高的组织和卵泡的损耗率及难以获得高质量卵子和胚胎。移植物功能和存活受到多种因素的影响，包括患者组织切除时的年龄、既往的化疗情况、移植的位点、移植组织的体积、卵泡和间质的缺血性损伤和低水平的抑制素 A 和 AMH[8]。

尽管获得的组织经过严格、反复的组织学、免疫组织化学以及分子技术检测，但卵巢内小血管或者卵巢组织本身可能偶尔会隐藏一些恶性细胞，尤其是急性白血病，仍然有一些顾虑。

这就希望能进一步提高冻融技术，使冷冻卵巢组织在不久的将来变成一个更可靠的生育力保存形式。目前这一领域正迅速地发展，所以当患者咨询时，应当告知患者尽管目前这一技术是试验性的，但是迄今为止已经取得了令人鼓舞的结果，正日趋完善，有希望保存卵巢组织内的大量卵泡。

化疗期间的卵巢保护

促性腺激素释放激素（GnRH）类似物—激动剂或者拮抗剂分别通过降调或竞争性

抑制机制来减少垂体 FSH 和 LH 的释放，引起暂时的、可逆性的医源性的低雌激素状态。这类药物通常用于治疗子宫内膜异位症；在某些不孕症的治疗中，用于阻止 LH 峰的出现；也可作为激素敏感的乳腺癌和前列腺癌的辅助化疗药物。在儿童，也可以用于治疗中枢性性早熟。

近期，一些动物模型已表明，在化疗期间，使用 GnRH 类似物具有保护卵巢的作用。目前，这一作用的机制还知之甚少，尤其是非促性腺激素依赖型的早期卵泡发育阶段，也许是通过减少卵巢血流或调节 AMH 活性来发挥作用。

迄今为止，大多数 GnRH 类似物用于癌症患者的研究都是非对照和（或）回顾性的。因此，对于化疗后有不孕高风险的育龄女性使用该类药物的效果，几乎没有前瞻性研究。然而，尽管存在上述局限性，越来越多的临床研究证据提示 GnRH 激动剂对卵巢有保护作用。

近期 Beck-Fruchter 和 Blumenfeld 等人的两篇综述，评价了化疗期间使用 GnRH 激动剂作为卵巢保护剂的临床效果，通过已发表的研究证实 GnRH 类似物具有保护卵巢作用（其中一篇文章中有显著性统计学差异）；然而，由于这些资料的局限性，无法对 GnRH 激动剂的有效性给出一个明确的结论。

近期，Badawy 等人[10] 通过他们的随机对照试验证实，与单纯进行化疗的乳腺癌患者相比，那些 GnRH 激动剂与化疗联合应用的患者显示了对卵巢的保护作用，有显著的统计学差异。

上述随机对照试验以及综述均为 GnRH 类似物的卵巢保护的作用提供了依据，也为进一步开展前瞻性研究奠定了基础。其他药物包括免疫调节剂等也作为卵巢保护剂在动物模型中进行实验性研究。

卵巢功能和卵巢储备功能的评估

评估卵巢功能和卵巢储备功能不是一项简单的工作。传统的观点，将规律的月经周期和月经的存在与否作为评价卵巢功能的指标，但由于月经周期的变异很大以及卵巢功能减退可能在正常月经周期中发生的事实，使用月经来评估卵巢功能显然是不准确性的。

作为被深入研究的内分泌标志物，血清 FSH 是评估卵巢储备功能最常用的参数。其他指标如抑制素 B、AMH、以及生物物理评估指标包括窦卵泡计数（AFC）和卵巢体积，都已成为评价卵巢储备功能的实用且准确的方法。尤其是 AMH，它不受月经周期的影响，并且是小卵泡的标志，将成为一个非常可靠的卵巢储备功能预测指标（详见第 1 章）。显然，联合内分泌和生物物理参数是当今了解当前及未来卵巢功能的最佳指标。

如何在不同的保存生育能力方式中进行选择

不能武断地决定哪种保留生育能力的方法是最好的保障未来生育的方法（详见图 45.5）。女性需要根据她们个人的情况考虑如下因素，以便做出最好的选择，如特殊的环境、即将开始的癌症治疗的时间制约、前次生育史以及未来的生育意愿。一些女性可能会选择不止一种方法。

对于年轻女性及其家庭而言，那些需要化疗并且具有潜在生命威胁的恶性肿瘤的诊断给她们带来了巨大的创伤，是一段痛苦的经历。对肿瘤学家及其团队而言，与患者讨论进一步的检查评估、治疗选择、这些治疗方法的近期、远期并发症、预后都具有极大的挑战性。图 45.5 列出的是做生育力保存决定时需要考虑一些问题。尽管面临着开始治疗时间上的压力，此类咨询通常需要几轮商榷。讨论涉及治疗对未来生育危害、保留和保存生育力的选择，会潜在的增加问题的复杂性。然而，患者和他们的家人总是希望得到关于未来生育力的信息。这些信息，也许最重要的是对生育的讨论，可以使年轻女性及其家庭能乐观的对待未来生存和生活质量。这些信息为她们提供一些机会，让她们更多的感受到能掌控自己的状况，并作出适合自己的生活的选择。咨询是至关重要的，因为很多年轻人会选择不接受任何有干预的治疗，但是却愿意了解她们所患的癌症及其治疗方法对未来生育率的影响以及可供她们选择的方式。

风险的平衡

- 做这些治疗程序，患者需要承担的风险

  延误癌症开始治疗的时间
  治疗过程中的医疗风险
  激素的潜在风险
  保留生育功能治疗的不理想的反应
  未来生育无希望/生育保险无意义的风险

- 不做这些治疗，患者的风险

  生育力下降或者不育
  面临无子女的风险
  缺乏生存的信心

图 45.5 决定生育力保存方式时应考虑的因素

结论

目前公认的是，年轻女性接受有性腺毒性的治疗时，讨论未来生育选择应是治疗计划的一个重要组成部分。越来越多的研究与临床之间的协作、生殖医学专家和肿瘤团队之间的合作使我们能够为患者提供信息，以帮助他们掌控自己未来的生育。

对于那些积极主动的要求保护生育力的患者，现在我们可以提供多种选择以增加他们的自信心和乐观的生活态度。

（袁莹莹 译，赵君利 校）

参考文献

1. Meirow D. Ovarian injury and modern options to preserve fertility in female cancer patients treated with high dose radio-chemotherapy for hemato-oncological neoplasias and other cancers. *Leuk Lymphoma* 1999;**33**:65–76.

2. Anderson RA, Themmen AP, Al-Qahtani A, Groome NP, Cameron DA. The effects of

chemotherapy and long-term gonadotrophin suppression on the ovarian reserve in premenopausal women with breast cancer. *Hum Reprod* 2006;21:2583–92.

3. Stern CJ, Toledo MG, Gook DA, Seymour JF. Fertility preservation in female oncology patients. *Aust N Z J Obstet Gynaecol* 2006;**46**:15–23.

4. Levine J, Canada A and Stern CJ. Fertility preservation in adolescents and young adults with cancer. *J Clin Oncol* 2010;**28**: 4831–41.

5. Gook DA, Edgar DH. Human oocyte cryopreservation. *Hum Reprod Update* 2007;**13**:591–605.

6. Noyes N. Over 900 oocyte cryopreservation babies born with no apparent increase in congenital anomalies. *RBM Online* 2009;**18**:769–76.

7. Demeestere P, Simon S, Emiliani A, *et al.* Orthotopic and heterotopic ovarian tissue transplantation. *Hum Reprod Update* 2009;**15**:649–65.

8. Beck-Fruchter R, Weiss A, Shalev E. GnRH agonist therapy as ovarian protectants in female patients undergoing chemotherapy: a review of the clinical data. *Hum Reprod Update* 2008;**14**: 553–61.

9. Blumenfeld Z, von Wolff M. GnRH-analogues and oral contraceptives for fertility preservation in women during chemotherapy. *Hum Reprod Update* 2008;**14**: 543–52.

10. Badawy A, Elnashar A, El-Ashry M, Shahat M. Gonadotropin-releasing hormone agonists for prevention of chemotherapy-induced ovarian damage: a randomized prospective study *Fertil Steril* 2009, **91**: 694–7.

第46章 如何报道 IVF 成功率

Elizabeth A. Sullivan and Yueping A. Wang

前言

在世界上 54 个国家的关于 ART/IVF 监测的最新报道中,不同国家和地区的 ART 诊疗的常规以及评估 ART 成功率的方法差异很大 [1]。对于一个妇女、一对夫妇、一个社区或国家来讲,怎样才算是成功的 ART 治疗,目前尚无文献报道。

关于 ART 的成功尚无一个单独的评价指标或统一的标准化的定义。通过不同国家和专业机构中 ART 的临床诊疗常规、监管过程、政府及私人机构在评估、资助 / 补偿患者用于不孕症治疗的花费方面政策等多方面的差异可以证实这一点。本章拟从医学及人群范畴角度来定义 ART 的成功,而不考虑不同文化或种族对成功的特殊要求。

概念

成功应定义为人们理想的或渴望得到的结果。在医学范畴中,成功是对疗效、患者安全、质量及花费等几个有益指标的综合评估。评估 ART 治疗成功的关键因素包括:疗效——治疗能够达成人们渴望的效果,即得到一个活婴;患者安全——定义为"尽可能降低对健康造成不必要危害的风险,使其达到一个能接受的最低程度"[3];质量——定义为"医疗机构在现有专业知识基础上,尽可能提高个人及人群达到所期望治疗结果的几率"[3]。在对成功的综合评估中,需要加入另一个参数,即"不会导致残疾"。"残疾"指"任何形式的身体结构或功能的损伤、活动限制和(或)社会参与性限制"[3],在这里,指的是与 ART 治疗相关的。

成功率

成功率是一个分数,其数值代表一个整体中的一部分。这个比率由两部分组成,分子和分母。分子代表相同部分的数量,而分母代表组成一个整体的所有部分的数量。对于 ART 治疗来讲,分子通常是达到特定结果的数量,如临床妊娠,而分母指治疗的数量,如启动周期数。ART 治疗的成功率通常以一个百分率来表示,即 100 个启动周期中的临床妊娠的数量。

之所以要报道 IVF 的成功率,主要基于以下原因:为那些对 IVF 治疗需要进行知情决策的夫妇或个人提供依据;为临床治疗确定基准;管理目的;政策评估;商业活动如营销服务;以及在医疗机构、国家或国际范围监测 IVF 治疗的安全性、质量和母儿结局。

ART 成功的国际定义

国际上对 ART 诊疗常规及结局有一系列定义。但由于缺少在世界范围内公认的标准定义,要在临床及人群水平上来比较 ART 治疗及其结局仍很困难。2009 年,International Committee Monitoring Assisted Reproductive Technologies(ICMART)及世界卫生组织发布了《ART 术语修订术语表》[6]。该术语表通过定义妊娠及围产结局规范了 ART 的术语,包括:临床妊娠、自然流产、分娩、活产、早产、低出生体重和围产儿死亡率(出生后 7 天内)[6]。这些标准术语用于计算 ART 的成功率。标准术语能为患者、健康专业人士、政府及非政府组织提供更多的信息,同时也使不同医院、不同国家和地区间对 ART 的治疗效果进行比较性分析。然而,该术语表并未包括一些对成功评估的特殊参数,需要纳入的评价包括母儿健康、不致残疾及出生 7 天后婴儿的存活率。

目前常用的评估 ART 治疗成功的方法

评估 ART 治疗成功最常用的三个分母是启动周期、取卵周期和移植胚胎周期。三个最主要的分子是临床妊娠、分娩和活产数。这些参数在国家和地区报表及文献中都经常用到。抱婴回家、足月单胎活产,BESST(每个启动周期的单胎、足月产、活产率)及健康婴儿(足月单胎新生儿存活[≥28 days]、出生体重正常、无明显先天畸形)等指标主要在注册机构或研究中应用,因为这些机构能够得到治疗及围产结局的综合评估资料,而临床治疗中心无法得到这些的资料[2,4]。

临床妊娠是最常用的评估 ART 治疗成功的指标。但临床妊娠不是 ART 治疗的终点,而是一个中间评估指标。约 15%~20% 的 ART 治疗后临床妊娠以自然流产告终。活产及活胎分娩是另外两个评估 ART 成功时常用指标,也是出生登记机构人口统计报告的重要部分。后者未考虑新生儿结局。同样,用抱婴回家这一指标则未包含新生儿死亡率或病残率。

足月单胎活产及健康婴儿是评估单胎出生结局的指标,因此须将单胎与多胎妊娠区别对待。足月单胎活产考虑了孕周和出生状况,而健康婴儿更好的概述了围产结局。然而,这两个指标都有可能因数据质量及明确围产结局的问题而低估或高估成功率。这些指标在那些认为双胞胎比单胎好的地方是不被认可的。

在确定 ART 成功评估的分母时,选择性偏差是一个潜在的问题。例如,在计算每 100 个取卵周期的妊娠数时,将取消周期数从分母中剔除就会使妊娠成功率升高。表 46.1 显示了同一个新鲜周期的临床妊娠率随着不同分母时而产生差异的。与分母为启动周期时相比,将移植周期作为分母就会高估 ART 的成功率。例如,在年龄大于或等于 45 岁的人群中,移植周期妊娠率是启动周期妊娠率的 1.7 倍。而在 30~34 岁的人群中,移植周期妊娠率是启动周期妊娠率的 1.2 倍。相反的,将启动周期作为分母仅限于区分不同 ART

操作，如 IVF 或胞浆内单精子注射（ICSI）的成功率。

表 46.1　不同年龄组同一新鲜周期的不同结果

治疗阶段／结局	年龄组（岁）				
	<30	30～34	35～39	40～44	≥45
启动周期	1000	1000	1000	1000	1000
取卵周期	931	934	916	891	861
胚胎移植周期	796	823	799	731	592
临床妊娠	342	314	246	109	18
启动周期的临床妊娠率（%）	34.2	31.4	24.6	10.9	1.8
取卵周期的临床妊娠率（%）	36.7	33.7	26.8	12.2	2.1
胚胎移植周期的临床妊娠率（%）	42.9	38.2	30.8	14.9	3.0

数据来源：上述率基于 2008 年澳大利亚和新西兰在 www.aihw.gov.au/publications/per/49/11525.pdf 上发布的 ART 资料

冷冻胚胎的成功率

目前，冷冻胚胎已成为临床常规操作。但如何表示冻融胚胎的成功率却让人进退两难。理想情况下，冻融胚胎移植的成功率应该追溯到取卵时，计算累积成功率。每个取卵周期的累积成功率是用患者的一个取卵周期的成功数来衡量的，例如，每一百个取卵周期的临床妊娠数。每个患者的累积成功率是在一段特定时间内或患者接受特定周期治疗后所获得的成功数来计算的，例如，每三个治疗周期的临床妊娠数（一个新鲜周期和两个冻融周期），或一年内患者的临床妊娠数。

成功率是每个治疗周期获得成功的几率。累积成功率涵盖了多个周期或一段特定时间内获得成功的总几率。在数据允许的情况下，当单个胚胎移植及解冻周期占主导地位时，累积成功率则更贴切。

其他因素

在评估 ART 治疗成功率时，应考虑若干人口学因素。总的来讲，在年轻患者接受 ART 治疗有较高的妊娠率及活产率。输卵管因素或男方因素的不孕症患者通常有较好的结局。此外，首次接受 ART 治疗或曾有活产史的患者，也有较高成功率。

ART 治疗成功与否很难用单一指标进行评估，因为从助孕到活产，到出生一个没有残疾的婴儿是连续的过程。首先，成功对于生殖专家、产科医师、新生儿学家和患者来讲并非相同的概念。成功可能因医疗机构环境、国家、文化或种族不同而有差异，也可能因不同夫妇或人群观点的不同而不同。其次，对于大多数医疗机构来讲，要精确随访那些孕期保健不在相应生殖中心的患者所生出的孩子是十分困难和耗费资源的，这就导致围生结局难以确定并产生偏倚。再次，即使能得到有关出生结局的准确信息，也并非所有先天异常或发育性残疾都能在围生期得以诊断和识别。一个解决方法是，采用有效的、可靠的、标准化的围生结局评价方法,从医疗机构、国家及地区收集的资料中找到一个表示新生儿没有残疾的指标。

ART 治疗成功的评估指标

评估 ART 成功的基本指标仍然是 ICMART 术语表中所定义的临床妊娠率(即每一百个启动周期、取卵周期或移植周期的临床妊娠数)和分娩率(即每一百个启动周期、取卵周期或移植周期的分娩数)[6]。

活产是任何评估 ART 治疗成功主要指标的核心内容。在 ICMART 术语表中,活产分娩率也定义为"每一百个启动周期、取卵周期或移植周期中至少有一个活产婴儿的分娩数"[6]。这是 ART 成功评估的简要方法。多个胚胎移植、多胎妊娠及多胎分娩都将增加不良妊娠及不良围产结局发生率,从而给 ART 治疗带来额外的风险和并发症。宫内生长受限、早产和(或)低出生体重都是围产病率指标。除了出生状况,一些临床相关信息,包括多胎(plurality)、孕龄及出生体重等,也应纳入 ART 成功评估的基本标准中。这些信息应该能从收集的资料中获取,并为 ART 成功的评估提供一个综合指标。评估 ART 治疗成功需要限制分子的数量,须排除早产或低体重儿,从而在人群水平得到更可靠的结果。这些成功率是基于单胎足月活产婴儿(满 37~42 周)和正常出生体重儿(≥2500g)。

目前评估 ART 治疗成功基本指标的三个分子是:

1. 单胎活产数、双胎及多胎的活产数
2. 足月单胎活产数和>34 周的双胎活产数
3. 足月、正常出生体重的单胎活产数

报道成功率的目的决定着分母(启动周期、取卵周期或移植周期)的选择。在那些将单胚胎移植作为常规操作或有政府政策限制的地方,评估 ART 成功的主要指标应依据移植胚胎的数量进行分层,将单胎与双胎、多胎妊娠进行区分。在那些将双胚胎移植作为常规或认为双胞胎是理想的妊娠结局的地方,应该检测安全性。对于高龄或既往有反复流产史的患者来讲,第一种主要评估方法可能更可靠。

在能得到患者多次治疗资料的情况下,应计算累积成功率。理想的主要的评估结果是至少有一次活产的总分娩率,即一个完整 ART 周期(启动周期或取卵周期),包括所有的新鲜和冻融周期中至少得到一个活产婴儿时的总分娩数[6]。

上面所描述的主要评估方法都需用到出生时的信息。理想的 IVF 成功率评估方法还需收集包含出生以外的信息,因此应定义为活产、具有正常出生体重并且无残疾的新生儿期存活(>28 天)。像前文提到的一样,残疾是一个比先天性出生缺陷更广义的概念,因为许多小的先天异常通常不会导致残疾。如要设定 ART 次要评估指标,则需考虑先天性异常,因为这是围生病率及围生死亡率的主要原因,并且先天异常在多胞胎及 ART 婴儿中发生率较高。然而,采集的大多数资料都未包含先天性异常,因为先天异常难以确定而且诊断复杂,同时很多机构缺少先天异常登记。残疾相关资料更是有限,目前通常只能在研究资料中获取。然而,在那些拥有先天异常信息的登记机构,ART 成功次要评估指标应指正常出生体重、没有严重先天异常的足月单胎活婴(>28 天)的数量。也可以用修订这种方法来报道双胎 ART 成功率。同样,分母的选择应反映成功率的目标及能否获得接受 ART 治疗的女性的纵向资料。

结论

　　评估任何 ART 治疗成功率方法的选择取决于结果服务于哪种观点及所能得到的数据质量。患者对 ART 治疗成功的理解可能与政府机构的解析完全不同。在任何情况下，都应报道文中所描述的基本及主要评估指标；在情况允许时，还应报道包含先天性出生缺陷及存活至出生后 28 天信息的 ART 成功次要评估指标。

（张果　译，鹿群　校）

参考文献

1. International Committee for Monitoring Assisted Reproductive Technology, Nygren KG, Sullivan E, Zegers-Hochschild F, Mansour R, *et al.* World collaborative report on Assisted Reproductive Technology 2003. *Fertil Steril* 2011 In press.

2. Min JK, Breheny SA, MacLachlan V, Healy DL. The singleton, term gestation, live birth rate per cycle initiated: the BESST endpoint for assisted reproduction. *Hum Reprod* 2004;**19**:3–7.

3. Runciman W, Hibbert P, Thomson R, *et al.* Towards an International Classification for Patient Safety: key concepts and terms. *Int J Qual Health Care* 2009;**21**: 18–26.

4. Wang YA, Chapman M, Costello M, Sullivan EA. Better perinatal outcomes following transfer of fresh blastocysts and blastocysts cultured from thawed cleavage embryos: a population-based study. *Hum Reprod* 2010;**25**:1536–42.

5. Wang YA, Chambers GM, Sullivan EA. Assisted reproductive technology in Australia and New Zealand 2008. *Assisted reproduction technology series no.* 14. 2010, Canberra: Australian Institute of Health and Welfare.

6. Zegers-Hochschild F, Adamson GD, de Mouzon J, *et al.* International Committee for Monitoring Assisted Reproductive Technology (ICMART) and the World Health Organization (WHO) revised glossary of ART terminology. *Hum Reprod* 2009;**24**:2683–7.

第47章 为什么要行 RCTs 及如何设计 RCTs

Johannes L. H. Evers

帕金森病是大脑老化所致的功能障碍性疾病。至少有 27 项观察性研究（包含 22 项病例对照研究、4 项队列研究、1 项横断面研究）表明吸烟者帕金森病的发生率较低。Nefzge 等 [5] 是首批提出烟草对帕金森病保护作用假说的研究者之一。Benedetti 等 [1] 不仅发现既往吸烟者发生帕金森病的风险较不吸烟者降低 50%，还发现吸烟量与该病发生风险间呈现显著的量效关系：即吸烟史越长，帕金森病的发生率越低。人们从这些研究结果中得到如下结论：烟草中的尼古丁可能具有神经保护作用。然而，从这些结果中也可得出一个截然相反的结论：多巴胺水平降低（帕金森病）可以减少尼古丁对脑的保护作用，从而降低亚临床帕金森患者对烟草的成瘾性。没有烟瘾可能是疾病前驱效应。这是个经典的因果倒置的例子。观察性研究无法发现这样的现象。

观察性研究展示现象，试验性研究探究原因

观察性研究永远无法确定两个因素之间的因果关系，这样的研究最多能建立一种相关性，并为进一步的试验性干预研究提供信息。Claude Bernard[2] 是这样诠释"观察性研究展示现象，试验性研究探究原因"。"只有在很小范围内，人们才能观察到其周围的现象，绝大多数现象根本无法察觉，因此仅有观察是不够的"。但是，如果存在大量信噪比 [3]，或在医学领域，某项治疗（信号）的治愈率远高于自愈率，观察性研究的价值则会大大提升。这样的例子包括：输血治疗失血性休克；避孕套阻断 AIDS 的发生及天花的预防接种。当某一干预因素作用十分显著时，未知混杂变量的作用很小，可忽略不计。日常临床工作中的一个例子，在孩子的鼻孔被异物堵塞（例如玩具弹子）时，采用所谓的"家长亲吻技巧"（parent's-kiss-technique）来进行处理。该技巧为堵塞另一个未堵鼻孔，随后父母向孩子口中吹气。异物很容易就掉出来了，母亲和孩子都很高兴，这就是个令人信服（N＝1）观察实验。一项前瞻性观察性队列研究证实了上述结果 [6]，在 31 例儿童中 20 例（64.5%）通过该处理可成功取出异物，仅一名儿童在全身麻醉下取出鼻腔内异物（3%）。与之前 6 个月内约 32.5% 儿童需行全身麻醉取出异物相比，这种结果非常理想并显示出令人信服的高信噪比。信噪比率越高，观察试验足以说明问题的可能性就越大。高信噪比使随机对照试验（RCTs）略显冗余，针对家长亲吻操作的随机对照试验尚未开展，而且将来可能永远不会开展。不幸的是，在辅助生殖中，高信噪比鲜有存在，尽管 IVF 本身就

是 Steptoe 和 Edwards 做的当前著名的 n＝1 的观察性研究。

研究设计分层

表 47.1 显示了研究设计分层，最上面为试验性研究，最下面为叙述性观察研究，中间为分析性观察研究。

叙述性研究提出一个假说，分析性研究检验一个假说，试验性研究证实或证伪一个假说。尽管叙述性观察研究（病例报道、病例系列）容易撰写且可读性强，但这些研究除了在信噪比极高的情况下几乎不具备严谨性。输卵管缺失妇女自然妊娠的可能性极小，如果将自然妊娠看作噪音，将 IVF 后妊娠看作信号，那么该信号无需十分强大就能提供可信的证据。目前尚无比较输卵管病变者行输卵管手术与行 IVF 疗效的随机对照研究（RCTs），因此，一篇 2008 年的 Cochrane 综述作者们得出以下结论："在输卵管因素所致不孕的妇女中，输卵管手术后期待疗法和 IVF 治疗的活产率

表 47.1　研究的分层设计
1．试验研究
a．随机对照试验（RCT）
2．观察性研究
a．分析性
ⅰ 队列研究
ⅱ 横断面研究
ⅲ 病例对照研究
b．叙述性
ⅰ 序列病例
ⅱ 个案报告

的差异尚不清楚，需要大型的具有说服力的试验来确定手术对这些妇女中的疗效"。此外，Pandian 及其同仁 [10] 认为："还应报道与输卵管损害严重性相关的活产率及用于输卵管修复的不同手术技巧，包括显微外科和腹腔镜技术"。这种近乎绝望呼吁阐明了精心设计的前瞻性试验研究的诸多优点，这些优点包括：可确立因果关系；可测量相对效力；可进行成本比较；揭示生活方式及其他因素对治疗结果的影响。这种呼吁也说明了 RCT 并不总是切实可行，或至少说明人们不常行 RCT 研究。如果人们认为新疗法的信噪比至少是合理的，同时旧疗法又非常累赘、昂贵、危险或耗时（比如 IVF- 手术的讨论），那么临床医师就会在短期内广泛采用新疗法，充分了解新疗法的不孕患者也会要求行此种治疗，这样的话将永远不会开展 RCT。在新疗法应用的初始阶段，即新旧疗法势均力敌时，如果不进行 RCT 将被认为是缺乏职业道德的。一旦患者意识到有新疗法并确信其有良效，她们可能倾向于谢绝入组随机对照试验（RCT），尤其是如果她们进入对照组，有可能冒着无治疗作用的风险。例如，在精索静脉曲张的低生育能力男性患者中，行精索静脉结扎手术的疗效可能永远不会在（必要的）RCT 中进行验证，因为受孕困难的夫妇将要求行快速、价廉、操作简单并可成功受孕的方法即卵胞浆内单精子注射（ICSI）来治疗，尤其是与手术、术后恢复（男人是胆小怯懦的）、术后 6～12 个月的期待治疗比较而言，并且术后最终很可能仍需行 ICSI。

病例对照研究设计

在介绍 RCT 前，先简单介绍观察性研究的设计。病例对照研究具有回顾性调查性质，它以结果为开端，追溯暴露因素。病例对照研究完成快速，且所需的样本量小，例如：15 500 例 IVF 妊娠中发生视网膜母神经细胞瘤的儿童有 5 例，而 180 000 例自然妊娠中发生该病的儿童仅 8 例，即相对风险为 7.2（95% CI 2.4～17.0[4]）。除了需要很少受试者外，

病例对照研究最适于揭示罕见疾病的发展趋势及影响,以及研究那些发生缓慢和/或潜伏期长的疾病。例如,研究 IVF 患者患卵巢癌的风险只能进行观察性研究,而病例 - 对照研究是获得 IVF 与卵巢恶性肿瘤相关性的简便、快捷途径。病例对照研究的缺点主要来自于其固有的偏移及混杂:病例索引偏移,回顾偏移,记录不确切、不完整,对照组的抽样偏移。此外,病例对照研究仅能研究单一结果,而不能确立因果关系。

横断面研究设计

横断面研究也具有快速、低廉的优点,然而,该研究由在特定时间点的观察结果组成(没有查询方向性),因此不需要长期随访,并可揭示疾病的患病率(例如,行腹腔镜手术的不孕患者的输卵管病理类型)。但是,横断面研究不适用于罕见疾病,而且仅能确立相关性,不能明确因果关系。这种研究最适于在着手更详尽的研究之前获取临床信息。

队列研究设计

队列研究的长处在于查询方向具有前瞻性,因此可确定某种疾病或功能失调的患病率及病程,并可明确因果关系;此外,由于队列研究是前瞻性的,可获得完整、精确的资料。而且,队列研究可包含一定程度的单盲/双盲/三盲试验,致盲对象可以是患者、医师、甚至结果评估师。缺点是容易失访,尤其是在进行长期研究时。队列研究不适于罕见病、发展缓慢的疾病或潜伏期长的疾病。如果所研究的疗法非常普及或人群对某一特定因素高暴露时,该研究方法就可能面临着需要大量的对照样本等问题。观察性研究的主要问题是混杂和偏移,其中混杂是指一种因素与因变量和自变量间都存在正性或负性相关。就像火灾和消防车通常在同一时间、同一地点出现,但这并不意味着火灾是由消防车引起的。许多人真的喜欢填写调查表这一结论可能源于对类似"您喜欢填写调查表吗?"等问题答案的错误解读。在辅助生殖领域的研究中,我们可能会遇到的偏移类型有香奈尔偏移(chanelling bias)(即依据疾病严重程度或预后来选择适宜的疗法,例如轻度子宫内膜异位症采用药物治疗,而重度内异症采用手术治疗,由此得出结论:药物治疗组的自然受孕率高于手术治疗组);监督偏移(surveillance bias)——即医生更倾向于关注其中一组(如不孕症患者)的既定结果(如子宫内膜异位症),而对另一组(行腹腔镜绝育术的患者)的既定结果会略显漠视;回顾偏移(recall bias)——得到不良结局(如卵巢癌)的患者更易记住相关暴露史(促进生育的药品);索引病例偏移(index case bias)(索引病例,即具有目标诊断及明确接触史的病例,通常只占一小部分);验证偏移(verification bias)——接受检测的结果(行腹腔镜检查)与参考性诊断试验(子宫输卵管造影术)相关性以及发表偏移(阳性结果更易于发表)。回顾性队列研究,有时被称为"trohoc"研究,除了包含上述类型的偏移外,还包括数据收集的不完整性。

随机临床试验研究设计

图 47.1 为 RCT 设计相关内容的图示。实际上,在每个随机对照试验中将进行两个随机性操作,首先(r1)从总体中随机抽取代表性样本,然后(r2)随机把这些抽样分配到任一治疗组中,通常为两组。之后对两组的疗效进行研究和比较。

随机地把患者分配到两个治疗组可以消除治疗分配中的偏移及混杂,在患者、医生及结果评定师三盲的情况下进行试验(分组保密性),同时应用概率理论来评估两组结果的差异仅由偶然所致的可能性[8]。RCT 中的关键概念就是随机抽样和分组保密性。恰当的随机抽样有助于在两个治疗组中产生不可预知的结局;分组保密性有助于保证患者分组情况的隐蔽性,尤其对参与治疗的医生要保密,直到揭盲。交替分配是指依据生日或病例号或周几来进行分配,这种分配方式有时被称为伪随机分配或貌似随机分配,事实上它根本就不是随机的。每个随机抽样方式与投掷硬币不同,都有混杂和选择偏移的风险。确定合适的随机抽样序列仅需花费少量时间和精力,但对于科学的准确性及可信性而言将收益颇多。研究者应投入适量的资源以确定合适的随机试验,并应明确的报道他们所采用的方法[7]。美国国立卫生研究院与美国食品及药品管理局合作创建了一个网站(http://clinicaltrials.gov),为医生、研究者和患者提供了临床研究计划摘要中的如下信息:①研究目的摘要;②招募情况;③入组患者条件;④试验中心的位置;⑤详细的联系方式;⑥研究设计;⑦试验进展阶段;⑧研究所涉及的疾病或状况,药物或疗法。许多科学杂志的编辑把试验研究预先在该网站或类似机构进行注册作为文章发表的必要条件。赤道(EQUATOR)网络创建的另一个网站(www.equator-network.org)是一个国际的自发伙伴组织(the CONSORT group),旨在通过促进试验研究报告的透明性及准确性来改善医学研究文章的可信度及价值,为作者、编辑和同行评审发表高质量的研究性论文提供相应依据,同时也促进优质科学研究的报告。在其他方面,伙伴组织(the CONSORT group)可提供报表、清单和格式,由此可绘制如下流程图(详见图 47.2),该流程图包含了两组平行对照试验的四个阶段(入组、分配干预、随访、结果分析)。

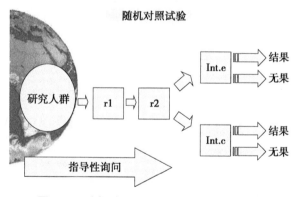

图 47.1　随机对照试验设计相关内容的图示

当今,许多科学类期刊都要求临床研究报道包含这样一个流程图。可用这个清单核对一项 RCT 中所有重要问题,最终都在发表文章中说明。它帮助作者按照逻辑性强、明晰的框架来撰写研究报告,同时帮助科学杂志编辑判断研究报告中是否包含了所有关键细节。

"我们相信"

总之,设计合理的 RCT 是临床评价新疗法和新诊断试验的关键所在。但是,如果在开始一项治疗时(新旧治疗间存在平衡)未行 RCT,那么就失去了这个机会,医生(和患者)就可能有偏见,在预期疗效显示前可能需要多年(成千上万的患者)的验证,在这个过

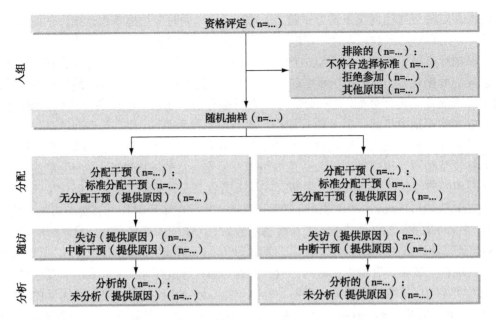

图47.2   两组平行对照试验四个阶段的进展流程图（入组、分配干预、随访、结果分析）

程中新疗法有可能被否定并放弃应用。在辅助生殖领域，针灸、曲张的精索静脉切除术、子宫内膜异位症的药物治疗、或在 IVF 中联合糖皮质激素、阿司匹林、肝素、或 DHEA 的药物治疗，都是近期未及时行 RCT 的例子。一些人认为这些治疗有作用，你不能向你的患者否认这些疗法的益处，但还是需要进行设计合理的 RCT 以使其他的人信服。

（张果 译，鹿群 校）

参考文献

1. Benedetti MD, Bower JH, Maraganore DM, *et al.* Smoking, alcohol, and coffee consumption preceding Parkinson's disease: a case-control study. *Neurology* 2000;**55**:1350–8.

2. Bernard C. *An Introduction to the Study of Experimental Medicine*, 1865. First English translation 1927, McMillan & Co Ltd, London.

3. Glasziou P, Chalmers I, Rawlins M, McCulloch P. When are randomised trials unnecessary? Picking signal from noise. *BMJ* 2007;**334**:349–51.

4. Moll AC, Imhof SM, Cruysberg JR, *et al.* Incidence of retinoblastoma in children born after in-vitro fertilisation. *Lancet* 2003;**361**:309–10.

5. Nefzger MD, Quadfasel FA, Karl VC. A retrospective study of smoking in Parkinson's disease. *Am J Epidemiol* 1968;**88**:149–58.

6. Purohit N, Ray S, Wilson T, Chawla OP. The 'parent's kiss': an effective way to remove paediatric nasal foreign bodies. *Ann R Coll Surg Engl* 2008;**90**:420–2.

7. Schulz KF, Altman DG, Moher D; CONSORT Group. CONSORT 2010 statement: updated guidelines for reporting parallel group randomised trials. *BMJ* 2010;**340**:c332.

8. Schulz KF, Grimes DA. Generation of allocation sequences in randomised trials: chance, not choice *Lancet* 2002;**359**:515–9.

9. Steptoe PC, Edwards RG. Birth after the reimplantation of a human embryo. *Lancet* 1978;**2**:366.

10. Pandian Z, Akande VA, Harrild K, Bhattacharya S. Surgery for tubal infertility. *Cochrane Database Syst Rev* 2008;**16**(3): CD006415.

第48章 如何解读循证医学综述

Cynthia Farquhar

设定场景

你是一名生殖医学医生，Susan 和 Tim 计划开始他们第一个 IVF 周期，并就此向你进行咨询。他们需要决定是移植一个胚胎还是两个胚胎。Susan 32 岁、Tim 34 岁，Susan 由于幼年时腹膜炎导致盆腹腔粘连，引起输卵管性不孕。他们曾有一次异位妊娠史，Susan 的一侧输卵管被切除。没有其他妊娠史。过去三年内他们一直在试孕。你想向他们解释单胚胎及双胚胎移植的利弊。循证医学图书馆（www.cochrane.org）有一篇综述比较了上述两种选择利弊，你可以用它来向患者解释说明 [3]。

> 循证医学综述题目：体外受精（IVF）或卵胞浆内单精子显微注射技术（ICSI）后胚胎移植数目
> 作者：Pandian Z, Bhattacharya S, Ozturk O, Serour G, Templeton A.
> 系统性综述的循证医学数据库 2009，2 期

对于每篇综述，应从以下三个主要方面进行考虑

结果可靠吗？

结果是什么？

这些结果适用于这对夫妇吗？

结果可靠吗？

如果结果明显不可靠，这些结果就没有任何意义。判断结果可靠与否主要看综述的方法部分。

a. 该综述是否讨论了一个明确的热点问题？该综述是否描述了研究对象是什么样的不孕夫妇，单胚胎移植具体指什么，以及如何评估妊娠结局。在最初阅读综述的目的时就能找到上述问题的答案。在综述摘要及正文中均包含该内容。在研究对象选择标准中包含更多的信息。

这篇综述的目的是"评估针对胚胎移植数目不同政策的有效性及安全性"。参与者是

"行辅助生殖技术的夫妇",进行对比的干预措施是"针对胚胎移植数目的不同政策",而主要研究结果是"活产率、多胎妊娠率"。

该综述描述了单胚胎移植(SET),包括辅助生殖技术(ART)周期中随后冻存胚胎移植(frozen embryo transfers,FZET),并定义了活产及多胎妊娠。

b. 作者是否为这篇综述选择了恰当的试验研究?综述是否描述了所选取研究的试验设计?理想的研究应该是随机对照研究,因为随机对照研究是一种干预性研究,而非随机研究存在固有的偏移,尤其是选择偏移。

在 Cochrane 综述中,作者仅选取那些比较针对胚胎移植数目的不同政策的疗效及安全性的随机对照研究(RCTs)。不纳入非随机对照研究的原因是可能存在潜在的原因,如依据年龄、既往 IVF 失败等因素,来选择患者行单胚胎移植(SET)或双胚胎移植。这就是众所周知的选择偏移,通常导致各组患者的基线特征不同,从而影响研究结果。例如,一些医疗机构鼓励年龄大的妇女及既往曾有 IVF 失败史的夫妇移植多个胚胎,以增加妊娠率。这将意味着研究中两组患者是不同的,进而可能影响整体结果。

c. 你认为重要的、相关的研究都包含在内吗?这个问题与搜索技巧相关。综述作者是否描述了他所应用的数据库名称及搜索关键词?对于论文是否发表不应有所限制,因为未发表的结果通常是阴性的(这就是所谓的出版偏移)。也不应有语言限制,因为许多研究并不是用英文撰写的。

Cochran 综述正文中应提供关键词,附录中提供查询日期及检索方法。该综述所包含的研究没有语言限制,未发表研究也包含在内,对所有主要数据库都进行了检索,包括:The Cochrane Central Register of Controlled Trials,Medline,Embase,PsychINFO 和 Cinahl。

d. 综述作者是否充分评估了纳入研究的质量?他们是否考虑过研究中的随机序列是如何产生的,他们是否隐瞒了分组的情况及分组对研究者和患者来说是否是盲法。他们是否考虑了对所有夫妇的随机分配?研究者是否报告了所有重要结果——在这篇综述中即活产及多胎妊娠?

应对所有研究的偏移风险进行评估,并用表格列出每一研究的偏移风险,进而总结出偏移风险图(详见图48.1和图48.2)。偏移风险图的重要区域是随机性、分组情况的保密性以及由于患者退出研究或失访所致的数据盲区及数据缺失[2]。图48.1包含了对偏移风险的总结情况,而图48.2提供了每一研究每个区域的相关信息。

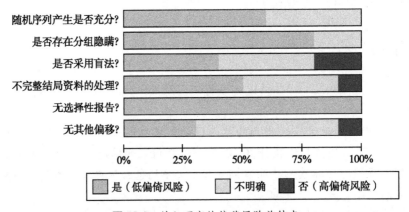

图48.1 纳入研究的偏移风险总结表

　　在这篇综述中,仅不足一半的研究报道对研究者隐瞒了研究分组情况。同时,仅25%的研究报道了盲法。所有研究都报道了活产及多胎妊娠(该综述的主要研究结果),因而认为是无选择性的报道。在许多情况下,作者并未报道相关信息,因而偏移风险图的特定区域被标记为"不明确(?)"。所有这些区域在确定综述所引用的研究是否可能存在"偏移"方面很重要,并在某种程度上影响研究结果。

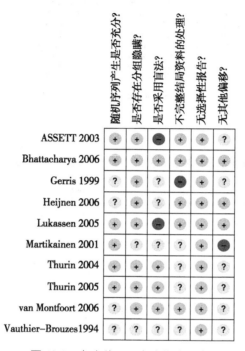

图48.2　每个纳入研究的偏移风险

　　上述 8 项研究总的偏移风险为中度,因为部分区域存在不完整的报道。在参考该综述的结果时应考虑上述偏移风险。

结果是什么?

　　a. 各项研究所得结果一致吗?如果不一致,那么研究结果产生差异的原因是什么?

　　在第一篇比较 SET 与 DET 的 Cochran 综述中,作者将活产与多胎妊娠的结果总结为森林图,如图 48.3～48.5 所示。目测图表后认为各项研究的结果是相似的,因为数据有重叠且没有较大的离群点。在图表下方左侧的异质性指标,在统计学上说明各研究结果的相似性。在所有图标中,通过 χ^2(Chi^2)检验说明异质性没有统计学意义,I^2 检验说明不均一性很低,为 0～1%。因此,可以认为各项研究的结果是相似的。如结果出现异质性,综述作者需要对可能的原因进行讨论,比如各项研究的临床差异。

　　b. 该综述总的结果是什么?有没有临床结论?结论是什么?用数字表示的结果是什么?

　　Cochran 综述的总结果是在图右侧下方,用黑色菱形块表示的。黑色菱形块是不同研究结果的综合,如果它位于直线(在直线上表示比值比为 1,即没有效果)的右侧且不包含该直线在内，则表示有效果。在这篇综述中，黑色菱形块表示，与单周期单胚胎移植（SET）相比，单周期双胚胎移植（DET）的活产率增加2倍（OR 2.00，95% CI 1.59～2.51）（详见图48.3）；但在比较单周期DET与SET加冻存胚胎移植（详见图48.4）时，显示二者

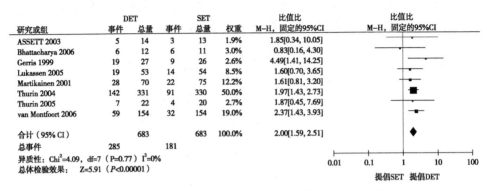

研究或组	DET		SET		权重	比值比 M-H，固定的95%CI	比值比 M-H，固定的95%CI
	事件	总量	事件	总量			
ASSETT 2003	5	14	3	13	1.9%	1.85[0.34, 10.05]	
Bhattacharya 2006	6	12	6	11	3.0%	0.83[0.16, 4.30]	
Gerris 1999	19	27	9	26	2.6%	4.49[1.41, 14.25]	
Lukassen 2005	19	53	14	54	8.5%	1.60[0.70, 3.65]	
Martikainen 2001	28	70	22	75	12.2%	1.61[0.81, 3.20]	
Thurin 2004	142	331	91	330	50.0%	1.97[1.43, 2.73]	
Thurin 2005	7	22	4	20	2.7%	1.87[0.45, 7.69]	
van Montfoort 2006	59	154	32	154	19.0%	2.37[1.43, 3.93]	
合计（95% CI）		683		683	100.0%	2.00[1.59, 2.51]	
总事件	285		181				

异质性：Chi²=4.09, df=7（P=0.77）I²=0%
总体检验效果：Z=5.91（P<0.00001）

提倡SET　提倡DET

图48.3　森林图比较双胚胎移植（DET）及单胚胎移植（SET）的活产率

研究或组	DET		SET+1FZET		权重	比值比 M-H，固定的95%CI	比值比 M-H，固定的95%CI
	事件	总量	事件	总量			
2.1.1 DET vs SET+1 FZET							
Thurin 2004	140	323	123	332	89.7%	1.30[0.95, 1.78]	
Thurin 2005	9	30	9	18	10.3%	0.43[0.13, 1.44]	
合计（95% CI）		353		350	100.0%	1.21[0.89, 1.64]	
总事件	149		132				

异质性：Chi²=3.03, df=1（P=0.08）I²=67%
总体检验效果：Z=1.24（P=0.22）

2.1.2 DET vs 2 新鲜SET							
Lukassen 2005	22	54	19	54	100.0%	1.27[0.58, 2.76]	
合计（95% CI）		54		54	100.0%	1.27[0.58, 2.76]	
总事件	22		19				

异质性：未检验
总体检验效果：Z=059（P=0.55）

2.1.3 DET+FZET vs SET+ FZET							
ASSETT 2003	4	14	4	13	100.0%	0.90[0.17, 4.70]	
合计（95% CI）		14		13	100.0%	0.90[0.17, 4.70]	
总事件	4		4				

异质性：未检验
总体检验效果：Z=0.12（P=0.90）

提倡SET　提倡DET

图48.4　森林图比较双胚胎移植（DET）及单胚胎移植（SET）（2个以上周期）的累积活产率

研究或组	SET		DET		权重	比值比 M-H，固定的95%CI	比值比 M-H，固定的95%CI
	事件	总量	事件	总量			
ASSETT 2003	0	3	0	5		未估计	
Bhattacharya 2006	0	6	0	6		未估计	
Gerris 1999	1	9	6	19	5.3%	0.27[0.03 2.68]	
Lukassen 2005	0	14	7	19	9.6%	0.06[0.00, 1.11]	
Martikainen 2001	1	22	11	28	14.2%	0.07[0.01, 0.63]	
Thurin 2004	1	91	46	142	54.8%	0.02[0.00, 0.17]	
Thurin 2005	0	4	1	7	1.6%	0.48[0.02, 14.70]	
van Montfoort 2006	0	32	13	59	14.5%	0.05[0.00, 0.92]	
合计（95% CI）		181		285	100.0%	0.06[0.02, 0.15]	
总事件	3		84				

异质性：Chi²=4.05, df=5（P=0.54）I²=0%
总体检验效果：Z=5.70（P<0.00001）

提倡SET　提倡DET

图48.5　森林图比较双胚胎移植（DET）及单胚胎移植（SET）的多胎妊娠率

的累积活产率无差异（OR 1.21，95% CI 0.89～1.64）。然而，单胚胎移植周期的多胎妊娠率显著下降（OR 0.06，95% CI 0.02～0.15）（详见图48.5）。

结论是，如果一个医疗机构的政策是单胚胎移植（SET）和进行后续的冻存胚胎移植，则多胎妊娠率将降低94%。

c. 结果的准确性如何？有没有可信区间？

所有结果的可信区间都很小，说明结果合理而精确。累积活产结局的可信区间包含1，即没有证据表明SET和FZET会降低累积活产率。

我能否应用这些结果帮助 Susan 和 Tim 来决定到底行单胚胎还是双胚胎移植？

a. 我能将这些结果应用于这对夫妇吗？这对夫妇与该综述所引用研究中的患者是否有差异？

Susan 和 Tim 与该综述中的夫妇们看起来非常相似。表48.1给出了这些研究的预后因素概况。尚无理由认为这篇 Cochran 综述所得出的临床结果不适于这对年轻的、即将开始其首次 IVF 周期的夫妇。

b. 我可以将这些结果应用于这对夫妇吗？对于这对夫妇而言，实施此种治疗的益处有多大？这种干预措施与他们的价值观及喜好一致吗？是否考虑到所有重要的临床结局？相对于获益来讲，相关花费及危害是否值得？

有确凿证据表明，如果这对夫妇行单胚胎移植（SET），发生多胎妊娠的几率将下降至1%。如果他们行单胚胎移植及冻融胚胎移植，将不会降低活产率，因此这种获益是值得的。多胎妊娠对母婴均有不良影响，包括流产、早产、围生期死亡、需要进入新生儿重症监护室、增加母亲子痫前期发生率及剖宫产率。尽管一些夫妇期望获得多胎妊娠，一旦向他们充分交待可能存在的风险之后，他们可能同意行 SET。

c. 与双胚胎移植相比，Susan 和 Tim 进行单胚胎移植（SET）获得一个孩子的可能性到底有多大？此外，对于他们来讲，行单胚胎移植及双胚胎移植发生多胎妊娠的可能性分别有多大？

如果 Susan 和 Tim 进行一个周期的 SET，则获得一个活产的几率是27%，而经过一个周期 DET 获得一个活产的几率是41%。但是，如果进行两个周期的 SET（包括第二周期行 FZET 或另一个新鲜周期的 SET），获得一个活产的几率就升高至38%，而行两个周期 DET 获得一个活产的几率是43%。行 DET 时多胎妊娠发生的发生率是29%，而行 SET 后多胎妊娠的发生率仅1.6%，与正常人群多胎妊娠发生率相似。

d. 他们需要额外花费多少？如果他们选择一个或两个胚胎进行移植，需要资助者（公共的或私人的）多花费多少？

实施 SET 时，如果将剩余的胚胎进行冷冻并行后续移植，花费通常稍高一些。大多数的医疗机构冷冻胚胎的成本相对低，也建议所有机构提供胚胎冷冻服务[4]。如果多胎妊娠减胎，会抵消冻存胚胎的花费。这篇综述中，有一项随机对照研究的成本-疗效分析显示，"在 DET 组中，每多一例成功妊娠将多花费 19 096 欧元"，由于 DET 的多胎妊娠率增加，SET 所节省的费用是相当可观的[1]。

表48.1 包含预后因素的研究细节

研究作者及年份	参与者	干预措施	不孕时限（均值±SD）	既往ART周期数	冷冻周期
Gerris 1999	<34岁	SET vs DET	3.5年	第一个周期	不包括
Heijnen 2007	38~45岁	DET vs TET	DET: 3.7(±2.5)年 TET: 3.2(±2.4)年	第一个周期或既往有成功的周期	不包括
Lukassen 2005	<35岁	DET vs SET（2个周期）	SET: 3.1(±1.5)年 DET: 3.5(±1.9)年	第一个周期或既往有成功的周期	不包括
Martikainen 2001	22~40岁	SET vs DET	未定义	既往有/没有1次以上失败周期	包含冷冻周期
Moustafa 2008	小于30岁	SET+FZET vs DET+FZET	SET: 3.5(±3.1)年 DET: 2.9(±2.6)年	第一个周期（一例例外）	有26个周期后进行了第二次FZET（SET: 10, DET: 16）
Thurin 2004	<36岁	SET+FZET vs DET	0~12年	第一个或第二个周期	包含冷冻周期
Van Montfoort 2006	无标准	SET vs DET	SET: 3.3(±1.8)年 DET: 3.3(±2.1)年	第一个周期	不包含
Vauthier-Brouzes 1994	<36岁	DET vs FET	未定义	第一个周期或既往有成功周期	包含冷冻周期

SET＝单胚胎移植；DET＝双胚胎移植；TET＝三胚胎移植；FET＝四胚胎移植；FZET＝冻融胚胎移植

致谢

本章摘自循证医学期刊俱乐部，旨在解读 Cochran 综述。本文作者对更新本章的 Cochran 综述作者致以感谢。

（张果 译，赵君利 校）

参考文献

1. Fiddlers AAA, van Montfoort APA, Dirksen CD, et al. Single versus double embryo transfer: cost-effectiveness analysis alongside a randomized controlled trial. *Human Reproduction* 2006;**21**:2090–7.

2. Higgins JPT, Green S. *Cochrane Handbook for Systematic Reviews of Interventions* Version 5.0.2 [updated September 2009]. The Cochrane Collaboration, 2008. Available from www.cochrane-handbook.org.

3. Pandian Z, Bhattacharya S, Ozturk O, Serour G, Templeton A. Number of embryos for transfer following in-vitro fertilisation or intra-cytoplasmic sperm injection. *Cochrane Database Syst Rev* 2009; CD003416. DOI: 10.1002/14651858. CD003416.pub3.

4. Thurin-Kjellberg A, Olivius C, Bergh C. Cumulative live-birth rates in a trial of single embryo or double embryo transfer. *New Engl J Med* 2009;**361**:18–19.

索　引